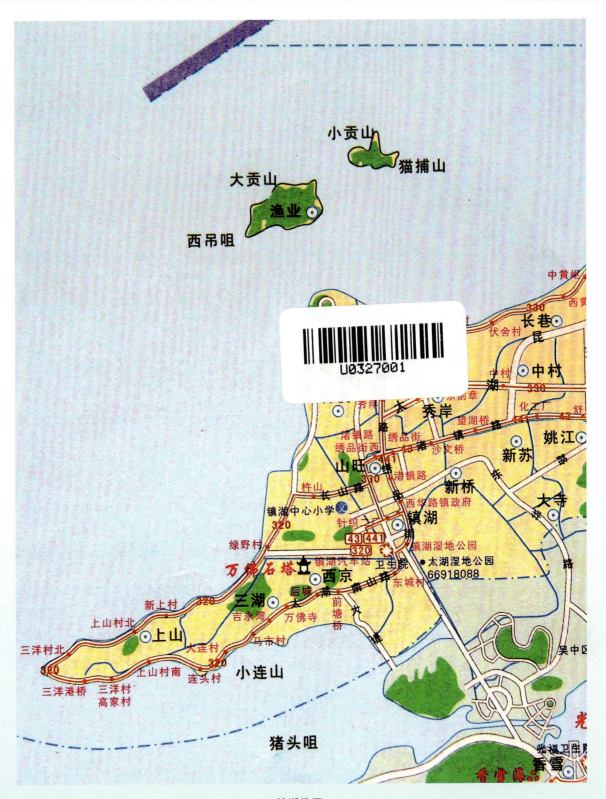

镇湖地图

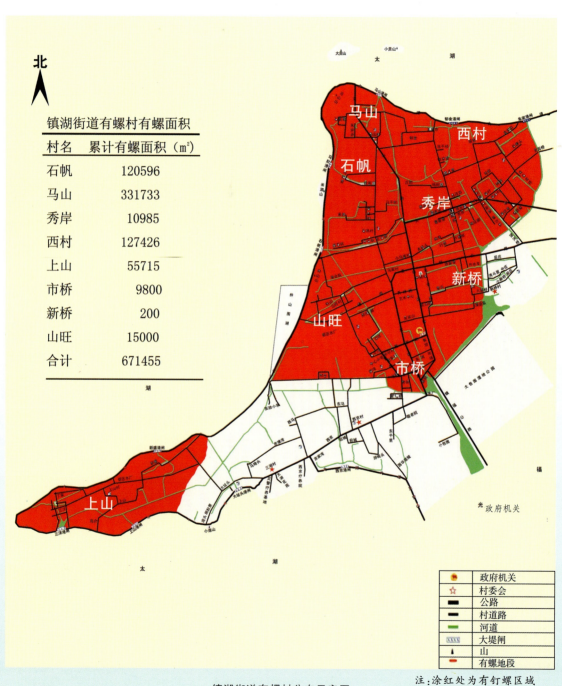

镇湖街道有螺村分布示意图

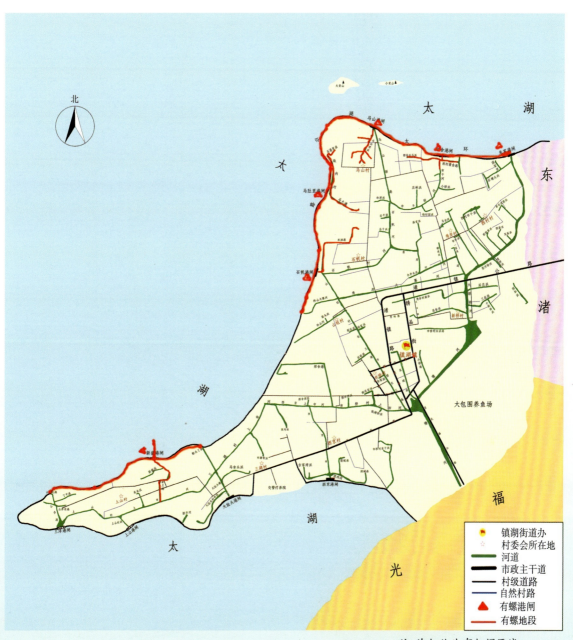

镇湖街道有螺太湖滩、有螺港闸、有螺通太湖河道示意图

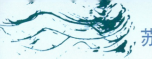

苏州市阻断镇湖血吸虫病流行防治史

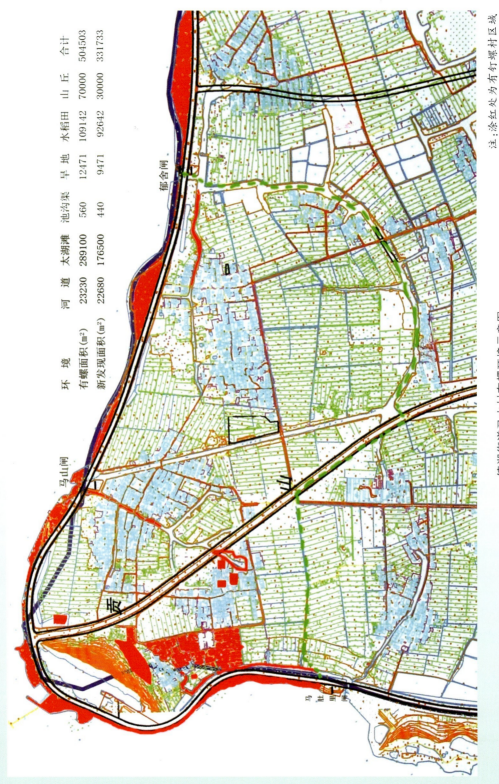

环　境	河道	太湖滩	池沟渠	旱地	水稻田	山丘	合计
有螺面积(m²)	23230	289100	560	12471	109142	70000	504503
新发现面积(m²)	22680	176500	440	9471	92642	30000	331733

镇湖街道马山村有螺环境示意图

注：涂红处为有钉螺村区域

4

记载镇湖首次查出血吸虫病病人的统计表

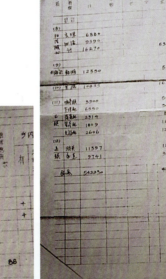
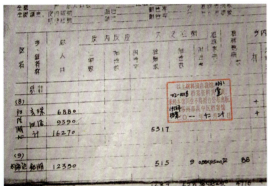

镇湖20世纪查获血吸虫病人的报表。

镇湖首次发现钉螺者及环境

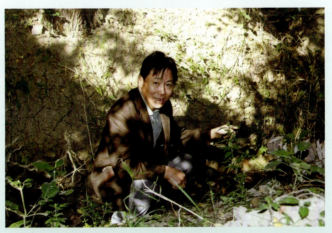

1970年春季，马祖国，时为小学五年级学生，参加学校组织的查螺活动，在市岸5队水稻田与荡林浜相通的排水沟查到钉螺。

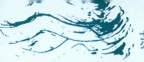

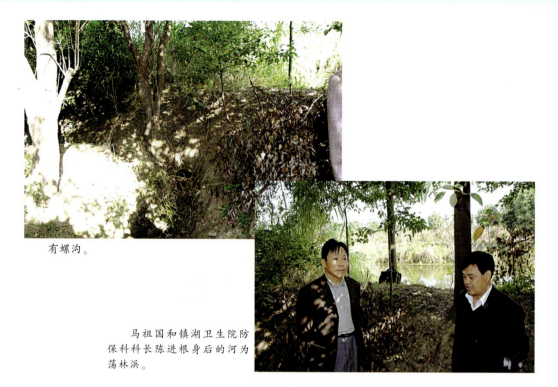

有螺沟。

马祖国和镇湖卫生院防保科科长陈进根身后的河为荡林浜。

参与1972年镇湖基本消灭血吸虫病考核的考核组组长

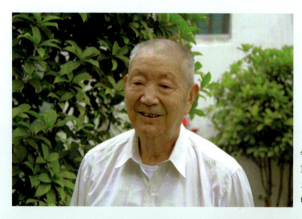

顾青山,原为血吸虫病流行区吴县黄埭镇上浜大队党支部书记,1971年到医院工作。1972年,带队对镇湖公社进行基本消灭血吸虫病考核,任组长。时年41岁。对时隔40年的考核还有一些粗浅的印象。

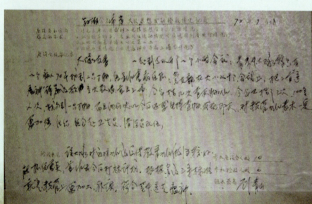

当年的考核记录表和顾青山的签名。

组织血防"四个一"活动发现钉螺的教师和有螺地点

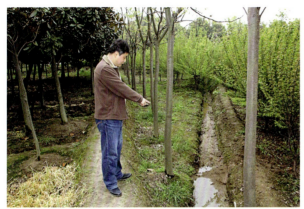

1997年4月,镇湖镇石帆小学开展血防工作"四个一"活动,组织五年级2个班学生70余人,到学校附近的田沟查一次钉螺。班主任、语文老师卢建卫带领学生在左图田沟里发现钉螺。

当年在石帆村10队村民钱兴福宅前水稻田南侧水沟内发现钉螺。

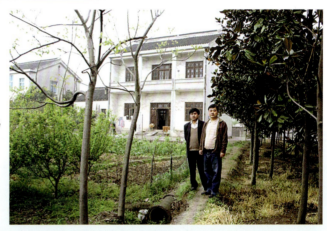

镇湖有螺太湖湖滩

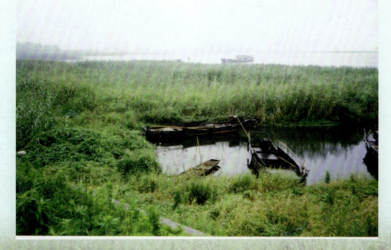

有螺芦苇滩。

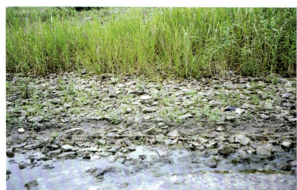

有螺芦苇沙石滩。

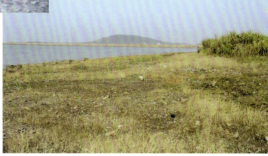

有螺沙石滩。

现场钉螺图片

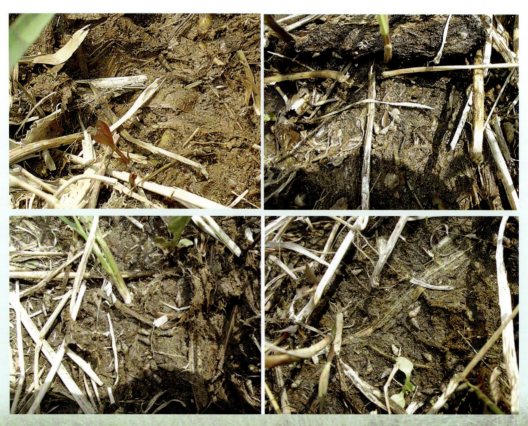

图中的钉螺均为自然状态下所摄。

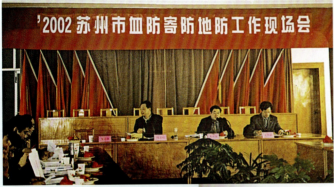

2002年2月6日，从室外挖掘的太湖滩有螺冻土，在室内空调环境下，钉螺出土图片。

识螺报螺宣传材料。

苏州市政府血防工作现场会议

与会代表现场察看有螺环境及灭螺工程。

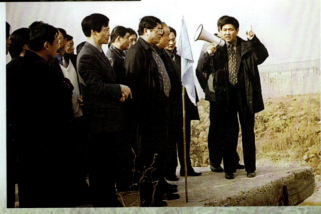

中为时任苏州市政府副市长朱永新，左二为市血地防办公室主任、市卫生局副局长王烨源。

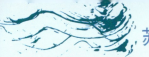

苏州市阻断镇湖血吸虫病流行防治史

苏州市政府血地防领导小组现场调研

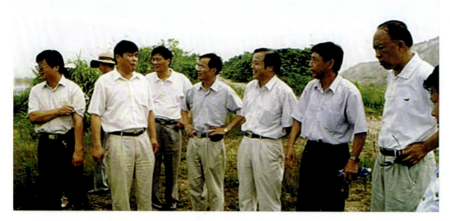

　　2001年7月13日,苏州市政府副秘书长、血地防领导小组副组长顾九生(中)率队到太湖有螺滩调研。右一为苏州市财政局副局长李冬川,右二为苏州市血防站站长徐季德,右三为苏州市农业局副局长张献民,左一为吴中区卫生局副局长陆增林,左二为镇湖镇镇长李金兴,左三为苏州市卫生局党委书记宋伟君。

现场调查

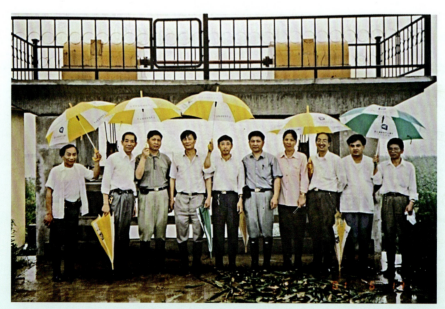

　　2001年6月13日,苏州市卫生局党委书记宋伟君(左四)率市血防办、站有关同志在太湖滩调查。从左至右依次为惠康年、王坤根、沈云新、宋伟君、徐季德、朱振球、周一芳、徐海根、陈进根、刘永元。

苏州市卫生局、血防办、血防站、疾控中心及吴中区、高新区有关负责人在现场

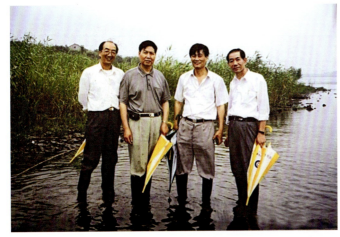

从左至右依次为苏州市血防站医师徐海根，吴中区血地防办主任沈云新，苏州市卫生局党委书记宋伟君，镇湖卫生院院长王坤根。

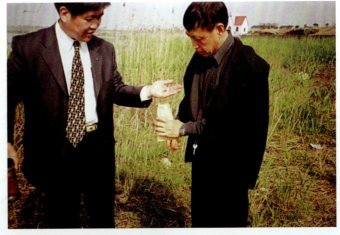

苏州市血防站站长徐季德(右)在有螺现场。

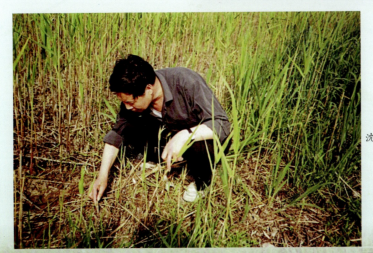

吴中区血地防办公室主任沈云新在有螺芦滩观察钉螺。

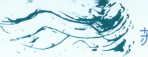

苏州市阻断镇湖血吸虫病流行防治史

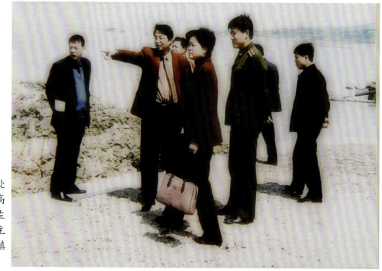

苏州市卫生局疾控处处长周永兰(女),左一为高新区卫生局局长沈晓秋,左二为苏州市疾控中心副主任张钧,右二为镇湖镇副镇长时雪龙。

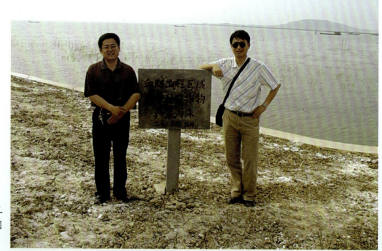

苏州市疾控中心副主任张钧和血地防科科长胡一河在现场。

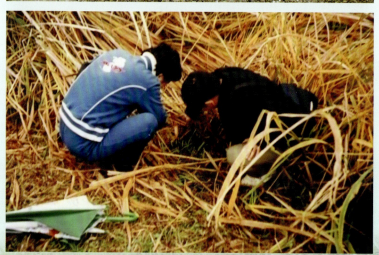

2002年11月15日寒雨中,刘永元副主任医师在3号环境找到正在交配的一对钉螺。

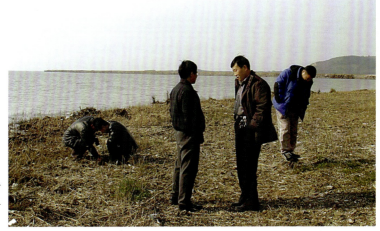

2005年3月1日,高新区疾控中心主任金炯林在现场。

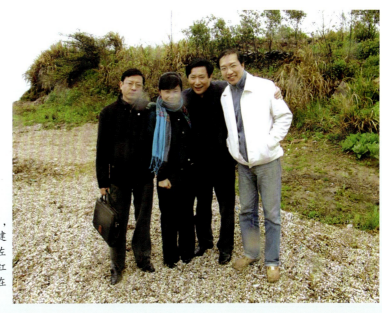

2010年12月阴雨中,高新区疾控中心主任苏建林(右二)、副主任李乃洪(左一)、疾控科科长张韵红(女)、副科长郭峰(右一)在太湖滩。

江苏省血防研究所所长现场视察与省级检查

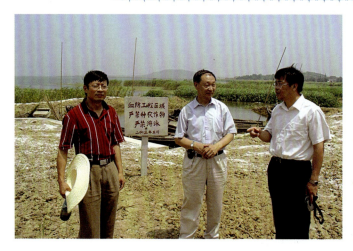

中为江苏省血防研究所所长朱荫昌，右为江苏省血防研究所血吸虫病室主任黄轶昕，左为高新区疾控中心副主任李乃洪。

江苏省血防研究所血吸虫病室主任黄轶昕调研公园血防监测情况。

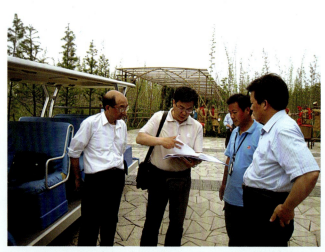

江苏省血防检查组检查工作

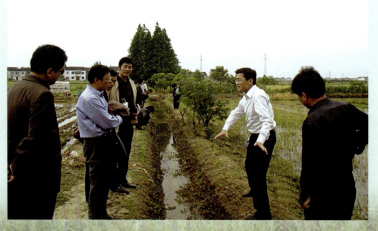

2006年5月，无锡市血地防办负责同志带队的省血防检查组在灭螺现场。

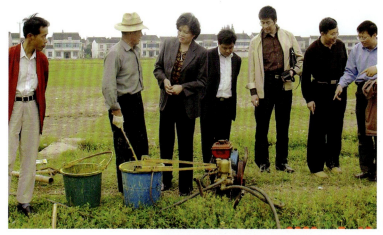

苏州市卫生局疾控处处长周永兰(女)等陪同检查。

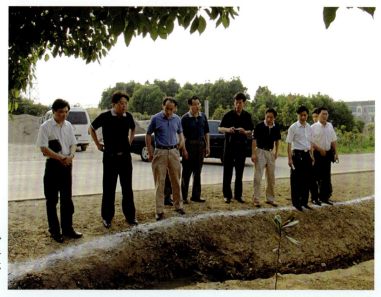

2007年5月,镇江血地防办负责同志带队的省血防检查组检查当年有螺环境灭螺情况。

镇湖政府干部动手灭螺

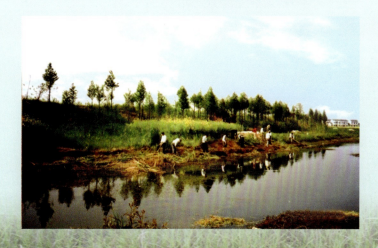

1997年镇湖机关干部为灭螺修筑样板灭螺带。

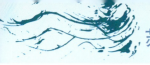 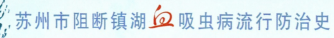

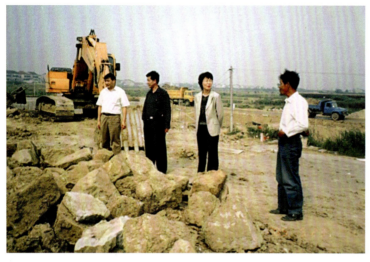

镇湖街道办事处主任虞美华(女)、副主任金海兴(左一)在现场。

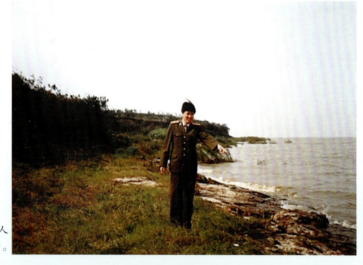

镇湖镇副镇长兼人武部部长时雪龙在现场。

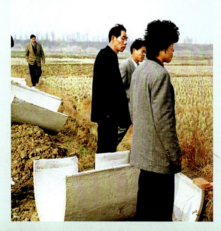 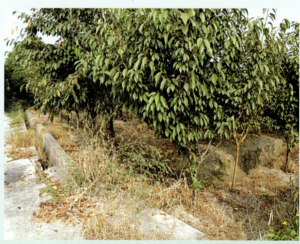

镇湖镇副镇长张雪金(女)在有螺渠硬化工程现场。当年的有螺稻田,现为果园。硬化的渠道依然存在。

灭螺工程验收和有关领导现场调研

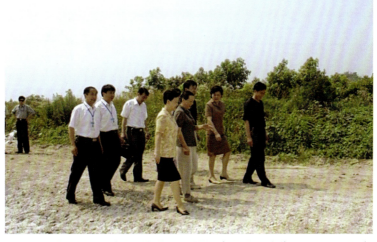

由江苏省血防研究所、苏州市卫生局、高新区领导等组成的验收组在灭螺工程现场。

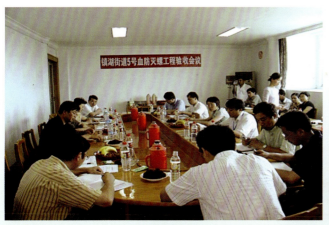

评审现场。

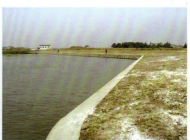

5号有螺环境工程竣工现场。

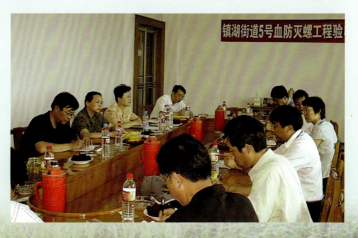

左一为江苏省血防研究所血吸虫病室主任黄轶昕，左二为苏州市卫生局局长府采芹，左三为高新区管委会副主任孙晓红。

高新区领导关注太湖湖滩灭螺工作

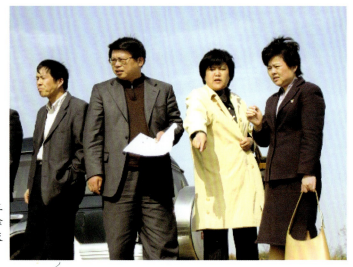

2006年,高新区管委会副主任徐萍(右二)、社会事业局局长徐江枫(右一)与有关部门现场调研灭螺工作。

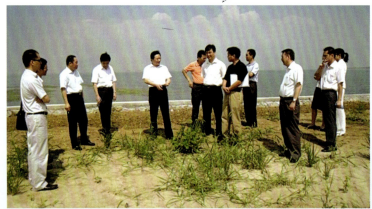

2008年,高新区管委会副主任邢文龙率各有关部门调研灭螺工程。

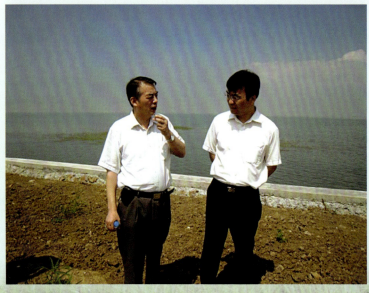

高新区社会事业局局长曹俊和高新区卫生局局长沈晓秋在湖滩。

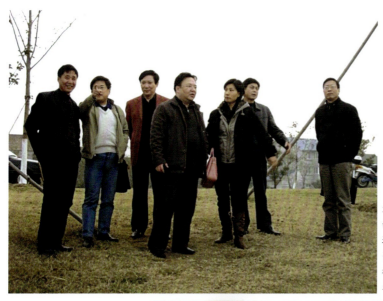

苏州市疾控中心主任沈洁(中)调研10号有螺环境的灭螺问题。右三为镇湖街道办副主任赵国琴,左三为高新区疾控中心主任苏建林,左一为镇湖卫生院院长朱卫明。

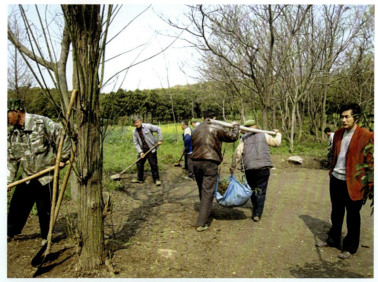

镇湖卫生院院长周黎东(右一)在灭螺现场。

灭螺现场

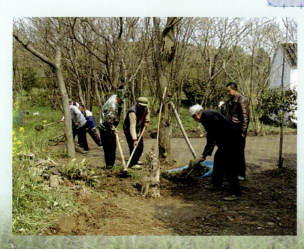

铲除有螺表土。

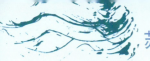 苏州市阻断镇湖血吸虫病流行防治史

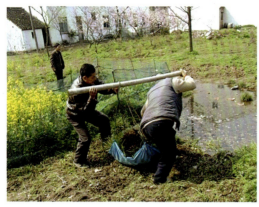
将有螺土和草皮集中处理。

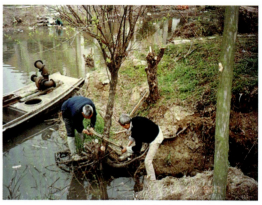
清理有螺环境杂树。

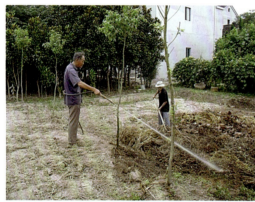
喷洒灭螺药物。

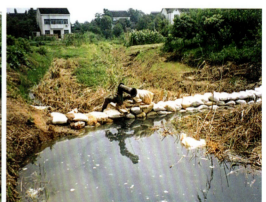
有螺河道氯硝柳胺全水量药浸。

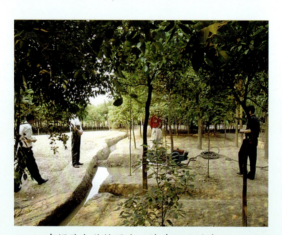
有螺苗木种植园内环境清理后的实况。

当年石帆村河道灭螺

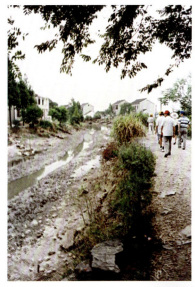

抽干河水,清理环境。

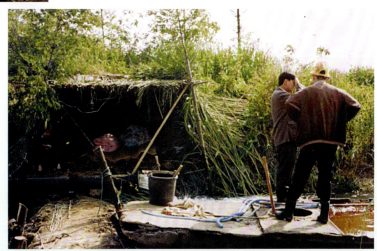

河道筑堤全水量药浸,搭简易棚值班看守防渗漏,条件十分简陋艰苦。

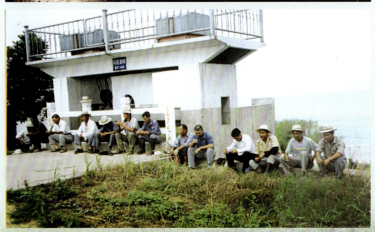

灭螺专业队在马肚里闸小憩。

专业人员认真工作

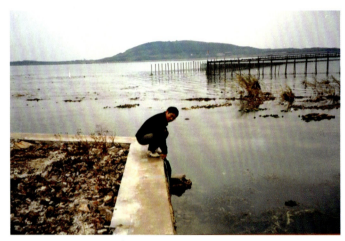

专业人员测试灭螺工程完成的质量和有关数据。

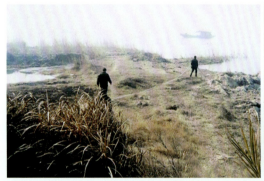

专业人员现场丈量勘察有螺环境。

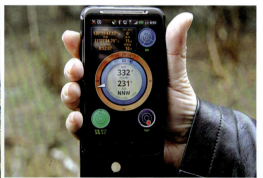

运用GPS测量丘陵有螺环境的高程。

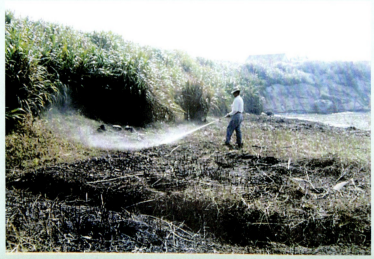

太湖有螺芦滩灭螺现场。

修筑太湖大堤和部分灭螺工程使用的太湖湖底的土方

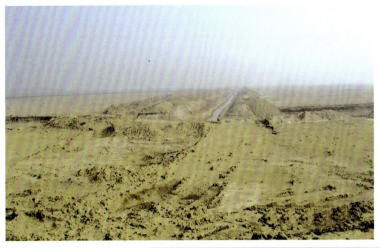

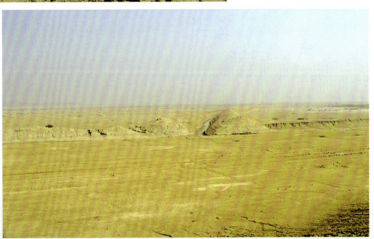

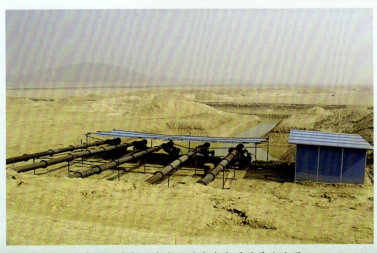

太湖围堰内抽干湖水后的太湖大道路基土土源。

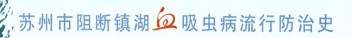

太湖有螺1号、2号环境灭螺工程

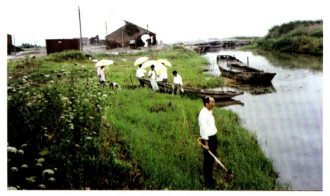

灭螺前的2号环境原貌。

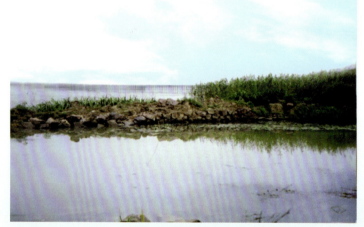

1号环境避风港堤岸。

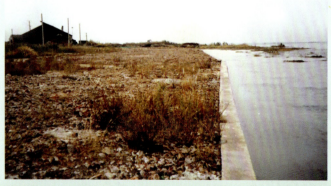

挖除1号有螺环境，填埋2号有螺环境，并新建驳岸。上图为完工后的情景。

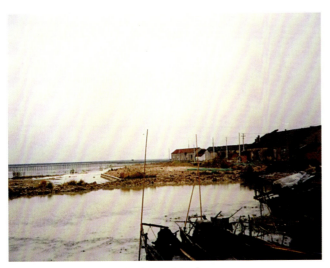
建造的东侧驳岸。

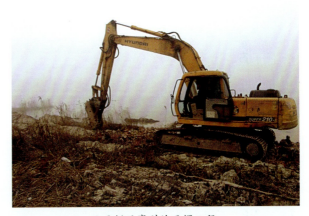
从西侧观察到的灭螺工程。

灭螺工程施工片段

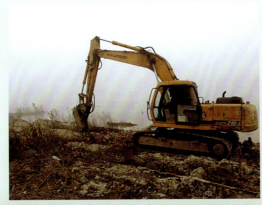
施工机械。

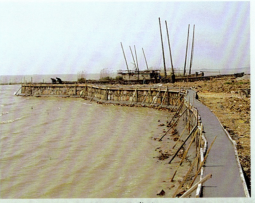
灭螺工程驳岸施工。

苏州市阻断镇湖血吸虫病流行防治史

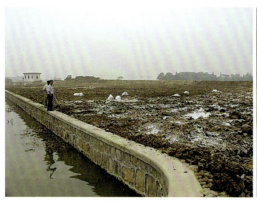
覆盖无螺土。

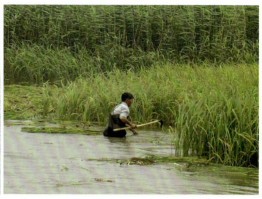
清除太湖中的芦苇和蒿草。

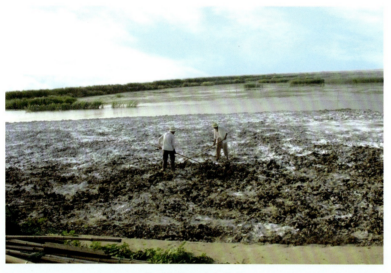
将石灰粉和泥土拌匀。

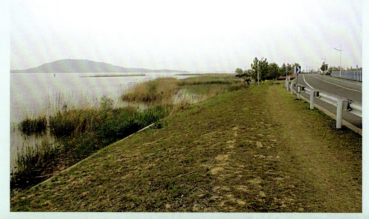
3号环境上堆土覆盖,并在其上修建了太湖大道。

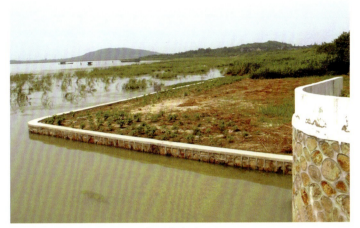

4号环境改造工程。

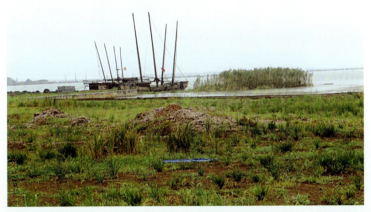

6号环境改造工程。

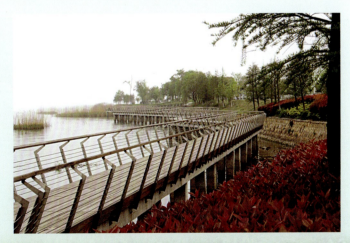

7号环境及其附近的绿化造景工程。

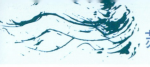 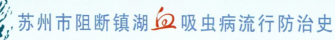

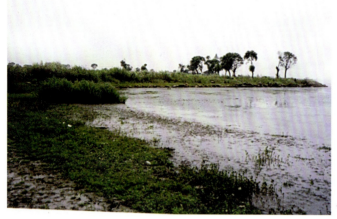
7号环境改造前。

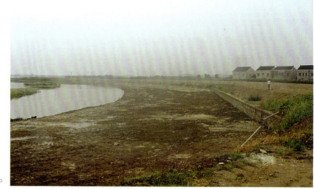
8号环境改造完成后。

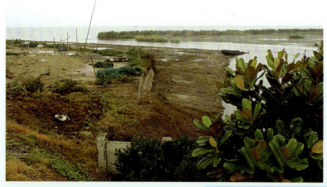
9号环境改造完成后。

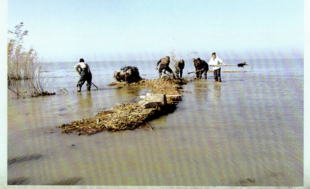
10号环境施工时的情景。

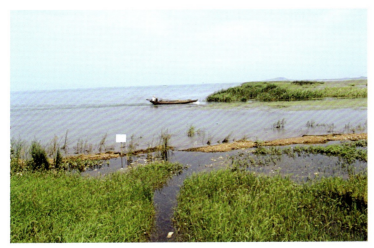

2009年8月18日,10号环境均在太湖水面下。

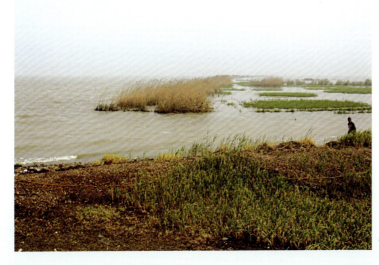

2012年4月11日,10号环境均在太湖水面下。

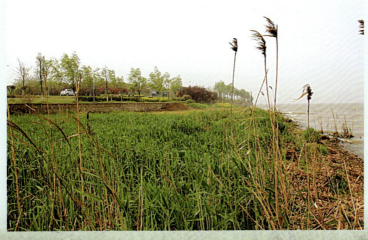

11号环境远眺,路基迎湖面已修建石驳岸。

丘陵山区有螺环境的变化

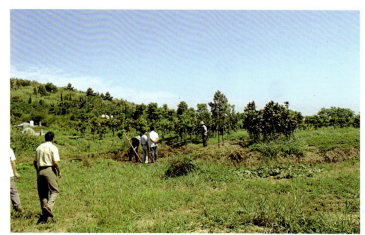
马山村有螺山坡。

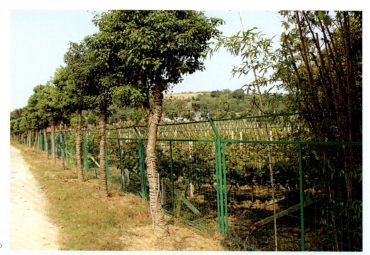
东侧改造为葡萄园。

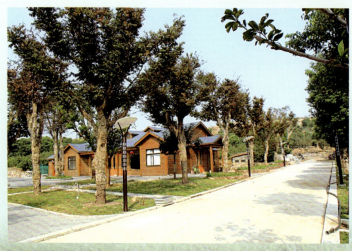
西侧建成为会所。

血防"四个一"活动

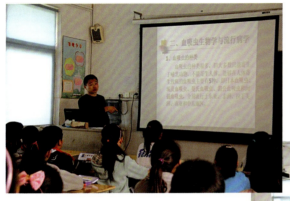

镇湖中心小学的老师给学生们上一次血防知识课。

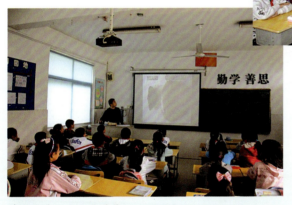

学生们认真听讲。

学生们看一次血防录像。

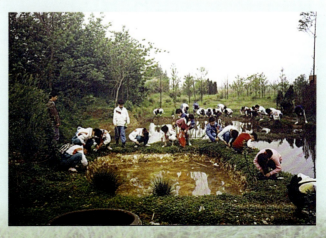

组织学生查一次钉螺。

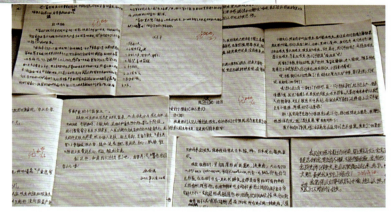

写一篇血防作文。

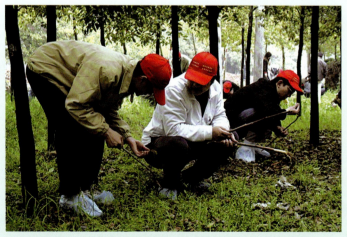

苏州市疾控中心团员查螺

2008年4月,苏州市疾控中心党委书记李俊平带队查螺。

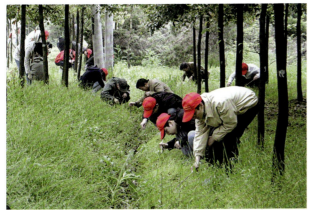
团员们认真查螺。

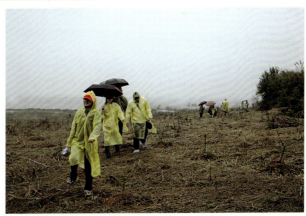
下雨也坚持工作。

血防灭螺质量现场评估

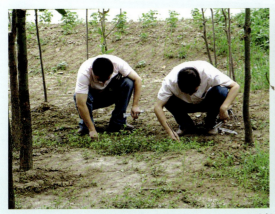 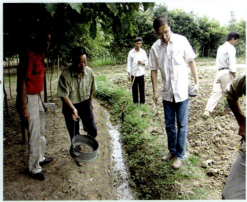
现场查螺。

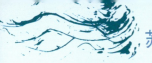

苏州市阻断镇湖血吸虫病流行防治史

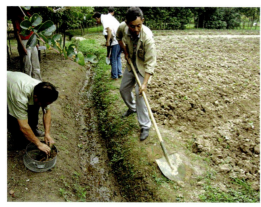
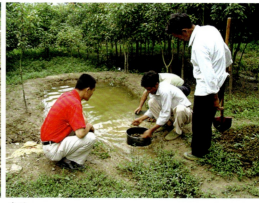

铲土、淘洗。

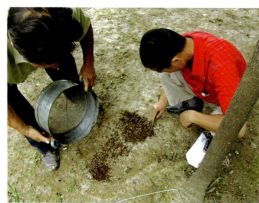
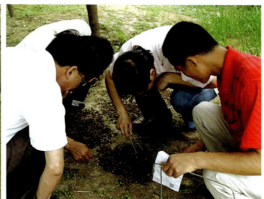

在淘洗物中寻找和鉴别钉螺。

血防查病

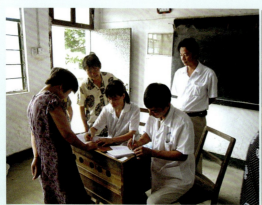
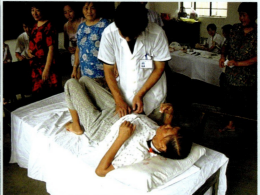

登记。　　　　　　　　　　　体检。

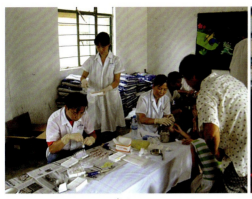
采血。

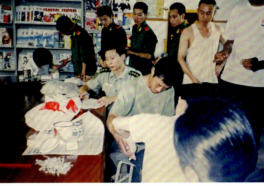
为武警查病。

家庭卫生间和无害化公厕（马山村）

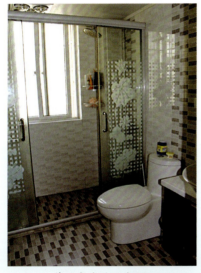
普通家庭的卫生间。

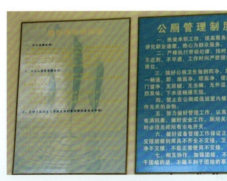
村公厕管理制度。

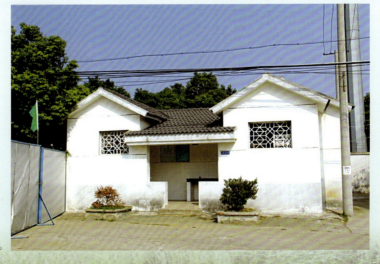
农村无害化公共厕所。

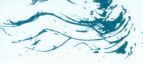 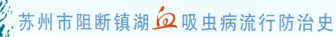

湿地公园监测

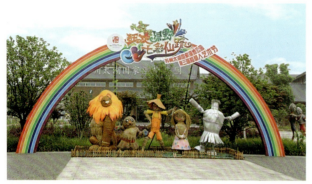

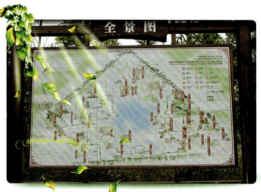

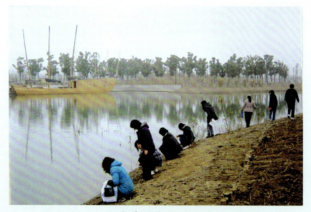

春季螺情监测。

太湖大堤的变迁

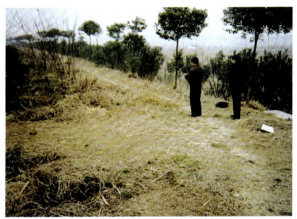

原太湖大堤堤面。

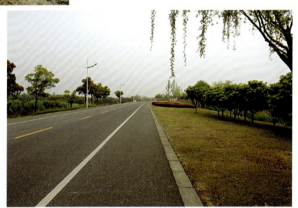

现环太湖大道(即太湖大堤)路面。

血防工作资料

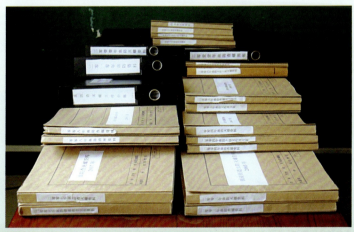

卫生院血防工作资料。

37

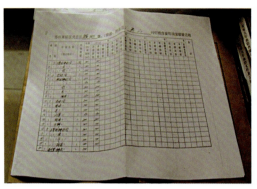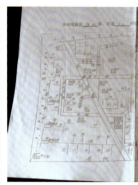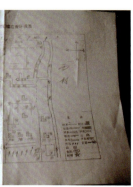

马山村钉螺应查环境图账。

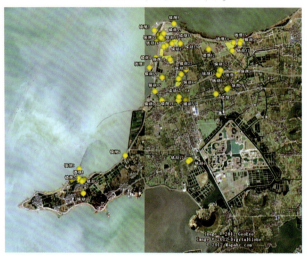

有螺环境分布(Google)图。

历史资料

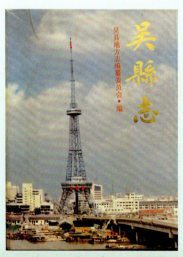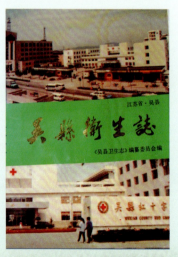

《吴县志》有一章记述血吸虫病防治情况。　　《吴县卫生志》编有血吸虫病防治一章。

《吴县志》第五章血吸虫病防治内容。

参考的史志材料

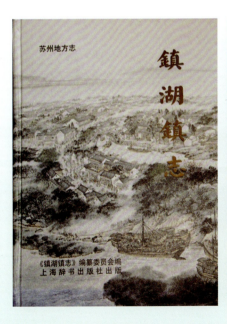
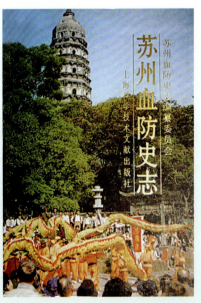

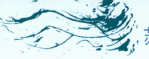

搜集的历史资料

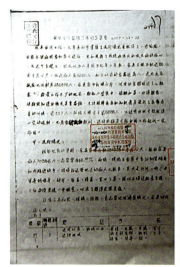
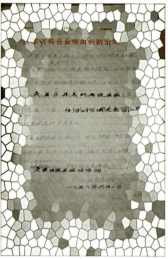
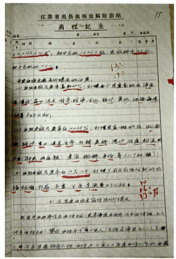
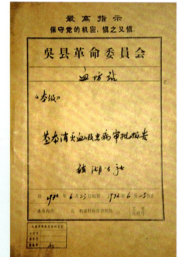
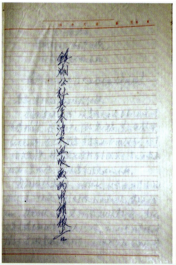

搜集到的资料均与镇湖的血吸虫病防治工作有关。

镇湖基本消灭血吸虫病考核材料

镇湖公社基本消灭血吸虫病考核资料来自吴中区疾控中心档案室。

病情统计及病人名单

市岸大队考核情况

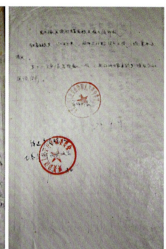

考核记录

成立编写组

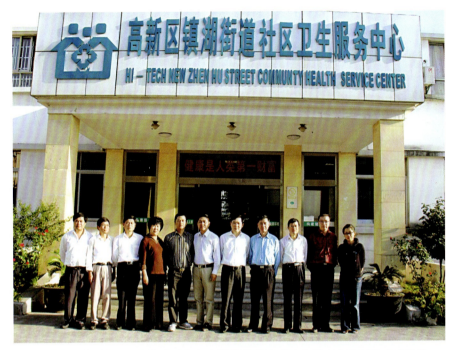

2011年9月21日，本书编写组成员在镇湖卫生院合影。从左起依次为陈进根、刘永元、王培康、张雪金、郁岳松、朱振球、苏建林、朱卫明、李乃洪、郭峰、张韵红。

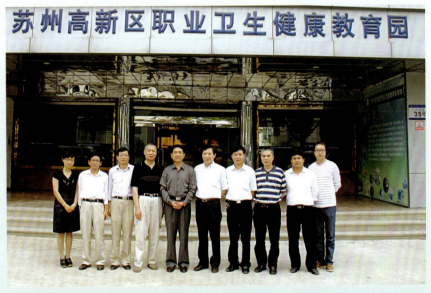

2012年6月6日，本书编写组成员在高新区疾控中心会审大事记。从左起依次为张韵红、刘永元、李乃洪、沈云新、朱振球、苏建林、朱卫明、陈卫乐、陈进根、郭峰。

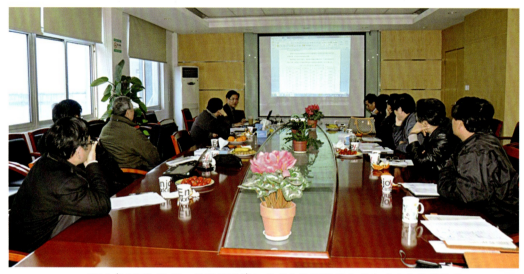

2012年11月30日,编写组邀请江苏省血防研究所血吸虫病室主任黄轶昕主任医师等省、市血防专家,会同编写组成员对本书初稿会审。

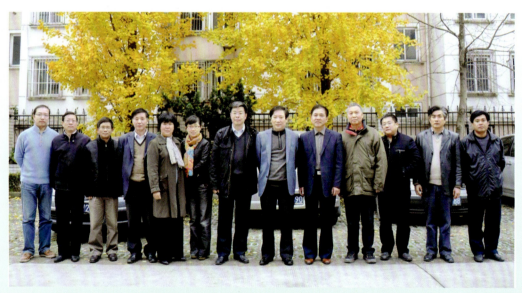

从左起依次为郭峰、李乃洪、就永元、朱卫明、张雪金、张韵红、黄轶昕、苏建林、朱振球、沈云新、胡一河、周黎东、陈进根。

苏州市阻断镇湖血吸虫病流行防治史

朱振球 主编

苏州大学出版社

图书在版编目(CIP)数据

苏州市阻断镇湖血吸虫病流行防治史 / 朱振球主编
. —苏州:苏州大学出版社,2015.6
ISBN 978-7-5672-1279-4

Ⅰ. ①苏… Ⅱ. ①朱… Ⅲ. ①血吸虫病－防治－概况－苏州市 Ⅳ. ①R532.21

中国版本图书馆 CIP 数据核字(2015)第 072600 号

苏州市阻断镇湖血吸虫病流行防治史
朱振球　主编
责任编辑　盛　莉

苏州大学出版社出版发行
(地址:苏州市十梓街1号　邮编:215006)
苏州工业园区美柯乐制版印务有限责任公司印装
(地址:苏州工业园区娄葑镇东兴路7-1号　邮编:215021)

开本 787 mm×1 092 mm　1/16　印张 15.5　插页 22　字数 355 千
2015 年 6 月第 1 版　2015 年 6 月第 1 次印刷
ISBN 978-7-5672-1279-4　定价:50.00 元

苏州大学版图书若有印装错误,本社负责调换
苏州大学出版社营销部　电话:0512-65225020
苏州大学出版社网址　http://www.sudapress.com

编 委 会

编委会主任： 沈　洁

编委会副主任： 倪川明　王海涛

主　编： 朱振球

副主编： 胡一河　苏建林

编　委（以姓氏笔画为序）：

　　　　王海涛　朱卫明　朱振球　刘永元

　　　　苏建林　李乃洪　沈　洁　张　钧

　　　　张雪金　张韵红　陈进根　周黎东

　　　　胡一河　倪川明　郭　峰

Forword
序

苏州市原来是血吸虫病严重流行地区,历年查出血吸虫病病人累计103万人,历年查出钉螺面积累计4.13亿平方米。全国10个血吸虫病重点县,苏州市有3个,即昆山、常熟和吴县(现为吴中区和相城区)。全国8个20万以上病人的重流行县,苏州有3个。全国水网地区和丘陵地区中,钉螺面积超过1亿平方米的县市只有2个,均在苏州。经过几十年的努力,苏州市于1995年达到了消灭血吸虫病的标准。

达标后,苏州市坚持血防巩固监测,在工作中适应改革开放形势的要求,根据上级的要求,不断摸索和探讨血防工作顺应经济社会发展的方式、方法,积累了一定的经验和做法。在宣传教育方面,在流行区中小学生中开展"上一堂血防知识课、看一场血防电视录像、参加一次查螺、写一篇血防作文"活动(简称血防"四个一"活动)。20世纪90年代在教育部门的协作下,逐步向全市推广该活动。

同期,原吴县市镇湖镇在当地政府和教育部门的支持下,积极倡导并开展了血防"四个一"活动。学校安排了课时,卫生院防保医生认真授课,教师稳妥带队,学生踊跃参加。时至1997年4月上旬,一位班主任老师带着70余名五年级学生,到学校附近的田沟实地查螺。少顷,发现了与上课时讲到的钉螺一样的螺,师生们很兴奋,向四周搜索,又发现不少相似的螺类。很快,经血防专业人员鉴定,确系钉螺。随之,扩大范围查出了较大面积的钉螺。

镇湖镇为原吴县濒临太湖的一个半岛,三面环水。1956年查到9名血吸虫病病人,1970年在一个村查获钉螺面积150平方米,之后尚有零星的病人查出,但钉螺始终未再被发现。镇湖作为轻流行乡镇,根据原吴县的血防工作部署,开展相应的血防钉螺调查、病情调查,也参与面上的防治工作,具有一定的防治经验。

镇湖发现大面积钉螺,引起了广泛的警觉和重视。江苏省、苏州市以及吴县市从行政领导到血防专业人员,分别从各个角度进行了调研、分析和指导,全面展开该地区的血防工作。

经过几年的努力,基本查清了该镇钉螺分布范围。先后查到三种类型的有螺环境,即太湖湖滩有螺环境、水网型有螺环境、山丘有螺环境。累计查到有螺面积671455平方米,超过了原苏州地区1976年达到基本消灭血吸虫病标准时的有螺面积数(506857平方米)。查到有钉螺分布的太湖湖岸线约12.4千米,占湖岸线周长的59.44%。太湖有螺湖滩的面积为365820平方米。内陆水网型环境共有钉螺面积275635平方米。其中,河道有螺面积34417平方米,旱地30197平方米,池沟渠4847平方米,水稻田186174平方米,竹园20000平方米。山丘有螺面积30000平方米。

当时镇湖血防工作的困难是:有螺环境特别复杂,常规方法难以发挥作用;有螺面积大,但是病人很少,现实危害程度难以用与其他疫区同样的方式来描述;有螺范围大,防范外来血吸虫病病人带入病原体的难度极大。从防治进程而言,苏州绝大部分乡镇达标后进入了巩固监测阶段,而镇湖的防治才刚刚起步。

面对以上困难,镇湖人民依靠各级政府,依靠各级血防专业机构,依靠科学技术,借助于人民群众的智慧,借助于科技进步,借助于经济社会发展带来的实力,使用一切能用的血防技术、一切能用的血防药物、一切能用的相关器械、一切能筹集的经费,发挥一切能协作的部门和机构的作用,经过十几年的奋斗,已将当年难以下手的钉螺环境逐个解决,实现了花几千工日很难查到一处钉螺,查数千人查不到一个病人的目标。

苏州市高度重视镇湖的血防工作,苏州高新区和镇湖街道珍视取得的宝贵成果,积极组织人员,收集材料,听取意见,编纂镇湖血防史,拟将整个防治过程客观地记录下来,使之成为苏州市和苏州高新区、镇湖血防工作方面的珍贵遗产。这是一件极有意义的工作,相信所有关心镇湖建设发展和人民健康的朋友们,都会关心和支持这项工作。

镇湖组织学生开展血防"四个一"活动,在一次偶然的学生查螺中,发现了隐藏的钉螺。这个极具积极意义的偶然事件,体现了客观存在的钉螺必然会被发现这样一个规律,体现了血防工作的长期性、复杂性和科学性;镇湖的防治过程也说明了血防工作只要方法对头,措施得力,经过努力是能达到控制和消灭血吸虫病标准的。而更深远的意义还在于,这一监测工作进一步查清了苏州市的血吸虫病流行范围,进一步肃清了血吸虫病的危害,进一步清除了隐患,进一步巩固了苏州市的达标成果,同时深化了苏州血防监测的路子,积累了现实的防治经验。

随着防治成效的取得,经济社会建设成果的累积,镇湖已被纳入苏州高新区西部生态城总体规划范围内,展望未来,其血防成果将更加巩固,人民群众将永远摆脱血吸虫病的危害,呈现在我们面前的将是生态环境优美、基础配套完善、主体产业突出、宜居宜业的低碳经济发展示范区、旅游休闲首选区和新农村建设样板区。我们期待着这一天的到来。

周晓农

2015 年 2 月 15 日

(周晓农,中国疾病预防控制中心寄生虫病预防控制所所长、研究员,国家卫生和计划生育委员会疾病预防控制专家委员会副主任委员)

Editor's Words
编者的话

一、本书为血吸虫病防治专业史。

二、本书客观地记述苏州高新区镇湖街道血吸虫病流行情况、防治历程和防治措施，力求真实地反映原重流行区内一个相对流行轻、钉螺发现较迟的乡镇，根据本地流行特点，结合社会经济发展，抓住关键措施，有效控制流行的防治特色，达到以史鉴今、以史育人的目的。

三、本书着重记述新中国成立以后，特别是20世纪末期以来开展的血吸虫病防治工作，下限止于2010年，基本数据止于2011年，个别数据为2012年的数据。

四、本书所述的血吸虫病流行村，是指有血吸虫病中间宿主钉螺和传染源（病人）存在的村。有钉螺无病人的村，属于潜在流行区，亦作为流行村统计，并开展工作。

五、本书地名、政区、机关及单位，均用事情发生当时的名称，必要时加注今名。单位名称和人物名称及常用专用名词需要多次应用者，在第一次出现时用全称，其后用简称。例如：血吸虫病防治工作，简称血防工作；血吸虫病防治领导小组办公室，简称血防办公室；血吸虫病与地方病防治领导小组办公室，简称血地防办公室；血吸虫病防治站，简称血防站；等等。

六、大事记采用编年体形式，有的结合记事始末。尽可能地记述防治进程的步伐，对具有影响的重要事件则较为详细地叙述。

七、累计病人数，指历次新查出病人数的总和；累计有螺面积，指历年来新查出钉螺面积的总和，同一地点不同年份又发现钉螺，不重复计算。

八、本书数据分别来自1984年苏州市血地防办公室编印的《江苏省苏州市血吸虫病及其他寄生虫病防治工作统计资料汇编》、《江苏省吴县血吸虫病防治历史资料汇编》、苏州市吴中区疾控中心和苏州市高新区疾控中心血防报表、镇湖卫生院血防工作资料、《镇湖镇志》、高新区有关部门数据。有关资料来自档案馆、档案室、资料室，也有来自知情人、当事人提供的资料，经考证后列入文中。

编者
2015年2月

目 录

前　言 ·· (1)

第一章　概况 ·· (1)

一、政区沿革 ··· (1)

二、地理位置 ··· (1)

三、水系气候 ··· (2)

四、土壤植被 ··· (4)

五、经济社会 ··· (4)

六、卫生事业 ··· (5)

第二章　血吸虫病流行情况 ·· (10)

一、历史记载 ··· (10)

二、流行范围 ··· (10)

三、钉螺分布 ··· (11)

四、人群感染 ··· (14)

五、危害 ·· (15)

第三章　防治历程 ·· (16)

一、调查摸底 ··· (16)

二、基本消灭考核 ·· (18)

三、"两情"清理 ··· (18)

四、再次调查 ··· (19)

五、螺情发现 ··· (20)

六、全面防治 ··· (20)

第四章　机构队伍 ·· (24)

　　一、领导体系 ·· (24)
　　二、防治机构 ·· (25)
　　三、专业队伍 ·· (25)

第五章　行政管理 ·· (29)

　　一、列为重点 ·· (29)
　　二、治理方案 ·· (30)
　　三、宣传教育 ·· (32)
　　四、经费物资 ·· (33)
　　五、部门协作 ·· (35)
　　六、主要数据 ·· (36)

第六章　防治对策 ·· (39)

　　一、查清钉螺 ·· (39)
　　二、有螺环境的基本特点 ··· (47)
　　三、消灭钉螺 ·· (49)
　　四、结合经济社会发展彻底改变钉螺孳生环境 ··································· (52)
　　五、改造钉螺孳生环境加药物灭螺 ··· (54)
　　六、查病治病 ·· (62)
　　七、粪水管理 ·· (64)

第七章　科学研究及统计数据 ·· (65)

　　一、血吸虫病在镇湖的分布 ·· (65)
　　二、用生石灰粉消灭太湖滩钉螺的现场应用研究 ······························· (67)
　　三、生物防治灭螺试点 ··· (71)
　　四、血防统计数据 ·· (73)

第八章　防治效果 ·· (91)

　　一、螺情 ··· (91)
　　二、病情 ··· (92)

三、学生体质 …………………………………………………………（93）
　　四、三个"五年规划"的演变 …………………………………………（93）

第九章　展望 ……………………………………………………………（96）
　　一、镇湖发展的蓝图 …………………………………………………（96）
　　二、功能定位 …………………………………………………………（97）
　　三、产业结构重大调整 ………………………………………………（97）
　　四、血防监测机制的建立 ……………………………………………（97）

大事记 ……………………………………………………………………（100）

附　录

1. 中共中央血防领导小组办公室颁发的《基本消灭血吸虫暂行标准》、《基本消灭血吸虫病县(市)标准》及《消灭血吸虫病标准》 …………（121）
2. 血吸虫病防治条例 …………………………………………………（125）
3. 血吸虫病控制和消灭标准 …………………………………………（133）
4. 中共江苏省委血地防领导小组办公室颁发的《消灭血吸虫病考核实施细则（试行）》 …………………………………………………………（139）
5. 苏州市人民政府办公室会议纪要 …………………………………（143）
6. 关于印发《镇湖太湖有螺滩血防综合治理方案》的通知 …………（145）
7. 关于太湖滩四号有螺环境灭螺工程的验收意见 …………………（150）
8. 关于环湖大道建设有关血防问题的建议的函 ……………………（151）
9. 关于环湖大道建设清基土处理方案 ………………………………（153）
10. 吴县今冬血防工作初步意见 ………………………………………（155）
11. 关于镇湖太湖芦滩灭螺工作现场办公会议纪要 …………………（161）
12. 关于印发《镇湖街道冬春季太湖滩血防灭螺工程实施方案》的通知 …（163）
13. 专题会议纪要 ………………………………………………………（166）
14. 镇湖公社基本消灭血吸虫病申请报告 ……………………………（168）
15. 关于镇湖街道2005年血防查灭螺工作意见 ………………………（173）
16. 2005年苏州高新区镇湖街道有螺环境灭螺技术方案 ……………（175）
17. 关于太湖滩三处有螺环境血防工程灭螺质量验收评价通报 ……（178）
18. 苏州太湖湿地公园预防和控制血吸虫病方案 ……………………（180）
19. 2003年以来镇湖卫生院灭螺专业队员名单 ………………………（185）

20. 1997—2011年镇湖解剖钉螺数统计表 ……………………………………（189）
21. 马山村灭螺工程协议 ………………………………………………………（190）
22. 重点灭螺工程设计报告 ……………………………………………………（192）
23. 镇湖申请灭螺工程验收报告 ………………………………………………（205）
24. 江苏省重点灭螺工程项目申请表 …………………………………………（206）
25. 苏州新区镇湖石帆芦苇滩5号血防工程施工设计图 ……………………（216）
26. 江苏省重点灭螺工程完工验收申请表 ……………………………………（223）

后　记 ……………………………………………………………………………（226）

Preface
前 言

一、引 子

2004年,苏州获"中国最具经济活力十大城市"称号,中央电视台的颁奖词如下:

一座东方水城,

让世界读了两千五百年;

一个现代工业园,

用十年时间磨砺出超越传统的利剑。

她用古典园林的精巧,

布局出现代经济的版图;

她用双面刺绣的绝活,

实现了东方与西方的对接。

据中央电视台经济频道有关负责人介绍,这次上榜城市不含港、澳、台城市、直辖市和县级市,经过层层筛选,在280个地级以上城市中选出了50个候选城市,在此基础上又选出20个提名城市,并最终产生了10个2004CCTV"中国最具经济活力城市"。

颁奖词用画龙点睛的词语,点出了苏州水城具有2500年的历史,工业园区用10年时间磨砺成利剑,超越传统的锋利无比的干将莫邪剑;用无与伦比的建造古典园林的精巧构思和工艺,进行现代化建设;用双面绣的实实在在的绝活,实现东方与西方的抽象对接。

中央电视台对"中国最具经济活力城市"颁奖时,将已具2000多年历史、作为苏州最鲜活象征的双面绣誉为绝活,恐怕是对双面绣的最高评价。

二、双面绣与镇湖

刺绣之乡——镇湖位于苏州高新区西部,濒临风光秀丽的太湖,其半岛地形,似一纤纤秀足,在轻试太湖水的温软。镇湖,曾名"西华",意即吴西繁荣之地。其具有吴文化和太湖文化的典型特征。

明代苏州的刺绣已具有"精、细、雅、洁"等特点,人称"苏绣"。同治年间,刺绣已成为城乡女子必修的活计(即"女红"),光福、香山、东渚(包含镇湖)等乡村尤盛。作为苏绣的故里,这里"家家养蚕,户户刺绣"。镇湖自古以来"家家闺阁架绣棚,妇姑人人习巧针"。镇湖地处偏僻,交通不便,以往都是接受绣庄、刺绣发放站发放刺绣加工活。

清代朱竹坨的《生查子》云:刺绣在深闺,总是愁滋味。妇女在闺房一针一线精心刺绣,不轻易在大庭广众展露手艺。往日镇湖刺绣的知名度不够,似有"养在深闺人未知"的感觉。改革开放以来,镇湖人放开手脚,充分展露其聪明才智。在苏州、在吴县从事刺绣、双面绣的大有人在,能把双面绣演绎得出神入化的杰出代表是镇湖。

镇湖2万余人口中,有近万人从事刺绣产业。漫步在雅俗共赏的绣品一条街,一幅幅刺绣精品带给您的是无穷的艺术享受。为弘扬与传承刺绣这一传统产业,镇湖于1997年建造了长达1700米的绣品一条街,现入住的前店后坊的刺绣专业经营商铺320余家,其刺绣产品可分为高、中、低档,以满足不同的消费群体需求。绣品街是全国刺绣销售的集散地。1998年,镇湖荣获"中国刺绣之乡"美誉。2005年,镇湖刺绣被列入首批国家非物质文化遗产名录。2007年,以展示全国各地传统刺绣工艺,彰显地方特色刺绣文化为主旨,集刺绣生产销售、刺绣展示评比、刺绣技艺研发、刺绣学术交流等多项功能于一体的首个中国刺绣艺术馆在镇湖正式开馆。

双面绣是苏州最鲜活的象征,细密的针脚、完美的构图,温婉动人的苏州呈现在世人面前的是粉墙黛瓦之外的绚丽五色。更重要的是,精致灵巧的苏州人巧穿时空,用活脱脱的双面绣展现出苏州的前世今生,一面是传统,一面是现代,或者,一面是经济,一面是文化。

在第28届世界遗产大会召开之际,苏州市市长接受记者采访时,以苏绣代表作之双面绣比喻苏州的新城市形象:一面是水,一面是陆;一面是古城,一面是新区;一面是经济,一面是文化;一面是传统,一面是时尚。

三、镇湖与"三镇"

原来的镇湖名不见经传。从字面的意思,是否可以解释为镇守太湖的意思?

在辞海里搜索一下带有"镇"字的地名,不经意间在长江三角洲地区就查出了三个,分别为镇江、镇湖、镇海。根据纬度排列,以镇江起,依次向南,三个地方都取其后面一个字,纯属巧合,即为江湖海。江、湖、海是三个不同类型的水体,但都属大水体的概念。三个名字似乎都带有镇守江(湖、海)防的意思。三个地方明显的差别在行政级别和管辖范围上,其中镇江为地级市,镇海为县级区,镇湖为乡镇级街道。

三个地方同处长三角,彼此有一定的距离;三个地方又都背靠着一个著名的水体,分别是中华民族的母亲河长江,国内第二大的淡水湖太湖,与长江、太湖紧密相连,承载长江、太湖流水下泄的东海。

三个不同等级的地方唯一的共性是,处于北纬29°15′~32°12′、东经119°27′~121°71′之间,都处于长江流域及其以南地区,属于我国血吸虫病流行地区,三个地方都有血吸虫病的流行。在血吸虫病流行区的范围内,局部发现有钉螺和病人,完全属于流行病学的正常概念。

镇江市是地处长江下游的滨江城市,其背山面江,形势雄险,为镇守江防之地,血吸虫病流行类型为水网型、湖沼型和山丘型三种俱全。累计有螺面积3462.12万平方米,历史累计查出血吸虫病病人41419人,属于当今湖区五省血防重点城市之一。经过多年防治,现已达到了基本消灭标准。镇海地处宁波市境东北部,现为宁波所管辖的一个东海海滨区,血吸虫病流行类型为水网型。其累计有螺面积8471平方米,历史累计血吸虫病病人171人,经过浙江省考核已达到消灭血吸虫病标准,经济繁荣。镇湖地处苏州高新区西部太湖之滨,血吸虫病流行类型总体是水网型,累计有螺面积671455平方米,历年查出血吸虫病病人25人左右,是一个典型的水网型流行区,其中又夹杂着湖滩、水网和山丘等类型。2010年已将钉螺基本控制到接近零的界限,现正加强血防巩固监测工作。

"三镇"系不完全相同的血吸虫病流行地区,在国家有关血防政策和策略的指引下,因地制宜地开展血防工作,各自取得了明显的血防成效,积累了不同的防治经验。镇湖在一定程度上汲取了镇江、镇海的防治经验,推动了自身的工作进程。

四、镇湖与血防

1997年,在建造绣品街的同年,镇湖发现了大面积的钉螺,时间上如此巧合。镇湖人民一面在弘扬与传承刺绣这一传统产业,带给人们无穷的艺术享受;一面在努力防治血吸虫病,将瘟神消除于灭顶状态,不懈地为保护人民健康工作着,又好似新时期一幅多姿多彩的双面绣。

感谢镇湖人修出了《镇湖镇志》,从中可以全面地了解镇湖绚丽的历史,在繁复的过往中,也曾记述了血防的点滴,客观地证实了血吸虫病在镇湖发生、流行、防治和控制的简况。本书拟作《镇湖镇志》的补充,尽可能地从现有、现存的材料中搜集、整理镇湖血防的做法和数据,记述了一些具体的防治过程和特点、规律,反映了镇湖血防的基本面。

血吸虫病被称为"瘟神",新中国成立以来经过系统的调查,证实其曾祸害了长江流域及其以南地区12个省、市、自治区。在2002年行政区划调整前,镇湖一直为吴县管辖。吴县在历史上属于全国血吸虫病防治10个重点县之一,全县累计有螺面积5921.67万平方米,累计查出病人26.01万人。美国学者在吴县徐庄发现钉螺,并在钉螺体内完成了血吸虫生活史的循环,为国内首次发现。

1952年,吴县建立血防站。1956年,县委成立防治血吸虫病五人领导小组,下设办公室,开展查灭钉螺、查治血吸虫病病人、加强粪便管理等综合性防治工作。

镇湖历来积极参与血防工作。1956年进行人群粪检,实际检查515人,首次查出9名血吸虫病病人。1970年第一次查出150平方米钉螺面积。在公社党委、革委会及所在大队的重视和努力下,经过积极工作,疫情得到有效控制。吴县于1972年组织专业人员按照当时的基本消灭标准进行考核,结果达到了基本消灭标准。由于钉螺和病人均很少,吴县一直将镇湖作为轻流行区对待。多年来,按吴县的部署,镇湖开展必要的血防查螺和查病工作,并按全县血防工作一盘棋的要求,参加面上的血防查治病工作,为"送瘟神"共同出力,有关专业人员在工作中掌握了相应的血防技能,基本达到上级有关血防技术的要求。

从1970年有螺,跨越26年,重新发现钉螺,细心的镇湖人爱琢磨,钉螺哪来的?有人说镇湖的钉螺是水上漂过来的,有人说钉螺是诱虾捕虾带来的,有人说钉螺是原来就有的。仔细听听似乎都有一定的道理。

请教苏州市水利局从事太湖管理的专家关于太湖水的流向问题。专家告知,由于我国大陆整个地势呈西高东低的格局,太湖水也相应地从西向东流,此是太湖水的总流向。太湖水向东流经的河道,主要有经太浦河、吴淞江、娄江等流向黄浦江、长江,还有经望虞河,排泄洪水至长江。太湖水的流向还受季风的影响,如夏季的东南风和台风、冬季的西北风劲吹时,其水的流向受风向的影响而改变。太湖水面下还有不少暗河,在一些局部地区形成相应的水流和水的流向。太湖是我国第二大淡水湖,水面宽阔,除了船只有动力之外,很难有一些微小的物体能从相距 40~50 千米的太湖西岸漂到太湖的东岸。初步可以排除钉螺从太湖彼岸漂至镇湖的可能。

比照原吴县太湖湖滨的兄弟乡镇,既有太湖滩钉螺,又有山丘钉螺,同时有水网型钉螺和山丘型钉螺的单位有若干个,其中有滨湖乡镇,有半岛乡镇,还有太湖中的孤岛型有螺镇、有螺村。初步分析,镇湖的钉螺与原吴县太湖湖滨半岛型的有螺乡镇类似,属于同时期形成和存在钉螺;差异在于镇湖发现钉螺较晚,尚未发现阳性钉螺,危害相对较小。自然环境中存在钉螺,各种自然条件又适宜钉螺孳生,只要开展血防工作,查出钉螺是必然的,仅表现在发现时间的早晚。

由于钉螺寿命一般为 1 年,有的 2~3 年。对镇湖的钉螺按现有的检测手段来分析,无法知道当前钉螺已存在的最早年份;按现有的科研结果和我国考古发现分析,钉螺存在于世的已有化石,其年代恐怕数以万年计。推测镇湖的钉螺存在可能亦非短期。那又为何没有阳性钉螺,也未造成明显的流行?

经分析初步认为:第一,镇湖为太湖中的半岛,三面环水,境内与外部相通的河道仅有上市河、石帆港、大新桥港、长三港共 4 条,降低了外部钉螺及其阳性钉螺输入的机会;其余河道水位均低于太湖,并全部与太湖相通,钉螺局限于境内的河道。第二,地处相对偏僻,交通不便,以往只有轮船来往于苏州和镇湖。直至 1977 年 2 月才开通到苏州的公共汽车。镇区位于镇的东部,从外部进入镇湖的人员,首先到达镇区,而后才能深入各村。加上当年经济活动不够活跃,外来人员少,本地人员与流行区交往也不甚多,感染的概率较小。较多的因素形成了虽有钉螺,但未导致感染血吸虫病,也未形成典型的血吸虫病流行的局面。

五、镇湖血防的"晚成"

血防工作从 20 世纪 50 年代起步,到 1997 年已有 40 多年的历史,经历了调查研究,摸清了流行特点,掌握了防治方法,逐步控制了血吸虫病的流行,形成了整套防治经验;面上能查到的钉螺和病人数量都很有限,进入了血吸虫病防治的巩固监测阶段。镇湖在 1970 年查到少量钉螺,在个别村形成一定的防治经验。直到 1997 年才查出大量钉螺,真正进入较大规模的防治阶段。其防治又面临着这样的局面:一是有螺环境特别复杂,常规方法难以发挥作用;有螺面积大,但是病人很少,基本查不到本地病人,现实的危害很难用其他疫区能用的危害来描述;二是有螺范围大,防范外来的血吸虫病人带入病原,以免引起新的流行,难度极大;三是经济社会的发展大局要求加快控制血吸虫病的流行,而又不得大肆张扬。从防治进程而言,面上大部分单位进入了防治的后期,而镇湖的防治才刚刚起步,又恰似站在同行的肩膀上起步。

由于镇湖以往不间断地参与了血防工作,积累了一些防治经验,对常规的防治不生疏。上一级的管理者,如吴县和吴中区、后来的高新区,对血防工作都具备了相当的防治经验;运用这些经验来应对镇湖出现的情况,还是极其有用的。在各地血防疫情相对轻的情况下,上级有可能腾出精力来参与镇湖的防治工作。因此,镇湖一出现大面积钉螺,就建立在相对的高度上,即防治难度是大的,防治的基础是强的,防治的目标经过努力是能实现的。综合因素构成了镇湖血防工作的"晚成"。

(一) 防治方法成熟

1. 多回合的查灭螺组合

镇湖通过群众有奖识螺报螺,开展中小学生血防"四个一"活动等形式,广泛发动群众参与查螺。同时,组织村专业队、镇专业队查螺,并接受区和市查螺专业队抽查,多回合地开展查螺工作。还通过设置稻草帘诱螺等手段,增加查出钉螺的机会。对查出的钉螺,建立灭螺专业队,采取多种方法,坚持常年灭螺不间断。加强当年有螺环境的灭螺,讲究灭螺质量,提高灭螺效率。坚持在十年内的有螺环境开展巩固性灭螺,有效降低钉螺的复现率,稳步控制钉螺面积,使钉螺面积逐年有效下降,直至临界水平。

2. 敏感的查治病方法

镇湖血防查病中一直运用便捷、敏感的血吸虫病查病方法,特别是在1997年以后,免费查治病受到群众的欢迎。对有螺村群众、活跃的青少年、军事训练的军警人员,积极开展查病,受检者的满意程度大为上升。查出的病人得到及时的治疗,副反应小、疗效好,为群众所乐道。及时查治病,有效控制了疫源,解剖数据证明钉螺一直保持阴性,证实了防治措施确实有效。

(二) 防治经验成功

1. 专业队伍和群众运动相结合

自镇湖开展大规模血防工作以来,省、市、县区、镇专业人员深入防治一线,调查研究、制订方案、培训队伍、健康教育、现场示范、质量控制、统计分析,为镇湖的血防工作献计献策。镇湖的民众经有效的组织和培训,学习血防知识和技能,身体力行地参与到血防工作中来,干部群众认识钉螺,积极投身血防工作的大有人在,形成了新时期专业队伍与群众运动相结合防治血吸虫病的热潮,大大地推动防治工作的深化。镇湖十几年血防工作成就的取得,充分证明了卫生工作四大方针的"卫生工作与群众运动相结合"方针的正确。

2. 加强领导和部门协作

出于对经济社会建设的热情和对人民群众健康的关心,各级政府领导多次深入防治现场调研,对防治工作进行具体指导,并从政策层面提供支持。各相关部门按照各自职能,从不同方面给予关心,特别是水利、农业、卫生、财政、渔业、道路交通、绿化,在镇湖的血防综合治理过程中,都给予充分的关心和支持,分期分批地解决了现场灭螺的难题,在一个不算长也不算短的时间内,齐心协力地把新时期血防方面的硬骨头啃掉了。

3. 因地制宜,科学防治

在镇湖境内,有螺环境各不相同,运用血防知识进行科学防治显得十分必要。强调因地制宜,逐个环境调研,形成了一个有螺环境一个灭螺设计、一个有螺环境一个灭螺方案的科学防治对策。根据现场防治的现状,研究一些适应性强、灭螺效果好的方法,进行现场试验后用数据说明问题,逐步推广应用。如石灰粉灭螺,结合药物灭螺,灭螺效果十分明显。加上改造钉螺孳生环境,效果就得到巩固。灭螺的效应逐年显现,螺情得到有效控制。

4. "工程灭螺"创造效益

镇湖太湖滩有螺面积共365820平方米,环境非常复杂。经过实施"工程灭螺"(详见第六章防治对策"五、改造钉螺孳生环境加药物灭螺"),解决了1—11号太湖滩有螺环境及西村有螺湖滩的灭螺问题。镇湖是苏州境内第一次在一个乡镇内连续开展"工程灭螺",对太湖复杂有螺环境全部改造的单位。其中,7号环境改造为高新区建设管理局结合太湖大道景观建设,投资80多万元而改造了钉螺的孳生环境,为非专题血防"工程灭螺"。其他10个环境改造共投入298.37万元。包含7号环境改造计算,共使用工程款370万元以上。据测算,对镇湖太湖有螺滩全部有螺环境保质保量灭一次螺,需75万元以上;一年灭两次,需150万元以上。整个"工程灭螺"已投入的总金额,大约相当于2年的灭螺工作量所需的费用。"工程灭螺"完成后,完全改变了钉螺的孳生环境,在原有螺环境很难再找到钉螺了。"工程灭螺"的实施,一是彻底消灭了钉螺;二是减少了查螺面积,实施"工程灭螺"的地方不用开展查螺,也即减少了日后血防监测的工作量,节省了查螺投入,可谓实现灭螺的同时达到了节约的效果;三是大大减少了每年5~6吨灭螺药物对太湖水质的影响,为保护苏州市的饮用水做出了贡献。"工程灭螺"的效益远高于常规药物灭螺,并且"工程灭螺"取得的效果十分显著,使镇湖有螺面积有效下降,超过54%的有螺面积的灭螺效果得到巩固。因此可以说,"工程灭螺"效益远远不只是单纯消灭钉螺,由此产生了综合效应。

(三) 经济社会发展推动

1. 增加投入,确保防治工作需要

血防工作除了发动群众,采取正确的防治策略外,还需要充足的防治经费。在社会经济发展,各级财力允许的情况下,将防治经费列入财政预算,每年拨款,视工作进展增加投入,保证防治工作的正常需要。在改造有螺环境的经费需求较大时,各级、各有关部门共同努力,一起筹集有关经费,以满足灭螺需求。据1997年以来的不完全统计,镇湖在血防经费、血防物资方面总投入715万余元。

2. 结合水利道路建设,大量改造有螺环境

2000年,为了保证太湖水造福一方百姓,水利部门决定加高、加固太湖大堤。镇湖环太湖加固工程全长18.26千米,同时解决了当时发现的西村有螺太湖滩的钉螺问题。2004年,水利部门实施太湖大堤加固路基工程。工程在镇湖境内长度近20千米,途经镇湖太湖有螺环境的大部分,覆盖有螺环境大部分的有3处环境,覆盖小部分的3处,沿着边缘擦边而过的也有3处。工程完成后,直面太湖的湖边环境基本实现了硬化,环太湖滩剩余的有螺环境面积减少,灭螺难度相应下降,可以分门别类地制订灭螺方案,有针对性地采取措施予以解决。

3. 城市化进程和生态城建设,根本改变种植业常规

镇湖境内原来的种植业是以水稻为主,由于灌溉的需要,频繁、长期地使用河水,导致有螺水系的钉螺在农田、河道和家前屋后的扩散。截至2011年,现有水稻种植面积相当

于2000年的5%,原先的水稻种植用地现改为种植黄桃、葡萄、茶树、花木苗木或用作水产养殖。为逐步适应生态旅游城市的设计和发展方向,一个鲜明的特点是,与水密切相关的种植业已被压缩到最低的限度。与之相关联的是,血吸虫病及其媒介钉螺的生存环境受到了极大的限制,为巩固灭螺成效提供了外部客观条件。以往查到钉螺,最希望解决钉螺孳生地的问题,如今这一问题得到最理想、最根本的解决,使得钉螺的消灭从环境上得到保障。

(四)防治成效显著

1. 有效控制了螺情

1997年以来共查出钉螺面积1242085平方米(次);2003年发现有螺面积489534平方米,为镇湖查出有螺面积的最高年;剔除重复查出的有螺面积,累计有螺面积达到671455平方米。2008年后未再查出新发现钉螺面积,查清了镇湖范围内的钉螺分布。

在查清钉螺的基础上,运用一切能用的手段,改造钉螺孳生环境并进行药物灭螺,尤其是结合经济社会发展,大量地改变钉螺孳生环境,巩固灭螺成效,使面广量大的有螺面积每年以50%的速度下降,直至很难查出钉螺。以1997年发现的钉螺面积27986平方米为基数,至2003年查出的有螺面积是1997年的17.49倍,镇湖的钉螺分布范围大体明晰了。2002年、2003年正式实施大规模的灭螺。2004—2011年,当年有螺面积与上年的比例依次为52.00%、49.39%、53.37%、60.08%、12.58%、11.04%、0、7.14%(与2009年比),2011年有螺面积减少到40平方米。

镇湖8个有螺村,2010年均未查出钉螺。2011年,西村村5年无螺后查出钉螺面积40平方米。2012年,马山村5年无螺后查出钉螺面积200平方米。截至2012年,其余各村无螺年限分别为:市桥村7年,山旺村6年,新桥村6年,秀岸村4年,上山村3年,石帆村2年。

2. 完全控制了病情

本地人群先后用皮试过筛、粪便沉淀孵化、环卵试验、间接血凝、试纸条法等方法开展查病,共查76693人(次),先后查出病人50人(次),其中病原学确诊血吸虫病病人25人(次),血清学阳性病人25人(次)。病原学诊断最后一例病人是在1972年。血清学查病诊断最后一例病人是在2004年。从2005年开始未再查出血吸虫病病人。所有病人在查出之后,有条件的基本都接受了抗虫治疗,先后进行抗虫治疗、扩大化疗的有258人次。除在特殊年代部分病人接受了非正规治疗,其疗效不确切外,20世纪80年代以后,抗虫治疗均使用吡喹酮,其疗效是确切和肯定的。

从1997年开始,镇湖每年开展100~200名中小学生新感染监测,均未查出过疑似病例,青少年无新感染病例。

外来人群查病,如典型的系对参加解放军侦察兵集训的200余人查病,他们来自国内14个省,许多为血吸虫病疫区人员,有的有血吸虫病治疗史,故皮试阳性率甚高,但未查出现症病人,也无携带病原输入的证据。多年后寻访当年集训后的官兵,发现无血吸虫病相关的病症出现。武警部队223人在集训后,经查均未感染血吸虫病。每年通过用工体检,对外来人员查病100~200人,均未发现病人。

三个阶段的调查证实疫情逐步得到控制。镇湖1956—1972年共查病25433人(次),

查出病人25人(次)。1973—1996年,共查病28562人(次),查出病人21人(次)。1997—2011年,共查病22698人(次),查出血清学阳性病人4个。以不完全的查病数据为基础,按各时期镇湖总人口计算,上述三个阶段查病的覆盖平均达到每人1次以上;重点村的查病覆盖则达到每人6~10次。查出病人的情况为绝对数不多,病人总数为逐个阶段下降。

3. 在镇湖境内未出现血吸虫病典型流行

多年的血吸虫病流行病学调查,查到过血吸虫病病人和钉螺,但查出的血吸虫病病人基本是零星和散在的,历次解剖的钉螺全部属阴性钉螺。要证实镇湖存在血吸虫生活史循环过程很困难。查获的病人,其粪便中可能存在的血吸虫虫卵(即病原)是否引起第二代病人的依据也很难找到。在历史、现有的防治资料和近年的防治实践中,未找到典型的"病人→虫卵→毛蚴→钉螺→尾蚴→病人"的血吸虫病流行模式。

(五) 防治成果的贡献

1. 查清了流行范围

从苏州市而言,对照当时的消灭血吸虫病标准,1995年经过省组织考核达到了标准。在全市性的血防巩固监测中,镇湖根据苏州市中小学生血防"四个一"活动的要求,积极开展活动,并查出了钉螺,从此改写了苏州市血吸虫病的流行范围,即流行村增加了7个,也增加了历史累计有螺面积的原有记录,填补若干个血防数据的空白。更重要的是,查清了流行范围,实施了富有成效的防治,钉螺接近"零"界水平,再坚持五到十年的螺情监测,加强巩固性灭螺,加上外部环境已逐步走向不利于钉螺生存的新型生态环境,完全有把握实现"零"界目标,具有积极的流行病学意义。

2. 清除了疾病隐患

在水网型血吸虫病流行地区,只要有钉螺,随着疫区流动人员的出入,血吸虫病再流行的可能性随时存在。时至今日,先后查到的血吸虫病病人经过吡喹酮有效的药物治疗,已完全康复。原来大面积的钉螺,现在已很难查到了。全镇的粪便管理达到了无害化水准,居民全部饮用合格自来水。镇湖的防治数据提示,对照国家关于阻断血吸虫病流行的标准,其血防现状与阻断标准差距很小了。在已知有钉螺存在的十几年间,大力加强了血吸虫病疫情的管控,加强了灭螺措施,使得钉螺没有一个成为阳性,有效地控制和杜绝了血吸虫病的输入。从流行病学上来说,已阻断血吸虫病的流行,为镇湖人民清除了一大隐患。从学生身高、体重等一些指标来看,镇湖学生的生长发育水平已高于全国学生的平均水平。以往血吸虫病流行区"瘟神"猖獗,危害人民的景象,永远不会在镇湖出现了。

3. 积累了宝贵经验

从1997年发现大面积钉螺,逐步查清钉螺分布,又花大力将钉螺逐年控制,屈指算来已历时十余年。镇湖境内的钉螺数量逐年有效下降,并且成效巩固。目前要查出钉螺已非易事。病人更是多年查不到。对照国家关于消灭血吸虫病标准,回首整个防治过程,感慨良多,苏州市下决心以镇湖为单位编写《苏州市阻断镇湖血吸虫病流行防治史》,在苏州市各血吸虫病流行乡镇是第一家,具有历史价值。本书将镇湖富有成效的防治经验加以总结,尤其是结合经济社会发展解决血防灭螺难题的经验,值得好好总结。镇湖的血防实践,值得浓墨重彩书上一笔,将在苏州达标后血防巩固监测经验宝库中占据一席之地。

第一章 概况

一、政区沿革

1. 沿革

镇湖位于吴县西部太湖之滨，是青山绿水、物产丰富的华丽之地，故名西华，别名西夏，俗称寺桥头。镇湖商末属"勾吴"国。周时，先后成为吴、越、楚三诸侯国辖地。秦设吴县后，除王莽新朝一度改为泰德县外，镇湖一直属吴县，有2000多年的历史。北宋时始建西华乡。延续至1931年建镇，并为历代基层政权治所驻地。1949年4月27日苏州解放后，镇湖（西华）镇成为吴县木渎区辖八镇之一。1949年撤镇建乡，划建青龙、镇湖、山湖三个乡。1956年撤光福区并乡，三乡合并成立镇湖乡。1995年11月改建为镇湖镇。2000年年末，全镇共辖1个市镇居民委员会，1个渔业村以及市桥村、邢旺村、马桥村、杵山村、石帆村、市岸村、西村村、新桥村、西京村、马市村、大连村、上山村等13个行政村，85个自然村，144个村民小组。

2. 调整

2002年10月16日，苏州市行政区域调整，镇湖镇划归苏州国家高新技术开发区（简称"苏州高新区"）管辖，撤销镇湖镇建制，改设苏州国家高新技术开发区镇湖街道办事处。2003年围绕深化农村改革、壮大集体经济，对规模偏小的行政村实行合并，即原大连村、马市村合并为三湖村；原邢旺村、杵山村合并为山旺村；原马桥村、市岸村合并为秀岸村，原来的13个行政村合并成10个行政村。

二、地理位置

1. 位置

镇湖地处北纬31°5′~31°15′、东经120°7′~120°72′之间，位于苏州高新区西部，为太湖之滨的一个半岛。东与东渚镇相邻，与光福镇接壤，南与原太湖乡、西与宜兴市、北与无锡市隔湖相望。距苏州市中心约26千米。其所属的太湖中的乌龟山、大贡山、小贡山等岛屿与无锡市隔湖遥望。东面靠沪宁高速公路、312国道和京杭大运河等水陆交通枢纽。地处长江三角洲腹地，具有得天独厚的地理环境和自然资源。

2. 地形

镇湖镇地形狭长，东西全长9.3千米，南北宽5.9千米，面积20.19平方千米。环太湖湖岸线周长20.86千米（含湖边山脚），伸入太湖，三面环水，成为太湖中的一个半岛。境内中部山多，地势较高，地面海拔高程（以下简称"地面高程"，均为吴淞零点）5.5~6

米。境东部、东北部为平原,西部的马舍山至上山之间为平原,地面高程 4～4.5 米。

3．地势

全镇的地势呈丘陵地貌特征。镇湖境内共有大小山丘 26 座,其中大贡山、小贡山、乌龟山为太湖中的岛屿,其高程分别为 68.8 米、27 米、25 米。其余在陆地上的山丘及其高程为:马山 35.5 米,70%山坡被铲平;马肚山 18 米;米泗山 12.5 米;金鸡山 13.5 米;杵山 27.4 米,60%铲为平地;舟山 11 米;东蛇姆山 8.8 米;秀峰山 15.2 米;吴家山 10.8 米;小南山 16.2 米;东山 20.7 米;游城山 13.8 米;灶爷山 15.5 米;邢舍山 16.8 米;后北山 20.5 米;马舍山 34 米;虎谷山 20.1 米;西洋山 18.2 米;新盛山 16 米;上山 20.5 米;西蛇姆山 8.8 米;朱家山 12 米;小连山 13.4 米。

镇湖境内大部为平原,河网密布,典型的江南水乡,到处可见青山绿水,山水相映,风光秀丽。

三、水系气候

1．河道

镇湖境内共有河道、港(浜)104 条,全长 63201 米,水面积为 126.4 公顷,占陆地面积的 4.78%。其中 18 条通湖港口,8 条主干河道,形成贯通全镇东西南北的水上交通枢纽。此外还有游湖口、西京港、大连港、上山港、三洋港、新盛港、马肚港、师姑港、马山港、郁舍港共 10 个通太湖水闸。这些河流是千百年来自然演变和人工治理的综合产物,贯穿于太湖流域,纵横交错,起着引调蓄纳和吞吐的作用,形成了与京杭大运河相通的河网系统。镇湖三面环水,境内的河道主要与太湖相通;与邻近乡镇相通的河道仅有上市河、石帆港、大新桥河、长三港 4 条,分别与光福、东渚连接。

表 1-1 镇湖街道村组河道汇总表

2006.4.6

条/序号	单位/河浜名称	长度(米)	条/序号	单位/河浜名称	长度(米)	条/序号	单位/河浜名称	长度(米)	条/序号	单位/河浜名称	长度(米)
12 条	市桥	6920	6 条	西京村	2530	(6)	船头丁浜	380	5 条	山旺村	3700
(1)	东浜港	720	(1)	游城港	100	(7)	新开河	180	(1)	后旺浜	250
(2)	小桥港	485	(2)	前城港	300	(8)	上市河	2500	(2)	邢庄浜	150
(3)	东城港	620	(3)	堤内河	130	9 条	上山村	4012	(3)	杵山河	1200
(4)	金家浜	130	(4)	吉家湾浜	100	(1)	新上港	826	(4)	大寨河	300
(5)	市桥村长三江	1200	(5)	西京港	1100	(2)	新盛浜	375	(5)	长三港	1800
(6)	西洋东浜	320	(6)	上市河	800	(3)	东头浜	150	7 条	石帆村	4360
(7)	西洋西浜	110	8 条	三湖村	5159	(4)	上山村浜	100	(1)	石帆中心河	1200
(8)	邢舍港	1240	(1)	西马浜	330	(5)	三洋港	416	(2)	马干浜	200
(9)	邢舍西浜	110	(2)	市塘湾浜	450	(6)	三洋东港	150	(3)	后干浜	150
(10)	钱塘桥浜	60	(3)	马舍头浜	495	(7)	三洋北港	150	(4)	冷浜	100
(11)	上市河	1000	(4)	大址头港	437	(8)	丁干浜	345	(5)	米泗港	1100
(12)	东干浜	925	(5)	大址头村中浜	387	(9)	上市河	1500	(6)	马大港	860

续表

条/序号	单位/河浜名称	长度（米）	条/序号	单位/河浜名称	长度（米）	条/序号	单位/河浜名称	长度（米）	条/序号	单位/河浜名称	长度（米）
(7)	东石帆河	750	(3)	秀岸村河道	2000	(1)	市干河	500	(2)	望河桥浜	310
6条	马山村	3110	(4)	薛家浜	430	(2)	濮舍港	510	(3)	大新桥河	700
(1)	马山新港	1000	(5)	大林浜	300	(3)	园家浜	220	(4)	后庄浜	400
(2)	马山老港	580	(6)	一家浜	170	(4)	后塘浜	850	(5)	三庄浜	400
(3)	后马浜	700	(7)	市岸浜	1050	(5)	青石皮桥浜	420	(6)	小新桥浜	220
(4)	庄林浜	200	(8)	乌金浜	440	(6)	东庙浜	80	(7)	西华浜	220
(5)	石套里浜	130	(9)	木桥浜	150	(7)	西庙浜	90	(8)	孙舍浜	720
(6)	堤内河	500	(10)	杨树园浜	215	(8)	西前章浜	200	合计		47976
12条	秀岸村	9785	(11)	小桥浜	230	(9)	西村市干浜	1650			
(1)	南浜	1300	(12)	市干桥河	1000	8条	新桥村	3880			
(2)	大寨河	2500	9条	西村村	4520	(1)	望河桥河	850			

2．水位

镇湖境内水位低于太湖水位。太湖水位西高东低，其水流由西向东，随着河流流入长江和京杭大运河。镇湖北、西、南面临太湖，境内河港水位变化受太湖水制约，并与降水季节分配基本一致。全镇河流6—10月为丰水期，12月到来年2月为枯水期，其他月份为平水期。根据苏州地区水文资料，镇湖历年平均水位变化于3.00～3.14米之间，最高水位为4.73～4.98米，最低水位为1.98～2.43米。历年来最低水位1.98米（1959年4月11日），历年来最高水位4.98米（1954年8月8日）。20世纪90年代后，在梅雨季节（汛期）一般水位在3.8米左右，最高水位在4.8米左右。1999年7—8月份，镇湖水位最高，达到5.15米，超过历史以来的最高纪录。

3．水质

太湖为国家一级水源保护湖泊，湖水透明度为0.35～0.5米，水质据1995年实测平均pH7.8～8.2，矿化度为157.66毫克/升，总硬度为1.523毫克当量/升，碱度为1.251毫克当量/升，游离CO_2多数测点未检出，溶解氧为9.73毫克/升。生物营养物质以毫克/升计，其值为：Fe^{3+}，0.45；Fe^{2+}，29；NH_4^+，0.132；NO_3^-，476；NO_2^-，0.023；PO_4^{3-}，0.03；SO_2，5.94。耗氧量为4.56。太湖悬移质平均含沙量为0.05千克/米^3。

4．季节

镇湖地处中亚热带北缘，受太湖小气候调节，雨水丰沛，日照充足，无霜期长，具有明显的季风气候特征，气候温和湿润，四季分明。春季冷暖多变，夏季炎热多雨，秋季天高气爽，冬季寒冷干燥。夏季昼长夜短，盛行东南风；冬季日短夜长，常刮西北风。全年雨量以夏季最多，冬季最少。

5．气候

据气象部门资料，镇湖历年平均气温为15.9℃。最冷为1月，月平均气温为4.3℃；最热为7月，月平均气温为27.8℃。历史最高温度38℃（1978年7月7日），历史最低温度-7℃（1969年2月）。20世纪80年代后气温逐渐升高，历年平均气温17.2℃，最高气温39.2℃,超历史最高气温(1992年7月29日)。年日照数为1176~2352.5小时,历年平均日照数为2189小时。历年平均降雨量为1156.5毫米。历年平均无霜日为245天。

四、土壤植被

1. 土壤

镇湖在苏州的西部丘陵盆地中,全镇属高平地区,地面高程4.5~5.5米之间,土壤以黄棕泥土为主,还有乌黄土、黄白泥土、黄泥土、鳝血黄泥土、僵黄泥土、铁质黄土、夹沙黄泥土、粉沙白土、乌青泥土、石板黄泥土、砂岩性黄泥土、黏砂白土、乌灰土等25种。黄泥土在水旱交替情况下,腐殖质得以积累,全量养分和速效养分均很多,微粒结构发达,透气透水较好。

2. 植被

镇湖地处太湖半岛,受太湖小气候调节,湿润温暖,水源充足,为动植物的生存、繁殖提供了优越的条件。一是自然植被。主要有榆树等野生类树种19种,金银花等藤本植物5种,野生草本植物49种。在太湖滩有芦苇、蒿草、蒲草等。二是栽培植物。主要有水稻、小麦、油菜、蚕豆、黄豆等,还有各类水生和旱生蔬菜等作物;同时还有大量的栽种绿化树木花草,山坡地广泛种植树木竹林,全镇共有山坡地294.3公顷,覆盖率为80.4%。

3. 农业

镇湖有"鱼米之乡"之称,历来全镇为自给或半自给的单一农业经济。新中国成立后,至中共十一届三中全会,全镇还是以种植业为主;三中全会之后,农村推行一系列经济体制改革,种植业仍然占据了农村经济很大的份额。新中国成立初期,全镇耕地面积为1153公顷,其中水稻面积935公顷,占总耕地的81.08%。至2000年,全镇耕地面积为857.2公顷,其中水稻面积708.1公顷,占总耕地的82.61%。2001年以来耕作制度发生较大变化,水稻种植面积逐年减少,果木、苗木等经济作物种植面积逐年扩大。

4. 农业人口

镇湖人口历来以农业人口为主。至1992年,全镇总人口20279人,农业人口19367人,占95.5%。随着乡村企业的发展,至2000年,总人口19660人,农业人口占88.4%;实有从业人员10727人,农业从业人员3586人,占33.4%;非农业从业人员7141人,占66.6%。

五、经济社会

1. 经济

镇湖在唐代为水稻高产地区,明清时期,集镇形成家庭手工业和手工业作坊并存的经济结构。新中国成立后,全镇经济逐步发展,1958年后,由于三年多经济工作指导思想上的失误,以及"文化大革命"的干扰,全镇的经济受到影响。70年代,社队工业开始起步,三中全会以后,农村推行经济体制改革。1981年全镇工业总产值比新中国成立初期增长51倍。1982年开始,乡村工业崛起并快速发展,全镇综合经济实力不断增强。1990年全镇国内生产总值(GDP)为3923万元,其中第一产业占37.35%,第二产业占50.57%,第三产业占12.08%。2000年全镇GDP为32200万元,第一产业占36.75%,第二产业占

25.36%,第三产业占37.89%;社会总产值达到6.7758亿元;镇村企业职工人均年收入7127元,居民人均年收入6537元,农民人均年收入5242元。2011年全镇GDP为28420万元,第一产业3890万元,占13.69%;第二产业8930万元,占31.42%;第三产业15600万元,占54.89%。人均年收入15615元。

2. 居住

镇湖历史上习惯选择耕作便利、水源丰富的高地段建住宅,形成自然村落聚居。农房一般沿河坐北朝南,呈"一"字形建屋;南北河道的农房,侧翼面河,呈"非"字形;农村居住的大村庄,呈"田"字形。由于河网密布,人们的日常生活如淘米、洗衣、洗菜都在家前屋后的河道进行;夏天大人、小孩在河里游泳、嬉水甚为方便;农业生产所需的浇灌、施肥和农具清洗都在就近的河道完成。因此人们的生产和生活都离不开水,农宅基本都是傍水而居,方便生活起居。

3. 用水

新中国成立前,镇湖百姓历来是饮用太湖水,有少数人饮用井水。新中国成立后,农村始有开挖公井。1958年开始,结合"除四害"和血防工作,各自然村大力开挖水井,改饮井水。1996年6月,自来水厂投产供水,市桥等6个村率先用上自来水,其后,逐村铺设自来水管道,给农户安装自来水。2000年全镇村村通上自来水,用户2775户,占农户总户数的43.9%。到2011年,自来水用户达到6200户,普及率达到99.02%。

4. 管粪

1958年起,粪便管理列入爱国卫生工作内容。市镇公共厕所由清管所专人清扫管理,农村粪缸迁离河边,小型集中,搭棚加盖,定期封存,陈粪施肥,马桶不下河清洗。由于农村施肥的需要,这种初级形式的粪管反复多次,不易巩固。1976年起,推广沼气池贮粪管粪。90年代中叶,结合农村环境整治,露天粪缸逐步被三格式化粪池取代。2000年,镇区基本上普及了三格式化粪池,对粪便进行无害化处理;农村的改厕率达到70%以上。至2011年,建有卫生户厕6890只,无害化公厕15只。

5. 渔业养殖业

镇湖是延伸在太湖水域中的半岛,三面环湖,境内河道纵横交错,水产资源十分丰富。捕鱼是镇湖农民的一大收入来源,也是传统副业。以往,既有以捕鱼为生的渔民,也有以农业耕作为主、捕鱼为辅的农民。农村经济结构和产业结构调整后,投身水产捕捞业的人员大量增加。2000年,全镇有渔船420艘,动力156匹马力,捕捞人员840多人,捕捞年产量140300千克。渔民用围网、丝网、踏网、筑簖、扎浮、钩、虾笼、罾、鱼枪、撞笼、套网等工具捕鱼。70年代后期起,发展规模性养鱼,开挖31.7公顷鱼池。80年代各村先后利用河湖边低洼地和旱地开挖鱼池,面积达24.7公顷。至2000年,全镇内塘养殖鱼、虾、鳗、蟹等面积为194.2公顷,在太湖中围网养蟹达559.94公顷。

六、卫生事业

1. 机构

镇湖建有卫生院1所、西华诊所1个、村及企事业单位卫生室8个、中西药店2家等医药卫生机构。从年代来看,先后分别有镇湖联合诊所和镇湖卫生院。

(1) 镇湖联合诊所。

镇湖卫生院的前身为镇湖联合诊所,1951—1956年诊所有工作人员4人,均为中医。1955年1月成立的西华联合医疗(公私合营)诊所,设有中医科、内外科、妇科等,有医生5人。

联合诊所是由医务人员自愿组织起来的合作社性质的社会福利事业。联合诊所的任务主要是负责当地的医疗工作,同时承担一部分卫生防疫、妇幼保健和卫生宣传等任务,并由国家给予相应的报酬。当时的联合诊所人员不多,在吴县卫生局的组织下,也抽调一部分医务力量参与血防工作,如对本地人群的血吸虫病查治,本地钉螺的调查工作,还参与吴县统一组织的重流行区的血吸虫病治疗组及其他血防工作。联合诊所的主任根据县卫生行政部门的要求,在当地政府的统一领导下,协调有关力量,参与部署有关血防工作。郁文颜、张仁康等先后担任镇湖联合诊所负责人。王旭旦医师在50年代较长时间兼职从事血防工作,曾进行粪便沉淀孵化法查血吸虫病,能在显微镜下鉴别毛蚴、尾蚴;先后参加光福和黄埭等地区的血吸虫病病人治疗;也曾在其他流行乡镇看到过钉螺。

(2) 镇湖卫生院。

1958年成立镇湖人民公社卫生院,时有医生10人。1983年改名为镇湖乡卫生院。1985年医院占地面积3080平方米,建筑面积1320平方米。1987年占地面积3080平方米,建筑面积1740平方米。是年,全院职工29人,其中卫技人员24人,病床33张,固定资产50万元。1980年、1985年、1987年三年的门(急)诊人次分别为17886、20988、27165人次;健康检查人次分别为23、503、2030人次;观察病人数(次)分别为575、1513、1397人次。1996年更名为镇湖镇卫生院。卫生院的职责和任务主要有:

① 协助当地行政机关制订卫生工作计划,指导实施,总结经验,做好各项医疗卫生统计报告。

② 根据国家卫生法令法规,行使管辖范围内的医政、药政管理职权。

③ 搞好日常的门诊、住院和伤病康复工作,做好妇女儿童保健和计划生育技术指导。

④ 开展卫生宣传教育,推动群众性爱国卫生运动,指导群众改善居住条件、环境卫生和饮用水卫生。

⑤ 推行法定传染病的计划免疫,做好疫情报告和传染病、地方病的防治。

⑥ 指导和监督农业和企业做好劳动卫生和职业病防治,协助和监督有关单位做好食品卫生和学校卫生。

⑦ 学习和应用中医、西医和中西医结合的新知识、新技术和新方法,总结名老中医中药人员的经验,搜集整理民间单方、验方,继承、提高中药材的加工泡制技术,改革剂型。

⑧ 对下级医疗卫生单位进行业务技术指导,有计划地培训乡村医生。

2000年,卫生院有职工45人,其中卫技人员36人,中级职称6人,初级职称30人。每年门诊量3.6万人次,病床数40张,固定资产130万元,其中医疗设备价值80万元。卫生院承担全镇人口的医疗预防工作。

2011年,卫生院工作人员54人,其中卫技人员44人,高级职称1人,中级职称16人,初级职称22人,乡村医生5人,其他技术人员1人。经过省卫生行政部门统一考试,取得执业医师资格的有13人,取得执业医师助理资格的7人,取得执业护士资格的12人。现有床位27张,近三年年平均门诊量10万人次。固定资产625万元,其中医疗设备价值352万元。

卫生院历任院长及其任职起止时间如下:

郁文彦,男,1955年1月至1960年1月。

张仁康,男,1960年2月至1967年7月。

姚才法,男,1969年8月至1979年5月。

顾元根,男,1979年6月任副院长。

苏火生,男,1979年6月至1985年10月。

潘步清,男,1985年11月至1988年10月。

顾元根,男,1988年11月至1990年3月。

王坤根,男,1990年4月至2002年2月。

郑清,女,1998年5月至2003年3月,任副院长。

朱卫明,男,2002年4月至2011年10月。

周黎东,男,2011年11月任职至今。

周雪元,男,副院长。

陈卫乐,男,副院长。

卫生院在镇湖历届党委和政府的领导下,响应党和政府"一定要消灭血吸虫病"号召,开展血吸虫病防治工作。卫生院内分别设置了内科、外科、妇产科、防保科、放射科、口腔科、药房和护理部等职能科室,履行各自职能,满足人民医疗和防病的需求,为当地人民群众的健康保健做好服务工作。卫生院院长在政府的领导下,当好政府的参谋和助手,行使卫生行政职能和医疗卫生机构的职能。在卫生院内,明确副院长分管血防工作;重点防治阶段,院长亲自分管,或有一名分管院长分工血防预防工作。在日常的医疗预防工作中,组织全体卫技人员投身各项医疗预防工作,当阶段性防治工作需要时,医院则组织所有的工作人员全力以赴投入防治运动,例如血吸虫病防治、疟疾防治、结核病防治、流行性脑膜炎防治、流行性乙脑防治等。

卫生院内设立预防保健科(组),人员3~5人,承担的主要职能有:① 建立规范化预防接种门诊,做好免疫规划工作。② 做好传染病疫情、食物中毒和职业中毒等公共卫生事件的登记、报告和处理工作。③ 开展传染病、血吸虫病、地方病、寄生虫病和慢性非传染病防治工作。④ 开展儿童系统保健和妇幼卫生信息管理工作,做好妇女、儿童常见病防治工作。⑤ 制订健康教育计划,针对重点人群,结合实际开展多种形式的健康教育活动,普及卫生保健知识,促进农村居民健康行为的形成,并指导开展爱国卫生工作。⑥ 做好食品、公共场所、学校、职业等卫生专业指导与管理工作。⑦ 加强信息管理,建立执行相关统计及报告制度的规章制度等。

惠康年从1988年1月到2002年10月任防保科(组)长。陈进根从2002年11月起任防保科(组)长至今。

2003年春季,卫生院领导为配合查清钉螺的全局要求,克服人手紧张的困难,组织15名医务人员,即相当于卫生院一半卫技力量,参与马山村现场查螺。2005年春季,再次组织15名医务人员赴上山村查螺,深入防治一线,重温了昔日全民"送瘟神"的场景,培养全体医务人员的血防意识,体会防治工作的艰辛,共同为血防工作出力。

(3) 村卫生室。

1969年,农村实行合作医疗,各大队均建立医疗保健站。各大队推选"赤脚医生"人选1~2人,送到卫生院培养。1986年,全镇13个村卫生室,通过复审验收达标,成为合格卫生室。上级卫生行政部门颁发"合格卫生室"证书。1990年10月,"赤脚医生"经省卫生厅统一考试,合格者由省卫生厅颁发"乡村保健医生"证书,未及格者继续培训,待结业后由县市卫生局发给"乡村保健员"证书。2000年,全镇村与事业单位共有8个卫生室,医生12人。其中,村卫生室6个,医生10人;学校卫生室2个,兼职校医2人。2011年,全镇设立社区卫生服务站4个,乡村医生8名。社区卫生服务站的名称和乡村医生的姓名如下:

寺杵社区卫生服务站:陈华根、马小玲。

三湖社区卫生服务站:郑建国、郁伟珍。

石帆社区卫生服务站:张福根、范益民。

秀岸社区卫生服务站:丁瑞兴、李坤兴。

2. 医疗制度

(1) 合作医疗。

1969年开始实行合作医疗制度。生产队社员每人每年缴纳1.5元到2元,经费由大队保管,专款专用。合作医疗的享受范围和标准由公社统一制定。在大队看病只交诊疗费,免交医疗费。外出就医,一般报销医疗费的50%~60%。1975年医疗费用实施政府、大队补贴2元,农民个人自交2元。在大队卫生室看病,报销药费的50%;外出就医,报销药费的40%。1985年至2000年,村民就医,医药费自理。

(2) 农村大病风险医疗。

1994年5月,大病风险医疗制度在镇湖推行。大病风险医疗基金由市级基金和镇级基金组成。市级基金以农村人均0.5元的标准,由市财政拨款给大病风险医疗管理委员会,乡镇及农村以人均1元的标准筹集交市。镇湖镇基金按不低于15元的标准筹集,基金筹集原则上由参加个人负担,也可集体给予一定的补助。医疗费补偿标准为:住院医疗费在1500元以内的,由各村、企业按合作医疗或统筹医疗章程解决;1500~6000元之间,由镇大病风险医疗办申请,然后由镇向市大病医疗基金会统一申请结报。补偿比例为:6001~10000元按60%,10001~20000元按65%,20000元以上按70%。市补偿金额不超过13000元,镇级基金补偿不超过10000元。全年多次住院的医药费可累计计算。

(3) 基本医疗保险。

高新区、虎丘区基本医疗保险筹资和待遇标准于2012年4月实施新标准。

① 调整筹资标准。将区医保的筹资标准由每人500元调整为每人600元,由个人、村集体、镇(街道、开发区)财政和区财政分别承担。

● 征地保养人员(含享受征地社会救济金人员),个人不缴费,区、镇(街道、开发区)财政分别承担300元。

● 农村在籍居民、农村小城镇居民及除享受征地保养金人员(含享受征地社会救济金人员)外的其他被征地农民,个人承担130元,村集体承担20元,区及镇(街道、开发区)财政分别承担225元。其中已撤村建社区的原行政村参保人员,村集体承担的部分费用由镇(街道、开发区)财政承担。

- 区划调整前本区范围内各镇(街道、开发区)城镇户口的原籍居民和买农转非户口人员,个人承担150元,镇(街道、开发区)财政承担450元;区划调整后从区外迁入的人员,个人承担600元。

- 持有苏州市城市(镇)居民最低生活保障救济(补助)金领取证、苏州市区低保边缘困难人群生活救助领取证、苏州市特困职工救助证的参保对象以及持有中华人民共和国残疾人证、已完全丧失或大部分丧失劳动能力的重症残疾人员,个人不缴费,所需费用由区、镇(街道、开发区)财政分别承担300元。

- 持有民政部门发放的农村五保供养证书、苏州高新区农村居民最低生活保障救济(补助)金领取证、苏州高新区农村低保边缘困难人群生活救助金领取证的人员,个人不缴费,所需费用由区、镇(街道、开发区)财政分别承担300元。

枫桥及狮山街道的上述各项筹资费用,由区财政按苏高新管纪〔2004〕19号文件规定的标准实行补贴,其余部分由街道自行承担。

② 调整个人账户记账金额标准。

将参保人员的个人账户金额由每人每年200元调整为每人每年300元。

③ 调整门诊待遇。

- 将门诊待遇由全额支付调整为按50%结付。
- 个人账户金额可年度结转。
- 个人账户往年结转金额可冲抵门诊个人自负金额。

④ 调整门诊医疗补助待遇。

- 将门诊补助自负段金额由400元调整为600元。
- 调整门诊补助结付比例,将区内定点医疗机构门诊补助费用的结付比例由80%调整为85%。

第二章 血吸虫病流行情况

一、历史记载

吴县位于长江三角洲水网地带，气候温和湿润，适宜钉螺孳生和血吸虫病流行。晋代葛洪所著《肘后备急方》及隋代大业年间巢元方著《诸病源候论》中就有与现代血吸虫病感染相似症状的记述。清初名医张石顽《医通》膨胀篇中论及蛊胀之症状也与晚期血吸虫病症状基本相同。

1911年苏州博习医院院长、美籍医生斯乃尔（Snell），在治疗他家佣人父亲的赤痢时，首次发现血吸虫卵。1913年在该院424名外科病人的粪便中查到血吸虫卵者4人。1922年，美国学者福斯特（E. C. Faust）和梅伦奈（H. E. Meleney）在吴县陆墓乡徐庄村实地调查时，在河道边和水草上发现血吸虫的中间宿主——钉螺。解剖240只钉螺，发现感染性钉螺7只，感染率为2.92%，并对钉螺进行感染血吸虫实验成功。第一次在中国钉螺体内完成了《日本血吸虫生活史》中从毛蚴发育至尾蚴的实验过程（论文于1924年发表）。1930年中央卫生署寄生虫病学者陈方之、李京赋实地调查后，所著《中国血蛭病之研究（第一报）》一书，指出江苏的吴县等19个县市均有钉螺。1946年10月，江苏省苏南地方病防治所在《苏南血吸虫病初步调查报告》中记载：吴县的吴西、东山、淞南、浒墅关4个区的24个乡镇及苏州城区20个单位发现了血吸虫病病人及钉螺。1947年10月，中央卫生署卫生实验院专家毛守白、朱征鉴等来苏州调查血吸虫病，在城乡采集钉螺26807只。

血吸虫病病情的发现、钉螺的现场发现、专家的调查研究和实验发现，都证明了吴县流行血吸虫病，流行程度较为严重。

镇湖作为流行县境内的一个乡镇，之前关于血吸虫病的流行及其防治缺乏记载；其经济社会的发展，配合和服从当时吴县有关政治、文化、经济的运作，其人员交往、交流势必与之有关，周围都是血吸虫病流行区，当地人民群众的生产、生活与血吸虫病的流行有着直接、间接的关系。

二、流行范围

1985年7月，时任我国卫生部部长的钱信忠等主编的《中华人民共和国血吸虫病地图集》关于血吸虫病流行区的说明中指出：凡有日本血吸虫病中间宿主钉螺和传染源同时存在，不管流行范围大小和流行程度轻重，均为流行区。即使有螺无病的县、市，属于潜在流行区，也作为流行区统计。

1956年镇湖查出血吸虫病病人,1970年查到了钉螺,镇湖属于血吸虫病流行区。

20世纪90年代末期以来,镇湖13个行政村全面开展调查钉螺后,发现10个行政村有螺,流行范围进一步明确。10个有螺村分别为石帆村、马山村、西村村、上山村、市桥村、新桥村、邢旺村、杵山村、马桥村、市岸村。21世纪初,行政村调整合并成10个行政村,其中有螺村8个,即有螺村占行政村的比例为八成。有螺村分别为石帆村、马山村、西村村、上山村、市桥村、新桥村、山旺村、秀岸村。为便于记述各村的血防工作情况,统一以现有的行政村为单位统计和记录防治工作情况。各村逐年查出钉螺面积和累计有螺面积见表2-1。

表2-1 镇湖各村逐年查出有螺面积及累计有螺面积统计表 （单位:平方米）

村名 年份	石帆	马山	秀岸	西村	上山	市桥	新桥	山旺	合计
1970			150						150
1997	23456	4530							27986
1998									
1999		300		75200					75500
2000		500							500
2001	24000	34200			18400			6000	82600
2002	25900	22100			18400			6000	72400
2003	81220	285923		52176	55215			15000	489534
2004	80760	89930		27292	31800	9800		15000	254582
2005	38358	54934	700	50	26500		200	5000	125742
2006	26300	12086	920		27800				67106
2007	26000		9315		5000				40315
2008	70				5000				5070
2009	560								560
2010									
2011				40					40
累计有螺面积	120596	331733	10985	127426	55715	9800	200	15000	671455

三、钉螺分布

1. 三类环境

镇湖境内有三类与钉螺有关的环境,即太湖滩,水网型的河、沟、渠和田地,以及山丘,程度不等地存在钉螺。

镇湖系半岛,三面环水,沿太湖湖岸线周长20.86千米。太湖水位常年保持在高程

3~3.5米,水位变化不大。周围的太湖水体水质良好,为多个自来水水厂取水口的所在地。多种水生植物生长茂盛,适宜于钉螺孳生。先后查到钉螺的湖岸线约有12.40千米,占湖岸线周长的59.44%。太湖有螺湖滩的面积为365820平方米。

镇湖的内陆环境为典型的水网地区,河网密布,水流缓慢,沿河杂草丛生。境内土地肥沃,适宜种植与水有关的各类农作物,长期以来种植以水稻为主的粮食作物。随太湖水系通湖港闸及其河道,全镇有18个通湖港口,8条主干河道,建有10个通太湖水闸,其中有6个通太湖水闸及河道查出钉螺。

表2-2 镇湖1970年以来新查出钉螺的环境分类及累计有螺面积统计表

(单位:平方米)

年份	太湖滩	河道	旱地	池沟渠	水稻田	竹园	山丘	合计	累计
1970				150				150	150
1997	12000	2000			13986			27986	28136
1999	75000	500						75500	103636
2000	500							500	104136
2001	82600							82600	186736
2002		200						200	186936
2003	195720	9937	7177	2612	151488	20000	20000	406934	593870
2004		20580	13590	70	9730			43970	637840
2005		1200	664	320	9010		5000	16194	654034
2006			1026	120	1960		5000	8106	662140
2007			7740	1575				9315	671455
2008									
2009									
2010									
2011									
合计	365820	34417	30197	4847	186174	20000	30000	671455	

注:为节省篇幅,1971—1996年未查到钉螺的年份不标在表内。

有钉螺的通太湖河港,引用太湖水为农业、水产、生活使用,钉螺沿着水系,从河道到沟渠,从沟渠到田地,从田地到排水沟、到家前屋后、到远处的河沟,从而形成了通过水系扩散的钉螺分布状态。

内陆环境共有钉螺面积305635平方米。其中,河道有螺面积34417平方米,旱地30197平方米,池、沟、渠4847平方米,水稻田186174平方米,竹园20000平方米。山区丘陵有螺面积30000平方米。

镇湖虽然河道众多,由于是半岛地形,仅有上市河、石帆港、大新桥河、长三港4条河道与邻近乡镇相通,4条河的境内部分,经多年监测,均未发现钉螺;流入邻近乡镇的河段也未查出钉螺。

2. 高程分布

镇湖的钉螺分布从高程3米到20米,即太湖滩的钉螺基本分布在高程3~4米的湖滩地区,内陆环境的钉螺基本分布在高程3~5米的环境,丘陵地区的钉螺基本分布在高程10~20米的山区。镇湖是21世纪苏州境内钉螺同期分布高程有一定落差的唯一乡镇。

3. 螺口密度

镇湖先后查出83处有螺条块(次),剔除记录不完整的16处有螺环境,对有螺环境的最高密度(单位:只/0.11 米^2,下同)和平均密度(单位:只/0.11 米^2,下同)统计中位数,以观察钉螺密度情况。

全镇有螺环境最高密度的中位数为16,其上限为208,下限为2;全镇有螺环境的平均密度的中位数为3.74,其上限为47.75,下限为0.23。曾在个别抽样点发现最高活钉螺密度达502。

全镇各类环境钉螺密度中位数分别为:

河道:有螺环境最高密度的中位数为19,其上限为126,下限为4;有螺环境的平均密度的中位数为3.57,其上限为13.31,下限为0.73。

田地:有螺环境最高密度的中位数为16,其上限为89,下限为3;有螺环境的平均密度的中位数为4.50,其上限为58,下限为0.23。

山丘:有螺环境最高密度的中位数为12.50,其上限为13,下限为12;有螺环境的平均密度的中位数为3.73,其上限为3.80,下限为3.66。

沟渠:有螺环境最高密度的中位数为16.50,其上限为208,下限为2;有螺环境的平均密度的中位数为4.16,其上限为30,下限为0.30。

湖滩:有螺环境最高密度的中位数为16.50,其上限为47,下限为5;有螺环境平均密度的中位数为3.59,其上限为6.33,下限为1.20。

选择三个有螺面积和有螺环境较多的村统计其中位数。

马山:有螺环境最高密度的中位数为16,其上限为208,下限为6;有螺环境的平均密度的中位数为3.80,其上限为47.75,下限为0.73。

西村:有螺环境最高密度的中位数为18.50,其上限为126,下限为6;有螺环境的平均密度的中位数为4.03,其上限为11.53,下限为2.10。

石帆:有螺环境最高密度的中位数为12.50,其上限为106,下限为4;有螺环境的平均密度的中位数为3.34,其上限为13.31,下限为0.5。

4. 感染性调查

感染性钉螺调查基本采用压碎法,少量采用逸蚴法。1997—2011年,其中1998年、2010年未发现钉螺,2000年未解剖钉螺,三年无解剖数据。其余年份共解剖钉螺24450只,均为阴性钉螺。

各年解剖(压碎法)钉螺数据详见表2-3。

表2-3 1997—2011年镇湖解剖钉螺数统计表

年 份	解剖钉螺数	阳性钉螺数	年 份	解剖钉螺数	阳性钉螺数
1997	376	-	2005	748	-
1998	-	-	2006	2081	-
1999	430	-	2007	642	-
2000	0	-	2008	123	-
2001	515	-	2009	29	-
2002	512	-	2010	-	-
2003	11765	-	2011	5	-
2004	7224	-	合 计	24450	-

5．马山村的钉螺分布

马山村位于镇北3.5千米,西北紧靠太湖。东与市岸村为邻,南与石帆村相接。总面积1.8平方千米,总耕地787254平方米,其中水稻田687931平方米,旱地99323平方米。1996年及之前,有过查螺的记录,未有查获钉螺的记载。1997年4月,邻村石帆发现了钉螺,镇组织力量扩大范围进一步查清钉螺,在查到钉螺的延伸处,发现马山村也有钉螺分布。继而再组织力量查螺,逐步发现钉螺,从1997年开始至2011年,共完成查螺面积797341平方米,共投入查螺工日3987工;平均每年查螺5.32万平方米,平均每年投入查螺工日265.8工。其中的2003、2004年是查螺工作投入的高峰期;在湖滩灭螺工程完成后,查螺的投入维持常态数量。1997年查出有螺面积4530平方米。1998年未查出钉螺。1999—2006年查出的有螺面积依次为300、500、34200、22100、285923、89930、54934、12086平方米,先后查出有螺面积504503平方米。查出的有螺面积环境类型分别为:河道23230平方米,新发现22680平方米;太湖滩289100平方米,新发现176500平方米;旱地12471平方米,新发现9471平方米;池、沟、渠560平方米,新发现440平方米;水稻田109142平方米,新发现92642平方米;山丘70000平方米,新发现30000平方米;剔除重复发现面积数,累计有螺面积331733平方米。

马山村的有螺面积占镇湖有螺面积的49.41%;马山村太湖滩有螺面积占镇湖太湖滩有螺面积的48.24%;镇湖山丘有螺面积30000平方米,全部在马山村。马山村的有螺环境类型集中了镇湖三种类型,即湖滩型(其太湖滩全部为有螺湖滩),内陆水网型的河沟渠、田和旱地,山丘型的丘陵。其水稻田、旱地的有螺面积分别占水稻田、旱地面积总数的13.47%和12.56%。

四、人群感染

1．20世纪50年代
1956年镇湖粪检515人,查出血吸虫病阳性病人9人,阳性率1.75%。

2．20世纪60年代
镇湖完成粪检2万余人次,估计血吸虫病病人数25人。

3. 20世纪70年代

1971—1972年血吸虫病查病分别用皮试筛查和粪检8216人次,查出16个血吸虫病病人。其中3个是外地人,2个是从外地返回人员。所有病人均予以治疗。1973年起未查获病人,1975年查病1080人,7448人次;1976年查病15252人,45156人次,均未查获病人。

4. 20世纪80年代

治疗环卵试验阳性病人16例。

5. 20年纪90年代

1996年查病620人,查出血清学阳性5人。1997年对西村、马山、石帆3村2394名村民开展查病,扩大化疗53人。1998年检查301人,无阳性。1999年查病14101人,扩大化疗159人。2000年查病566人,扩大化疗9人。

6. 21世纪

2001年查病4000人,2002年查病848人,均无阳性。2003年查病1800人,查出血清学阳性病人2人。2004年查病1662人,查出血清学阳性病人2人。2005—2011年每年查病均超过1000人,未查出病人,逐年的查病数分别为1300人、1512人、1608人、1326人、1024人、1505人、1442人,共9717人。

综上所述,镇湖地区查出的病原学阳性的病人和血清学阳性的病人,有据可查的病原学阳性仅在70年代上山村查出2例病人,其余均是单个的、散在的;从钉螺发现的年份和各村分布,从捕获的钉螺解剖均是阴性的结果分析,病人的感染来源以邻近乡镇或外地感染为主。本地感染血吸虫病的依据难以找到。

五、危害

镇湖至今未能找到阳性钉螺和本地感染的病人的证据,曾作为血吸虫病轻流行区或非流行地区,服从吴县的血防管理,也曾积极参与吴县的血防工作。但从20世纪50年代以来,镇湖人民群众因为生活、生产、学习、经商、交通等因素外出,当时的吴县境内到处是流行甚重的乡镇,接触疫水是避免不了的。此为最现实的危害。事实也证明,镇湖的外出人员感染血吸虫病的也有相当数量。

镇湖多年的血防查病,先后查出数十人(次)感染血吸虫病,当年按患病人数推算估计,病人数约为100人。原来镇湖是作为轻、非流行单位对待,血防工作力度与一些重流行单位有差异。至今尚缺乏有力的证据提示这些病人的确切感染地点,病人极大可能系从外地感染所致。

血吸虫病危害人群主要表现在三个方面:其一,他们确诊感染的机会往往是滞后的,等到发现,他们罹患血吸虫病已有一个阶段,较长的病程对患者的危害也是现实的。其二,轻、非流行区查病的频率和覆盖率较低,资料显示在个别年份镇湖开展了普查,其他年份的查病往往是选择重点村,一般村的村民受检的机会就大大减少。其中可能有一定数量的患者遗漏,对其健康的影响甚大。其三,部分患者服用了枫杨叶汤治疗。研究证实,枫杨叶对血吸虫无杀灭效果。类似病人在流行区被重新查出的机会就多,在镇湖也缺乏资料证实无效治疗者被再次查出阳性。

第三章　防治历程

一、调查摸底

20世纪50年代，吴县血防站根据上级的要求，组织专业人员，在各乡镇开展血吸虫病流行病学调查。由于防治工作刚刚起步，防治机构处于组建队伍、培训人员、熟悉情况、调查试点、摸清基本情况、摸索防治对策的阶段。人员数量与防治工作的要求悬殊甚大。血吸虫病的查治基本为设点查治，通过广泛宣传，群众感觉自己有病，找到血防机构进行查治。其时，人民群众的生活水平较低，很多人承受不起医疗费用，除了有明显症状体征者主动求医外，症状体征不明显者往往不主动求医。在人民公社化之前，乡镇一级的联合诊所仅有不足10名工作人员，一时难以承担血吸虫病防治等预防工作。因此，实际的钉螺调查工作均由血防专业人员逐条河、逐块田调查，调查的范围较为有限，调查花费的时间也较长，其季节、气候的合理性也较难与查螺所需的时间段、气候、气温相适应。

1956年镇湖乡总人口12350人，粪检515人，查出阳性病人9人，阳性率1.75%；推算患病率0.72%，推算患病人数88人。对河、沟、浜曾进行了钉螺分布的粗查，乡内所查环境未发现钉螺。

以1957年为例，《吴县今冬血防工作初步意见》于11月22日布置如下。

查螺工作：

（1）组织人员：全县组织79个查螺队，每队3人，由各乡产生，需在26日前找到。对象为知青、青年医工，政治条件要好，身体健康，能做艰苦工作，有责任心。其中一人能画简单地图和统计调查面积。人员必须与联诊（即联合诊所）主任一起学习，其他人员由联诊主任和学习过的人员回去传授。各人每月补贴20～22元，由县发给。思想领导由各乡负责，分配人数为镇湖两队共6人。

（2）查螺方法：采取机械抽样，即相隔一定的距离，河道每隔10公尺一框，调查1平方公尺的地面；沟渠每隔5公尺检查一框，田、地每隔10米抽查一框，池塘每隔5米抽查一框，芦、草滩地及洼地每隔10米检查一框，采用纵横机械抽样法，检查一定的面积。

时间从现在（指1957年11月）起到12月底完成。

治疗病人：

表 3-1　1957 年各乡镇血吸虫病治疗任务表

联诊名	乡名	治疗任务意见	备注	联诊名	乡名	治疗任务意见	备注
湘城联诊	洞泾 湘城 太平 渭塘	100 人 50 人 30 人		唯亭联诊 亭南联诊	跨塘 唯亭	70 人 140 人	
				黄埭联诊	黄埭 蠡口	35 人 80 人	
斜塘联诊	斜塘 车坊 郭巷	130 人 20 人		望亭联诊	望亭 保安 东桥 浒关	100 人 20 人	
北桥联诊	北桥	90 人					
陆墓联诊	陆墓 黄桥	60 人 30 人		金市联诊	镇湖 通安 东渚 光福	190 人 20 人	
甪直	淞南 胜浦 甪直	100 人 50 人 30 人		通安联诊			
合计		790 人		合计		655 人	

1957 年，根据全县病情、螺情，按轻、重感染和地理形势情况，吴县划成 6 片(块)。镇湖属于一般级数，编组划块为 2，地区为运河支流、通安、金墅河以西湖山地区，与光福、东渚划在同一级组。

1959 年，吴县全县血吸虫病流行情况的分类如下：

血吸虫病感染率 29%～50%，钉螺面积广、密度高的有浦庄等 13 个公社；

血吸虫病感染率 10%～28%，钉螺密度一般的有淞南等 18 个公社；

血吸虫病感染率在 10% 以下，钉螺少或者有病人但阳性率低的有光福、镇湖等 6 个公社。

20 世纪 60 年代。1960 年，镇湖上半年完成粪检 14703 人，未查出阳性病人。下半年吴县分配镇湖血防查病任务 11932 人，估计病人 25 人。1959 年下半年到 1962 年国民经济发生严重困难，大量农村人口发生消瘦病、青紫病、浮肿病和妇女子宫脱垂等疾病，血防工作转入低谷。由于镇湖病人很少，未查出钉螺，1963 年度吴县未布置镇湖血防任务。1966 年以后，"文化大革命"开始，血防机构瘫痪，无法开展正常的防治工作。

20 世纪 70 年代。1970 年在毛泽东主席、周恩来总理的关怀下，在中共中央〔1970〕2 号《中共中央转发关于南方十三省、市、区血吸虫病防治工作会议的情况报告的通知》，中共中央〔1970〕49 号《中共中央转发中共中央血防领导小组关于南方十三省、市、自治区血吸虫病防治工作的进展情况报告的通知》文件精神指引下，血吸虫病流行区掀起了"送瘟神"的高潮。

镇湖大力宣传毛主席"送瘟神"光辉思想，利用各种会议、黑板报、毛主席语录和上级领导对血防工作的批示，学校里教唱"送瘟神"歌曲，做到"送瘟神"工作家喻户晓，人人明白。公社和大队成立了血防领导小组，建立了血防专业队伍，大力开展血防工作。

1970 年 4 月，市岸大队组织队干部、贫下中农、卫生员、红卫兵(系指学生)400 多人开展查螺。在 5 队的水沟里查到了钉螺，用五氯酚钠灭螺三次。下半年，市岸大队又组织了200多人进行4次复查,未发现钉螺。

1970年秋季,镇湖发动全公社干部、贫下中农、红卫兵小将8000余人,对所有河浜、沟渠、田地、山区,开展钉螺普查,共查面积1255631平方米,未发现新的钉螺。年内运用皮试法和粪检法检查1200人,查出4个病人,给予抗病原治疗。在全公社范围内普遍开展粪坑集中、搭棚加盖、陈粪施肥、马桶不下河等工作。

1971年春季,公社组织力量对所有河沟渠、田地、山区进行全面查螺;对市岸5队原有钉螺处进行重点复查,均未查到钉螺。还结合夏季爱国卫生运动,大搞血防、卫生工作。对与东渚交界的市岸、西村两个大队粪检3838人次,查出血吸虫病病人1个,系外地嫁入的。同时加强了粪管、水管工作。

二、基本消灭考核

1958年11月13日,全国第五次血吸虫病防治工作会议通过了《基本消灭血吸虫病暂行标准》。该标准要求:① 在一切可能消灭钉螺的地方,钉螺每平方市尺不超过0.05只,在1平方市尺内不能有2只钉螺。② 粪便全部管理好。③ 病人、病畜普遍治疗一遍。

1972年,吴县县委血防领导小组对照全国关于消灭血吸虫病的三条标准,多次召开血防工作会议,进行具体部署,在全社范围内掀起了大搞血防工作的新高潮。5—6月,对全公社血吸虫病怀疑对象进行粪便化验,查到4个病人。在"6.26"(指毛泽东主席关于"把医疗卫生工作的重点放到农村去"的指示,简称"6.26"指示)前用锑273、血防846治疗。发动红卫兵小将对重点地区进行查螺。结合爱国卫生运动开展重点大队粪管、水管工作。对外来人员、边缘地区人员开展血防宣传教育;对经常外出的渔民、运输人员进行粪检。对外地运来的水花生、水浮莲进行检查。力争做好当年血防工作,实现基本消灭血吸虫病目标。

吴县血防部门统一组织队伍,选派6名专业人员,与镇湖公社有关人员进行了病情、螺情考核,并于7月份对市岸村检查了粪水管理情况和宣传教育、思想发动情况,进行现场验收。对照基本消灭血吸虫病的三条标准,县考核验收组验收意见为:该大队对血防工作的宣传教育工作做得较好,能抓住重点,并做出今后计划。根据省的三条标准,粪便管理上要加工、补课,符合基本送走瘟神标准。

三、"两情"清理

20世纪80年代,吴县血防部门根据全国血防工作会议的精神,针对湖区血防工作回潮的特点,血防工作采取分类指导的工作方式,并由点到面地开展螺情、病情、图账资料和疫源等方面的清理工作。县每年召集全部流行乡镇参加血防工作会议。各乡镇按照自身的特点开展工作。镇湖根据吴县的指示,每年选择重点单位和重点地段,进行螺情监测。有据可查的有,从1985年到1990年,每年有一定的抽查环境、条块和面积,反映出其时的工作量。一般年份的查螺面积为15553～30507平方米不等。中间也穿插了吴县组织的对镇湖的螺情考核,但均未查到钉螺。同期,也组织了病情调查,仅有一次查出环卵试验阳性病人的数据,其他查病和查出病人的记录不详。

1985年12月中共中央血防领导小组办公室组织修订了《消灭血吸虫病标准》。标准为:① 连续三年没有发现新感染的病人、病畜。② 居民粪检阳性率不超过2‰;病畜全部治愈或处理。③ 一年以上查不到钉螺。由于在"文革"期间血防资料散失,所以历史情况不明,这给血防工作向前发展带来了影响。因此,苏州市提出了在基本消灭以后,向消灭血吸虫病目标迈进的过程中,要经历清理、考核、监测三个步骤。镇湖按照上级的要求,开展了病情、螺情和图账资料的清理。

1987年,吴县组织血防专业队伍对镇湖进行了病情、螺情和图账资料的清理工作考核。其中的螺情考核,查螺30507平方米,未查获钉螺,与图账资料基本符合,达到血防清理考核验收的要求。

四、再次调查

20世纪90年代,在省、市血防"八五"规划、"九五"规划的指导和迎接上级消灭血吸虫病达标考核的要求下,苏州市和吴县加强了一系列血防措施。在查清螺情方面,广泛发动群众参与查螺,如组织中小学生开展血防"四个一"活动(即上一堂血防知识课、看一次血防录像、查一次钉螺、写一篇血防作文);为了鼓励查出和报出钉螺,凡是查出并经证实确属钉螺,对查出者给予奖励,较好地发动了群众和激发了群众的积极性,对查清螺情起到了推动和促进作用。在查清病源方面,重点做好了本地人群的病情监测和外来人口的侦查,努力将病情指标控制在消灭标准范围内。

镇湖在贯彻上级的要求方面,一是把有关血防知识传授给学生,在春季广泛发动老师和学生到一些适宜学生查螺的环境参与查螺,每年组织,持之以恒;二是在农村张贴识螺报螺宣传材料,发动干部群众参与识螺报螺活动;三是组织查螺专业队,对重点地段和重点环境开展螺情监测。

经过认真细致的工作,1997年,石帆村小学的师生在石帆村农田发现了钉螺,继而在附近的区域,延伸到周围的河道、沟渠,直到太湖湖滩。为了查清钉螺的分布,镇湖组织了查螺专业队,对人员进行了培训,开展了逐村普查,逐步查清了钉螺的所在。镇湖的干部、群众在掌握了钉螺的基本知识后,结合日常的生产、生活,一旦发现了钉螺,能在第一时间上报到血防卫生部门,延伸和扩大了查螺人员的视力所及范围,报出了相当数量的隐藏钉螺,起到了血吸虫病群防群治的作用。

21世纪,在经济社会发展的推动下,行政区划相应有了调整,改善和优化发展环境,逐步成为人们的共识。镇湖的领导、专业人员和干部群众思想认识较为统一,一致认定必须查清区域内的钉螺分布;只有查清了分布,才能分门别类地制订相应的方案,从而一步一个脚印地将钉螺控制,逐步歼灭,真正杜绝血吸虫病在镇湖的传播。

在21世纪初期,钉螺的分布范围和有螺面积逐步扩大,2003年达到一个高峰,继而不断发现新的钉螺分布。与此同时,上上下下一起动脑筋、想办法,在现有科技能力的基础上,发挥集体智慧,结合有螺环境的实际创造一些行之有效的灭螺办法。不断查出,不断消灭。最有效的方法是药物灭螺,结合环境改造。2006年起,环太湖大道的建设,在原有太湖大堤的基础上加高、加宽、油化路面,沿湖进行景观建设,大量地堆土,填埋有螺环境,给太湖沿线的灭螺工作带来了良机。逐步做到每年灭螺,逐步巩固,减少复现,直至很少复现、不再复现。

五、螺情发现

1．首次发现

贯彻中央文件精神，首次查出钉螺隐患。镇湖在50—60年代先后开展过一定范围的血防基础调查，由于种种原因，仅查到少量血吸虫病病人，未真正查到钉螺。因此，从县到乡镇对血吸虫病流行的认识定格于无螺乡镇的概念，对血防的认知相应决定了工作的力度。1970年全国公布的重疫区血吸虫病对人民群众的危害，警醒了南方十三省、市、自治区的干部和群众，中央也决心积极控制血吸虫病的危害，提出了明确的要求。

镇湖根据上级的指示，切实贯彻中共中央〔1970〕2号文件精神，充分地发动干部、群众和学生（曾称红卫兵小将），在一切适宜钉螺孳生的环境，开展轰轰烈烈的群众性查螺运动，参与查螺的人数和完成的查螺面积，是历史上最多的一次。当年，在市岸大队发现了一处150平方米的有螺地块，此为镇湖有史以来首次发现的钉螺。有关人员根据有螺田沟外侧河道放养了从外地购入的水花生的实际，结合当地从未发现钉螺的现实，分析认为由血吸虫病流行区购入水花生引进钉螺的可能性极大。

2．再次发现

推行血防"四个一"活动，再次发现重大钉螺隐患。苏州市辖兄弟县市在中小学生中普遍开展血防"四个一"活动的经验，经总结和推广，引起了流行地区干部、教师的共鸣。这一活动体现了血防要从娃娃抓起，它既是健康教育的载体，又是学生动手参与社会实践、避免感染的好形式。1997年再次查出的钉螺面积涉及稻田、河道和太湖滩，面积近3万平方米，密度也较高，镇湖是当时有螺面积最多的乡镇，震惊了有关领导、有关部门和当地的干部群众。

3．逐步查清

积极查清钉螺隐患，努力消除祸害源头。通过几年的血防实践总结，镇湖明确了一个基本观念，要想真正控制血吸虫病流行，必须查清钉螺；要想消灭钉螺，也必须查清钉螺的分布，从而分门别类地设计灭螺方案，逐个地予以歼灭。2003年镇湖查出有螺面积489534平方米，累计查出的有螺面积已逾50万平方米，大约相当于1976年苏州地区达到基本消灭目标时的有螺面积。数字惊人，但显示了钉螺的客观存在。这在当时的血吸虫病防治方面是个重大事件，在苏州市也是个特例。2004年之后，进一步加大查螺力度，逐步查清了钉螺的分布。

六、全面防治

1．贯彻条例

在吴县市（吴中区）的重视下，吴县市（吴中区）血地防办公室将工作的重心相应地倾斜，有意识地加强镇湖等方面关于《江苏省血吸虫病防治管理条例》的学习、贯彻。原来由于镇湖血防任务较轻，政府对血防认识停留在理论上，切实地承担起血防任务，将血防工作摆上政府的议事日程还是首次。通过学习领会《江苏省血吸虫病防治管理条例》，对做好血防工作有了新的认识。

明确了虽然当前查出的钉螺暂时是阴性的，如果有外来病源输入，很快就会形成流行态势,对人民群众造成新的威胁,因此血吸虫病防治必须实行"预防为主"的方针,依靠群众,落实以查灭钉螺为主的综合性防治措施。

明确了血防工作具有长期性、经常性和反复性的特点,做好血吸虫病防治工作是血吸虫病流行地区各级人民政府的职责。各级政府应当加强对血防工作的领导,制定规划,组织各有关部门和单位认真实施,并列入政府政绩考核内容。

明确了流行地区各级人民政府要运用报纸、广播、电视等多种形式,开展血防宣传教育,使流行地区的单位和个人都了解血防工作的方针、政策和措施。

明确了流行地区的灭螺任务由各级政府负责,按规划统一组织实施。各级政府应当在每年春季、秋季统一组织查螺专业队伍,发动群众查螺灭螺。对查明的有螺地带,应当限期完成灭螺任务。灭螺必须严格按操作规程进行,以确保质量和安全。

明确了乡镇卫生院应当配备血防人员,村卫生室要有乡村医生负责血防工作,在业务上接受上一级血防专业机构的指导。

明确了流行地区的人、畜必须接受检查和治疗。流行地区政府必须加强对流动人口和牲畜的管理。在有螺区兴建、修建农田水利设施等工程,其主管部门必须与当地血防机构研究,采取灭螺措施。

明确了血防经费实行国家、集体、单位和个人合理负担。根据血防经费分组负担的原则,各级财政部门应当将应承担的经费列入年度财政预算。

2. 组建队伍

镇湖的血防专业队伍有镇和村两级。在镇级,卫生院根据政府和上级血防专业机构的要求,在院长领导下开展血防工作,防保科具体负责血防任务的组织落实,指导和检查村级血防工作,重点是查灭钉螺工作的实施。在村级,查灭螺工作涉及当地行政管理、集体的资源和村民的利益,必须依靠村民委员会组织查螺员、灭螺员,才能有效地开展工作。各村民委员会根据工作量的大小,分别组建了人数不等的专业队,在卫生院领导和防保科的指导下有条不紊地开展血防工作。

3. 人员培训

人员培训的主要目标是使查螺员能识别钉螺,其内容涉及钉螺的生态、查螺的组织形式、查螺的范围三个方面。

钉螺的生态告知。钉螺是一种圆锥形螺蛳,长度不超过1厘米,宽度不超过4毫米。有的较细长,有的较粗短。壳的表面有纵肋的称为肋壳钉螺;生长在山区的钉螺纵肋不明显,称为光壳钉螺。钉螺喜欢孳生在土地潮湿、杂草丛生的河、沟、渠、塘、田、滩等自然环境中,分布范围广泛,繁殖力很强。钉螺的活动、交配、产卵及孵化都需在潮湿的环境中进行,长期缺水、干燥的环境中,钉螺无法生存。在炎热的夏季和寒冷的冬季,钉螺在草丛中、树根下"夏蛰"或"冬眠",不食不动,所以查螺工作通常在春秋季节进行,即每年3—5月和9—10月,此时气候温暖,湿度适宜,钉螺的活动力强,常出现在泥土表面,特别是3—5月份,土表杂草不多,钉螺容易被发现。

查螺的组织形式要求。查螺是一项艰苦而又细致的工作,因此,必须认真、负责才能查清钉螺的分布。要求按村为单位逐块逐条有计划地进行查螺,认真查全查细,并做好记录,这样才能做到查而不漏。对应查环境要求全面查。在查螺范围内全面、系统地调查,对河、沟、渠、潭、田滩、家前屋后均应全面调查,在两个相邻地区的交界处则应相互延伸查螺范围或组织联防查螺,以防漏查。对重点环境要求反复查。通过1~2次调查未查到钉螺的地方,并不等于没有钉螺,还应该反复多次进行调查。对于一些历史有螺地区和可疑复杂环境更要重点细查。

查螺范围要明确。各种类型地区的钉螺分布情况不同,为了发现钉螺,必须根据不同地区钉螺分布特点确定查螺范围。① 水网地区:钉螺主要分布在河道两岸常年水位线上下各1米宽的范围内,尤其在水位线上约33厘米宽的范围内较多。河道两岸的沟渠、滩地以及与有螺沟、滩相连的田地、池塘也可找到钉螺。电灌渠道的干、支、毛渠,两旁的排水沟,渠内的闸门、涵洞以及其他灌溉的田地也是水网地区重要钉螺分布所在,不仅密度高,而且有时整个系统都可随水流而扩散。因此,在查螺时,对于这些地方都应系统地进行调查。经过全面灭螺的地区,残余钉螺主要分布在渠道、鱼池、石驳岸和容易漏查、漏灭的复杂环境,对这些环境应特别注意,要列为查螺的重点。② 湖沼地区:钉螺主要分布在冬季枯水位线及夏季洪水位线之间的芦、草滩范围内。在一年中水淹2~4个月的滩地,钉螺密度较高。水淹8个月以上的及洪水淹不到的滩地,一般查不到钉螺。有螺滩地上的沟、塘钉螺密度比较高。③ 山丘地区:钉螺沿山丘水系,主要分布在山溪和灌溉沟渠附近,查螺时要沿着水系向上下游追寻,水系的源头和水系两旁的梯田、草滩、山坡与池塘都应检查;泉水口及渗水山坡常有钉螺分布,不能漏查,同时还要注意山洪曾经淹没过的地方。

4. 应查图账

镇湖原来属血吸虫病非/轻流行区,未按血防工作的要求建立各村查螺的应查环境图账。在发现钉螺的基础上,为了进一步查清钉螺,建立应查环境图账显得十分必要。在逐年查螺的同时,建立起各村应查环境的图账,以便于指导查灭螺工作,计划查螺和合理用工。

5. 调查钉螺

镇湖自1997年发现钉螺,之后逐年在几个村、一些地段先后发现了钉螺。为了全面了解钉螺的分布,以利于制定科学的防治规划,达到真正控制钉螺和血吸虫病流行的目的,从2003年起,镇湖充分发动全镇上下,开展钉螺的普查工作。在各行政村内,对所有适宜钉螺孳生的环境全面普查。在查明钉螺分布的前提下,制订科学的血防工作方案。在苏州市血防工作分类指导方案的指导下,实施富有成效的防治对策。在普查钉螺的要求全面到位后,全镇的有螺情况明晰了,有螺面积增加了,对钉螺环境的掌握有条理了,对灭螺方案的制订有了客观的依据,也为逐步控制钉螺打下了基础。

6. 实施灭螺

发现钉螺后,重温血吸虫病的危害和钉螺在其中的作用,镇湖上上下下意识到要消灭血吸虫病必须消灭钉螺,只有消灭了钉螺才能消除血吸虫病的危害。大体经历了三步:一是就事论事的灭螺,初起由于钉螺面积不是很大,发现一处,设法灭掉一处,主要选择药物灭螺的方法。二是因地制宜、因环境制宜,药物灭螺加环境改造加生石灰粉,打组合拳。三是结合生产、道路建设彻底改变钉螺孳生环境,药物在其中起辅助协同作用。

7. 查病治病

血吸虫病查病大体采取三种方式。一是20世纪50年代防治初期和20世纪70年代初,这两个阶段对血吸虫病流行情况不了解,调查基本采取人群普查的形式,对应检人群充分发动,尽最大努力进行查病。查病数量较大,检出的阳性病人不是很多,经调查分析,阳性者以外地感染为主。二是选择与流行乡镇毗邻的重点村及发现的有螺村开展查病,如对西村、市岸村组织查病。三是针对钉螺的分布区域开展人群查病。如在20世纪90年代及21世纪以来,对有螺村的居民逐个村开展人群查病。由于历年查出的病人不多,除特殊情况外,对病人力争全部给予治疗。

8. 规范资料

随着血防工作的深入,血防统计资料不断改进和完善,逐步形成了一套包括图、账、卡、表等比较完整的资料统计,为正确分析疫情、掌握工作动态、制定防治对策提供了依据。

以2007年为例,镇卫生院建有的血防资料有:

镇湖2007年血防查灭螺工作意见、血防经费预算表。

血防查灭螺资料:应查环境汇总表、应查环境示意图、应查环境村示意图、各村应查环境汇总表、春季查螺情况汇总表、血防查螺计划、查螺人员名单、查螺培训签到表、查螺情况汇报及原始登记表、区级查螺人员名单及原始登记表、螺情调查原始登记表。

2007年有螺环境示意图、2007年有螺环境登记卡。

灭螺清理环境原始登记表、血防灭螺运输使用记录表、灭螺专业人员名单、灭螺专业人员培训签到、灭螺人员协议书、灭螺药物使用记录表、灭螺燃料使用记录表。

血防宣传材料、血防健康教育调查。

血防灭螺工程资料,关于6、10号有螺环境灭螺工程的请示,11号有螺环境2号部分血防工程面积测量报告,11-2号灭螺技术方案,有螺滩灭螺工程现场督导表,11-2号有螺环境灭螺工程验收报告。

血防查病登记表、血防监测点居民查病情况表。

高新区专题会议纪要、高新区疾控中心血防工作现场意见记录表。

苏州市药物灭螺质量评估表。

……

镇湖从1997年起,在上级指导下逐步建立了螺情应查环境一本账和钉螺分布现状示意图,以及逐年的灭螺进展和质量控制资料,逐年的灭螺工程情况资料,逐年的查治病情况资料,逐年的血防月报、半年报和年报等。

第四章　机构队伍

一、领导体系

镇湖在原吴县市、吴中区市（区）委、政府管辖期间，市（区）相继组建血地防领导小组，由中共市（区）委副书记任组长，分管市（区）长任副组长，有关部门负责同志参与领导小组工作。行政区划调整为苏州高新区后，在苏州高新、虎丘区区委、管委会（政府）的统一领导下，协调有关职能部门关系，形成联席会议制度，不定期地研究和解决血防工作的重点问题。在镇湖，镇党委书记亲自关心血防工作，党委会议专题研究部署血防工作。镇长亲自抓，分管副镇长具体抓落实。党委和政府专题召集村支书和村民委员会主任会议，全面布置面上的工作。几个重点村的村支书和村主任明确任务，安排人力，组织好查灭螺工作，并基本做到能识别钉螺。为了强化灭螺质量、推动灭螺工作，1997年镇湖政府机关工作人员拿起工具，在石帆村有螺河道动手修筑样板灭螺带，为各村灭螺工作起示范引导作用。

2001年5月，吴中区区政府正在筹备，考虑到镇湖灭螺工作的需要，区委决定成立灭螺工作领导小组，由区政府筹备组副组长（即副区长）吴文祥任领导小组组长，区卫生局局长张伟民、镇湖镇党委书记杨伟根任领导小组副组长，区财政局局长柯菊明、镇湖镇政府镇长李金兴、区卫生局副局长陆增林、区防疫站站长王金元、区血防办公室主任沈云新、镇湖镇政府副镇长张雪金、马山村支部书记王三根、石帆村支部书记张进根、杵山村支部书记郁建芳、上山村支部书记郁良荣等为领导小组成员，分别承担灭螺工作的各项职能。

从1997年起，历任镇政府（街道办事处）分管领导的职务和分管时间分别为：

张雪金，女，镇政府副镇长、街道办副主任，1995年11月至2003年3月。
时雪龙，男，党工委委员、街道办副主任，2003年3月至2005年1月。
金海兴，男，党工委委员、街道办副主任，2005年2月至2006年8月。
周永前，男，党工委委员、街道办副主任，2006年8月至2008年9月。
赵国琴，女，街道办副主任，2008年9月至2010年8月。
袁清，男，党工委委员、街道办副主任，2010年9月至今。

为了加强血防灭螺工程的质量监督和管理，街道党委于2004年2月成立了太湖滩血防灭螺工程质量监督小组。街道党委纪律检查委员会书记吾惠泉任组长。街道办副主任时雪龙任副组长。成员有文卫助理顾菊清、村建办濮巨兴、财政所王培康、审计所汪明。该小组行使血防灭螺工程的监管职能。

二、防治机构

镇湖在一定的历史阶段,由于行政区划调整的因素,先后由吴县血防站、吴中区防疫站、苏州高新区防疫站以及苏州高新、虎丘区疾病预防控制中心,作为血吸虫病防治的上级管理指导机构,承担具体的血防工作培训、指导、管理职能,为镇湖的血防工作尽职尽责。在镇湖,主要由卫生院作为专业机构,承担血防工作职能,为辖区内群众防病治病,协助政府组织查螺、灭螺,指导和开展血防健康教育,发动群众参与血防工作,数十年一以贯之。

三、专业队伍

1. 查螺专业队

在 20 世纪 90 年代后期,镇湖各个村都有面广量大的查螺任务,因此,组织村级查螺专业队是查清钉螺的基础。每个村根据查螺任务量的大小、开展查螺的阶段,选择 10 个人左右组建查螺专业队,全镇村级查螺专业队成员合计 100 人左右。为了适应查清钉螺的需要,镇湖镇加强了对村、对重点环境的督查和复查,有必要组织镇级查螺专业队。镇湖镇于 1997 年组建镇专业队,每年在村自查的基础上,在合适的时机发挥镇专业队抽查和督促各村查螺质量的作用。随着查螺技术的掌握,农村可选调查螺员人数的减少,镇湖于 2004 年组建镇级查螺专业队,有 50~60 人,分成 6 个查螺组,承担全镇各村的查螺任务。这些人员大都具有多年的查螺经验,土生土长、对环境熟悉,工作认真负责,虽然年龄偏大,但基本能适应查螺任务的要求。新增加的查螺人员经血防专业人员对其进行针对查螺的专业知识培训和专门技能培训,大多能很快进入角色。加上老查螺队员的传帮带、现场钉螺实样的鉴别,对查螺环境出现的疑似钉螺,能较快地予以鉴别了。

查螺人员基本来自农村,按照血防工作原有的政策,村级血防查螺员的报酬基本由村负担,参照村的用工水平由各村自行解决,其中有村干部和乡村医生的,视情况按规定发放补贴;系村民身份的按村一级的标准发放工资。镇查螺专业队的工资,由镇血防经费解决,一般按每人每天 40~60 元的标准发放。

2. 查螺成效

经现场查出钉螺、课堂培训之后,镇湖认识钉螺的专业人员和非专业人员数量都有明

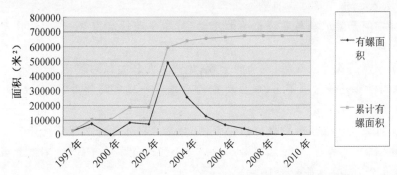

图 4-1 1997 年以来镇湖有螺面积和累计有螺面积曲线图

显增长,对钉螺的鉴别本领也从无到有,对钉螺从认知到熟练鉴别,形成了真正的血防查螺队伍。取得的查螺成效显著:一是能孳生钉螺的水网、湖滩和山丘三类环境全部查出了钉螺。逐年查到的钉螺,从石帆村的田沟,逐步延伸到河道、沟渠,从河道延伸到太湖及其湖滩,从河道延伸到村民家前屋后,并间隔一定距离后在山丘也查到了钉螺。二是发现钉螺的村逐年增多。在1970年发现1个村的基础上,1997年新发现2个村,1999年、2000年、2001年各新发现1个村,2004年、2005年各新发现1个村,累计发现8个村有螺,占全部行政村的80%。三是逐步查清了全镇钉螺的隐患、查清了钉螺在各村的分布。

3. 灭螺专业队

由于全镇的灭螺任务繁重,考虑到灭螺的专业性和责任重大,镇组织了专门的灭螺专业队,常年承担各类有螺环境的灭螺任务。灭螺专业队共有24~28人,分成2个灭螺组、1个清环组,每年在春秋两季开展当年螺点的灭螺和十年内有螺环境的巩固性灭螺,从2003年组建一直坚持至今。

灭螺专业队队员平均年龄65岁左右,其中有7名为越战老兵,年龄较大,但大多能吃苦耐劳。灭螺专业队队员的日工资在50元左右,由血防经费开支。

为了保障灭螺专业队成员的权益,保证灭螺的工件质量,根据参与灭螺人员的具体情况,研制了相关的灭螺责任制,用协议书的形式,由卫生院出面与灭螺队员签订。

在协议书执行数年后,进行必要的总结和完善,又修订形成了灭螺专业队工作制度,在制度框架内规定了队员们的工作量、报酬和相关纪律。

灭螺专业队工作制度

1. 参加人员要听从卫生院领导的工作安排,按时完成血防管理人员布置的工作任务。

2. 遵守各项制度,按时上下班,不得中途离岗,不得旷工,有事先请假,保证每天7小时工作制,夏季工作时间适当调整。

3. 上班期间注意安全(包括上下班途中),防止不必要的意外出现。

4. 不得带病工作,务必保管好机械设备,药物不得外漏,特别是在养殖场附近。如有外漏,后果严重,须追究班组长及当事人的责任,做停发工资及追究刑事责任的处理。

5. 协调处理好与周边群众的关系,对极少农作物有影响者须向血防管理员汇报。

6. 工资实行按天按实计算,不得挂名灭螺,每人每天40元(包括午饭),队长50元/天,班长45元/天,中午路远者自购客饭,减少不必要的往返,保证途中安全。

7. 工作期间严禁从事与灭螺无关的活动,对参与赌博者发现一次扣50元/人,两次者做开除处理。

8. 为了控制药物外流及柴、汽油的管理,选一名责任心强的配送员,保证上午按需配送,下午收回,防止药物管理不当,发生严重的后果。一旦有药物外漏,产生后果,追究当事人的责任。

9. 计工员每天须在下班前做好出勤登记,对每台机器进行工作量统计。

10. 为保证灭螺质量,防保组不定期对每个小组进行质量考核,达不到上级规定要求的相应减少工资标准,做每天扣10~20元的处理。

11. 做好清理环境人员的组织工作,按需配备人员,不得通过管理人员拉人入队,一旦发现,开除当事人。

12. 清环人员,作息时间同灭螺专业队。

13. 清环人员每人每天100平方米为40元,环境复杂地段,可适当减少面积。

14. 落实队长责任制度,加强灭螺专业队工作质量、数量的管理和人员管理,队长不得离场工作,疏于管理,产生不良后果的,须追究队长责任直至开除。

以上制度请各灭螺队员认真执行,每人一份并抄送街道办分管领导。

灭螺讲究的是清理环境和实施严格的药物灭螺,要求按程序操作,规范操作。初次参与者,必须进行严格的培训,让其掌握要领,以灭掉钉螺,防止药害,防止污染。一旦掌握了基本技能,即常年参与春秋两季的灭螺工作,工作时间长了之后,能较为熟练地操作,达到较为专业的水平。

在镇湖,由于土地肥沃,有螺环境的植被大多茂盛复杂,清理花费的人力较大、时间较长,没有较好的体力和耐力难以胜任。数年的工作实践证明,灭螺队员们都能胜任工作。镇湖境内的有螺环境种类较多,针对复杂环境的灭螺,灭螺专业队也能逐一地解决,如河道全水量药浸、太湖芦苇滩的药物灭螺、石灰粉结合药物的灭螺、当年螺点灭螺质量的观察等,通过逐年的灭螺实践,队员们积累了丰富的工作经验。大部分灭螺专业队员能熟练地掌握药物灭螺的操作技能,能掌握灭螺质量控制操作,能准确地筛螺和鉴别钉螺的死活。

4. 兼职灭螺队

在灭螺实践中,清理环境是药物灭螺的重要一环,尤其是村民家前屋后、自留地附近,环境复杂,与村民利益直接有关。在实施灭螺时,村民开始不许在其家前屋后灭螺;同意灭螺以后,对清理环境所产生的影响范围、计价标准争论不休;再次灭螺时,矛盾依旧。由此,清理环境现场出现用工量大、用工浪费、质量不高等现象。

卫生院领导看到了存在的问题,矛盾的焦点是灭螺清理环境与群众利益之间的关系没有处理好。他们根据现实情况,在马山村进行了试点,考虑兼顾群众利益和灭螺质量,选择一种大家都能接受并能让村民享受一定的利益,又做好灭螺清理环境工作的方式。具体方法为:在马山村进行有螺环境清理,涉及村民的家前屋后及自留地等的,在自愿的基础上,相关村民可申请承包灭螺清环工作。卫生院防保科事前对马山村有螺环境进行核定,用皮尺丈量灭螺范围,确定需要清理环境的面积。按每平方米0.5元的标准,承包给周围的村民,讲明灭螺清环的要求和标准。村民清理好环境后,灭螺专业队组织3名人员进行质量验收。认可后,上报卫生院。卫生院按确认的面积发放报酬。参与工作的村民尽心尽力地做好了清理环境的工作。有农作物损失的照常赔偿,村民通过工作还得到了一份报酬,充分兼顾了各方面的利益。

通过组织村民兼职,承包与其利益相关的有螺环境清理工作后,他们能按灭螺清环的要求,认真清理好环境,处理好有关树木等,达到灭螺清环的要求。通过兼职承包,不仅用工省了好多,节约了血防经费,提高了灭螺清环的质量,而且大大减少了与村民的矛盾,村民们变不支持血防工作,到争着参与血防工作,对血防工作有了深入的理解,从而提高了对血防工作的认识,为做好下阶段的血防工作取得了村民们的支持,较好地解决了马山村的灭螺难题。

5. 灭螺成效

在20世纪90年代后期,对发现的有螺环境实施灭螺,发现一处灭一处,而邻近区域还会查出钉螺,邻近水域的钉螺还会扩散蔓延,灭螺效果不易巩固。随着防治的深入,原有的钉螺还没有灭净,新查出的钉螺面积影响了防治效果的观察。应当在查清钉螺的前提下,制订全面的、合适的、科学的灭螺方案,根据先易后难、量力而行的原则,适宜药物灭螺的进行药物灭螺,适宜环境改造的进行环境改造,适宜药灭和环改结合的则结合进行,逐年逐步推进。基于对镇湖灭螺总体策略的考虑,《镇湖太湖有螺滩血防综合治理方案》,在市政府的关心下出台,成为指导灭螺的总体原则。

在《镇湖太湖有螺滩血防综合治理方案》制订前的几年,以1997年发现的钉螺面积27986平方米为基数,以后的几年,发现的钉螺面积大概为2.69倍、2.95倍、2.59倍,至2003年查出的有螺面积是1997年的17.49倍,换言之,镇湖的钉螺分布范围大体明晰了。《镇湖太湖有螺滩血防综合治理方案》在2002、2003年正式实施,大规模的灭螺全面进行。2004—2011年,当年有螺面积与上年的比例依次为52.00%、49.39%、53.37%、60.08%、12.58%、11.04%、0(2010年未发现钉螺)、7.14%(与2009年比),钉螺面积逐年递减50%以上,2011年有螺面积减少到40平方米。从查螺面积和用工的覆盖来看,有螺面积的下降是真实、客观、经得起考验的,这也说明灭螺措施的有效性。

第五章　行政管理

一、列为重点

镇湖的有螺面积之大、钉螺密度之高、有螺环境之复杂,是多年未曾有过的,引起了苏州市政府的高度重视。为了切实控制钉螺的蔓延,防止疫情的发生,苏州市政府多次做了专题研究,市委、市政府领导亲自批示、督办。

时任苏州市副市长朱永新关心镇湖血防工作的进展,为了推动工作的进程,决定将全市的血吸虫病、寄生虫病、地方病防治工作现场会议放到镇湖开。全体代表听取了情况介绍,观摩了太湖滩有螺环境,对当前血防形势有了深刻认识。

吴县市(后为吴中区)市(区)委、市(区)政府对镇湖出现的钉螺高度关注,分管领导先后深入现场检查,了解钉螺分布情况,具体部署查灭螺工作。主要领导也深入一线,视察钉螺现场,要求加大力度,力求全歼。吴中区区委、区政府两位一把手均将镇湖的血防列入工作议程。苏州市政府副秘书长顾九生与市卫生局局长府采芹特地与吴中区区委、区政府的主要领导商议有关镇湖灭螺的决策。

苏州市政府还在市一级层面,协调省渔管会、市水利局等各方面的关系,来共同做好血防工作。顾九生秘书长多次听取汇报,两次召集各部门深入镇湖现场研讨有关解决措施,形成政府关于治理太湖有螺环境的会议纪要。

苏州市政府血地防领导小组为了认真贯彻市政府会议纪要,进行了大量的调查研究,召集专业人员反复论证,对有螺环境仔细测量,对有螺数据逐项计算,数易其稿,制订《镇湖太湖有螺滩血防综合治理方案》,作为具体治理方案实施。后来的太湖滩灭螺工作均是在此方案的指导下开展的,并逐步取得了成效。

行政区划调整之后,苏州高新、虎丘区的领导将镇湖的钉螺控制作为建设高新区的重点工作,作为防病工作的重中之重来安排。历届分管主任先后亲临现场,指挥和部署血防查灭螺工作,尤其是将血防灭螺工程结合经济发展、道路建设综合治理,有序地将血防工作纳入正轨,持续地向前推进。

镇湖从查出钉螺以后,在苏州市政府会议纪要的指导下,将血防工作列入重点工作序列,认真抓紧抓好。苏州市各有关部门在制定市政府"十五"血防规划、"十一五"血防规划时,将规划指标量化,要求在相关的年份达到相应的标准和指标,并抓好经常性的检查指导,监督工作进程,加强质量监管。苏州市和吴中区、高新区在血防专业力量的投入方面,做到了高度服从工作需要,做每一项重大的决策时,三级领导、专业人员会聚在一起,集中大家的智慧,攻克一个又一个难题。上级专业人员到达现场解决问题的频率达到了空前的高度,充分展现了心往一处想,劲往一处使的局面,再难的事情也能逐步、逐个地解决。

吴中区、高新区在工作安排上,积极体现重中之重的分量,在保证领导力度的基础上,督促治理工作逐步深化,抓目标管理,抓责任制;加强队伍和人员培训,注重血防力量的投入;根据工作的需要,保证经费的投入,以满足防治工作的需求。每年在关键的阶段,抓关键的措施,使工作按部就班地正常运作。

市血防部门为了鼓励查出和报出钉螺,以充分暴露应该查出的有螺面积,制定了查出钉螺,并经专业人员核实无误,发给一定数额奖励的政策。识螺报螺有奖的宣传材料广泛张贴在镇、村基层医防机构,流行区的群众基本了解此信息,无形中大大增加查出螺情的人脉。另外,发现了螺情的专业和非专业人员,希望得到血防部门的认可,这样,有螺的信息顺畅地进入了有关主管部门的视线,扩大了查出钉螺的机会。苏州市发放识螺报螺奖励的份额,镇湖占据了很大的比例,与镇湖查出的钉螺情况是相符的。

省政府血防领导小组办公室和省血防研究所对镇湖的血防工作给予了充分的关怀。省血防办公室负责同志深入现场调研情况,对防治工作做了具体的指示。省血防办公室多位科长多次来到镇湖,检查、督促、指导查灭螺工作。省血防研究所所长、副所长、研究员分别踏勘现场,了解有螺环境的类型,指导查灭螺业务技术。省血防研究所血防研究室主任、钉螺专家几乎每年到镇湖一两次,参与现场调研、解剖钉螺、评价质量、验收工程等,为解决镇湖的血防问题,倾注了大量的心血。

二、治理方案

经过大量的调查研究、征求各方面意见建议,在苏州市政府办公室〔2001〕4号会议纪要和市政府领导批示精神的指导下,苏州市血地防办公室制订了《镇湖太湖有螺滩血防综合治理方案》。

20世纪90年代末,镇湖沿太湖的马山、石帆、杵山、上山4个村,在太湖滩查出了钉螺,初步统计有螺面积82600平方米。经解剖未发现阳性钉螺。现场踏勘,以自然区段划分可分为11处,沿湖有螺区域长度约6510米,另有独立在湖中的两条避风、防风有螺大堤长约1800米,需要灭螺的面积约298520平方米。有螺环境主要是芦苇滩、沙石滩和芦苇沙石滩三种类型,具有钉螺密度高、分布范围广、环境复杂、周围遍布水产、灭螺难度大的特点。

1. 总体目标

镇湖太湖有螺滩血防综合治理工作必须在各级政府的统一领导下,坚持"综合治理、科学防治"方针,会同太湖渔管会、水利、农业、卫生等部门协作完成。综合治理要以发展经济、保护太湖水资源、减少对水产养殖的影响为原则。计划用2年完成灭螺,再用2~3年巩固,尽最大可能消灭钉螺,控制扩散。

2. 灭螺对策及计划安排

灭螺对策。以改造环境为主,结合药物灭螺,在科学有效的前提下兼顾其他形式的灭螺。为防止钉螺向周围扩散,先灭两端环境复杂、难度最大的有螺环境,再向中间推进。

灭螺总体安排。11处有螺环境中,其中7处约220520平方米有螺环境(占总灭螺面积的73.38%),主要采用土埋的形式,如迁土、填土、挖池养殖水产等方法,以彻底改变钉螺孳生环境。其余4处约78000平方米有螺环境,可分别采用喷洒药物、撒生石灰粉、部分土埋、家禽养殖等方法,达到控制钉螺扩散、降低密度、逐步灭净的目的。灭螺药物采用世界卫生组织推荐的氯硝柳胺。

3. 灭螺的具体安排(详见附录)

彻底改变钉螺孳生环境。2001—2002年,将1号避风港两端筑堤坝,大堤外侧硬化,吸太湖淤泥吹喷于2号马山石厂河滩及内河,将有螺环境填土至高程(吴淞零点)4.0米,约可造田39996平方米。施工前,在有螺土表撒氯硝柳胺5克/米^2。在冬季常年最低水位时,将10号防风大堤的乱石块推向两侧太湖水中,以降低0.5米为准,使其置于常年水位线以下。

两年内对4号、5号、6号、8号有螺芦苇滩分期实施灭螺,即把芦苇滩外侧1/2挖50厘米深度,在有螺土表撒氯硝柳胺5克/米^2,覆盖于内侧1/2。此为最彻底改造钉螺孳生环境的有效办法。

控制钉螺繁殖、扩散,降低密度。鉴于3号、7号、9号、11号有螺湖滩为沙石滩加芦苇滩,在5年内对这些地区实施化学灭螺为主的灭螺方法。药物用氯硝柳胺,也可在有螺土表撒生石灰。具体方法还可采用部分土埋,以控制钉螺繁殖、扩散,并可开展饲养鸭子生态控制钉螺的现场实验。

4. 传染源监测及粪水管理

传染源监测。对有螺的4个村,在两年内用综合查病的方法,以行政村为单位进行一次血吸虫病普查,同时对渔船民及外来人员实行监测,观察患病率和是否有新感染的血吸虫病病人,发现病人做个案调查并及时给予治疗。

粪水管理。结合区、镇总体规划,优先考虑无害化粪池的推广以及自来水的普及,有效阻断血吸虫病传播途径,巩固血防成果。

5. 保障措施

加强血防综合治理的领导。做好血防查灭螺是各级政府的职责,区、镇两级政府领导要亲自抓,并建立相应的组织网络。对血防工作的长期性、经常性和反复性要有足够的认识,要在综合治理过程中对方案不断优化和完善。要建立责任制,加强检查督促,务必在规定的期限内达到预期指标,根据实绩兑现奖励。

加强部门协作。要协调各级、各部门关系,充分发挥太湖渔管会以及水利、农业、卫生等部门的作用。要积极争取财政和有关部门的支持,筹集工程所需的经费,并加强对经费使用的管理和监督,加强工程的质量监理。

精心组织,分段实施。鉴于灭螺工程涉及多村、多种环境和多种方法,要在区、镇政府的统一领导下实施,适宜招投标的用招投标,适宜人员现场操作的组织相应人员。要指定各村负责同志和卫生院专业人员,作为工程的负责人和指导者,熟悉方案要求,认真调配力量,确保按时完成灭螺任务。

遵循科学理论,防管并举。在血防科学理论的指导下,进行血防健康教育,发动干部群众自觉参与防治工作,开展识螺报螺;在灭螺的同时,切实抓紧来往于血吸虫病疫区的本地和外来流动人员的管理,加强有螺区周围人群的粪便管理,尽最大可能杜绝血吸虫病疑似病人进入有螺环境,防范阳性钉螺的出现。

三、宣传教育

1. 血防"四个一"

自苏州市在中小学广泛开展血防"四个一"活动以来,镇湖虽然原来流行情况相对较轻,但对上级的工作布置切实执行。从1994年开始,镇湖全面推行血防"四个一"活动。考虑到适宜开展血防"四个一"活动的学生年龄段应该是小学五年级和初中一、二年级学生,镇湖将开展活动的学校确定为镇中心小学和5所村完小。卫生院领导根据春季查螺的时间要求,对活动做了妥善安排,基本做到由卫生院预防保健科的同志去上课,以保证专业知识的普及。有条件的学校也可请校医或对血防知识有一定掌握的老师讲课。血防"四个一"活动在20世纪90年代初逐步开始。之后,每年在春季查螺的适宜时机,组织学生参与血防"四个一"活动。通过活动,学生们学习了健康防病知识,接触了社会实践,了解了身边的大自然,尤其是查出钉螺,为镇湖人民清除了一害。可以说血防"四个一"活动,较好地丰富了学生的课余活动内容,学生既增加了知识,又做了好事。

2. 健康教育

镇湖的血防宣传和健康教育工作,随着防治工作的开展而开展,逐步深化。在20世纪70年代,为普及血防知识和宣传毛泽东主席的"送瘟神"两首光辉诗篇,运用墙报、黑板报的形式,利用会议、办学习班、背诵"送瘟神"诗篇等,配合当时大搞血防群众运动,有力地推动了防治工作的深入。

进入20世纪90年代和21世纪,血防宣传和血防健康教育随着时代发展,内容和形式发生了很大的变化。宣传的材料多样化,有纸质的,如宣传单、告知书、宣传册,有利用现代媒体手段的,如录像带、VCD、DVD。宣传形式方面,医务人员上街设摊义务咨询、到学校等知识传授场所为人群讲课,在电视、电台开设专题节目讲授血防知识。特别是21世纪以来,人们接受知识的渠道多种,尽管对知识的认知度不同,对于知识的可信度不一,但群众对血防宣传的认可度逐步提高。血防宣传的频度相对较高,群众对血防知识做到了基本了解,在一些需要查病的地区,群众知道血吸虫病的危害,愿意接受检查;在一些村庄出现了疑似钉螺,群众很快将疑似钉螺交到血防人员手中,希望能确认所查到的螺类是钉螺,并得到奖励。通过多年的宣传教育,血防知识已潜移默化地进入人民群众的意识和思维中。

为了搞好4个有螺村的灭螺工作,镇湖街道办事处特地拟订了《告村民书》,发放到每家每户。

告村民书

血吸虫病是由血吸虫寄生在人体而引起的一种寄生虫病,同时也是一种传染病。血吸虫成虫寄生于人,也可寄生于哺乳动物(牛、羊、马、猪、犬、猫和鼠等),寄生在人或哺乳动物体内的血吸虫成虫产卵后,虫卵可随粪便排出体外,在水中孵出毛蚴,毛蚴只有在钉螺体内繁殖后,才能感染人或哺乳动物,因此,只要消灭钉螺,就可以消灭血吸虫病。

新中国成立前,苏州是全国血吸虫病严重流行地区之一,许多严重的地方出现了"不闻人声只见坟,田地荒芜无人耕"的悲惨景象。新中国成立后,党中央和人民政府十分重视血吸虫病的防治工作,全党动员,全民动手,开展了轰轰烈烈的血防运动,1958年6月30日,毛泽东主席看到余江县基本消灭了血吸虫病的消息后,夜不能寐,欣然命笔,写下了著名的诗篇《送瘟神》,苏州市经过40多年的努力,于1995年达到了消灭血吸虫病标准,但是,巩固血防成果的任务仍十分艰巨。

近几年来,我们镇湖街道发现了大面积的钉螺,并且有从太湖滩向内陆扩散的趋势。随着苏州西部大开发的实施,人口流动会大量增加,如果在流动人口中存在血吸虫病病人,一旦病人粪便污染水域,就有可能让"瘟神"卷土重来,血防成果将毁于一旦,镇湖人民的身体健康必将受到威胁,最终影响经济建设和全面小康社会的实现,因此,我们必须搞好血防工作,扎扎实实开展查灭螺、查治病。

目前,我们血防方面的主要工作是消灭钉螺,在市疾病预防控制中心和苏州新区卫生防疫站的指导下,我们已制订了西村、马山、上山和石帆4个村内陆有螺环境的灭螺方案,将于6月10日开始用灭螺药物对有螺环境进行浸泡或喷洒。根据《江苏省血吸虫病防治管理条例》规定,村民的自留地、宅基地等的灭螺,由户主负责。请大家配合政府做好该项工作,个人利益服从集体利益,为全面实现小康社会而共同奋斗。

苏州高新区、虎丘区镇湖街道办事处

四、经费物资

1. 经费政策

认真贯彻省血防经费分级负担政策,保证血防工作正常运作。江苏省政府血地防领导小组、省财政厅等六部门制定了江苏省财政血防经费分级负担政策,规定血吸虫病流行地区各级财政,按照辖区人口每人每年0.5元的标准,来计算安排血防经费,用于当地的血防工作。2002年,《江苏省人民政府关于加强血吸虫病防治工作的决定》进一步明确了血防经费列入各级血防地区的财政年度预算,有按辖区人口每人0.5元和1.0元两种标准,苏州市所属各流行单位均按辖区人口每人0.5元的标准执行。镇湖在财政比较困难的情况下,逐步安排了必要的防治经费。行政区划调整为高新区后,按照其财政运行体制安排血防经费。

2. 列入预算

相关财政部门根据工作实际需要安排血防经费。由于镇湖的血防任务特别重,常规的血防经费不足以解决重点防治难题,尤其是太湖滩有螺环境特别复杂,一年的防治经费不够一处环境改造的开支。因此需要根据工作实际调整财政血防经费的安排。从吴中区财政开始,给予了逐步增长的安排。高新区针对镇湖血防的局面,从做好重点工作,为人民健康服务,为经济社会发展服务出发,认真排列血防工作所需的开支,区财政每年安排血防经费70万元,重点解决镇湖的血防问题。按血防经费分级负担政策的标准,区财政每年年度血防经费约为15万元。实际列入财政每年预算的血防经费远远高于政策规定,体现了实事求是和重点倾斜保证工作需求。此笔款项从2004年开始,直至当前依然列入预算,其中超过60%的份额用于镇湖的血防工作,有力地保证和推动了镇湖血防工作的进程。

镇湖总人口在2万左右,按血防经费分级负担政策足额到位仅为万元上下,供血防工作使用难以为继；当血防任务繁重之际，根本就不够用；如血防经费不能足额到位，工作就会面临停顿的局面。镇湖出现大范围钉螺之后，其血防经费的来源和使用在两个阶段有不同的安排。

在吴县市、吴中区管辖的阶段，随着钉螺的逐步出现，以实事求是、按需开支、多方筹集的形式解决血防工作的经费所需。从1997年到2002年上半年，在常规经费的基础上，苏州市和吴县市（吴中区）两级、多部门共同筹资，联合解决重点问题。如2000年，解决西村太湖滩的灭螺需要25万元，各部门出资情况为：苏州市血地防办公室7万元，吴县水利局6万元，吴县财政局5万元，吴县卫生局5万元，江苏省太湖渔管会2万元。在研究太湖湖滩整个灭螺工程所需经费时，当时预计需投入175万元，数额较大，苏州市政府要求各级和各部门都要承担一些。吴中区和镇湖镇承担比例为35%；省太湖渔管会承担8%；苏州市承担57%，其中，市财政局25%，市水利局10%，市农业局8%，市血地防办公室14%。到位的经费解决了湖滩1号、2号环境的灭螺工程经费所需。

行政区划调整为高新区管辖后，高新区的财政体制与以前有所不同，特别在血防经费正式列入财政预算，并按照工作需要到位后，对镇湖的血防经费拨付有了较大幅度的增长。具体的经费数额为：2003年35.8500万元，2004年31.1540万元，2005年92.3328万元，2006年52.9705万元，2007年47.4800万元，2008年35.8100万元，2009年66.3180万元，2010年41.7920万元，2011年51.7000万元。据不完全统计，共有470.8473万元投入血防工作。

以2005年为例，苏州市和高新区安排血防经费92.3328万元，其中上半年安排镇湖血防经费6万元，春季查螺经费10万元，太湖5号有螺环境灭螺工程款36.9528万元；安排高新区疾控中心春季查螺抽查经费0.65万元，血防灭螺经费10万元，血吸虫病感染性调查及血防查病费0.73万元，血防科研费2万元，血防人头补助费1万元；安排下半年血防灭螺工程经费25万元。上述经费基本按工作需要分项目编造预算，到位的经费基本按预算使用。

3．部门支持

各部门协同支持血防工作，有钱出钱，有力出力。2001—2002年，上级血防灭螺经费拨付镇湖到位情况充分说明血防工作得到了各有关部门的支持。2001年下半年用于灭螺经费36.5万元，其中吴中区卫生局10万元，市水利局6.5万元，苏州市血地防办公室20万元。2002年3—4月用于灭螺经费33.5万元，其中江苏省太湖渔管会14万元，吴中区血地防办公室6.5万元，吴中区财政局13万元。在近一年的时间内，省级、市级和区级不同部门共拨付灭螺工程经费70万元。

4．调拨药物

苏州市有关部门大力支持镇湖灭螺，实行无偿调拨血防药物。现行的血防灭螺药物氯硝柳胺，因其使用的专业性，订单式生产，单一渠道供应，灭螺的同时可杀灭各种水生、陆生贝类和鱼类，而且价格十分昂贵，带来了灭螺药物采供的特殊性。药物不是想买就能买到，且购买的话起码以吨为起价单位，每吨药物需3.8~4万元，经费支出很大。市血地防办公室一切从工作出发，保证工作需要，在库存有药的基础上，随时提供，无偿调拨。从镇湖发现钉螺以来，先后提供的灭螺药物五氯酚钠、氯硝柳胺超过40吨，价值150余万元。

5. 器材购置

根据血防工作的实际需要购置防治器材,以保证和满足工作需要,是血防工作后勤保障必需的一个方面,也是血防成效取得的一个物质基础。在血防灭螺方面,因为有螺面积很大,一些有螺滩块行走十分不便,靠人挑肩扛效率太低,需要机械化的喷洒设备。主要购置的器材为灭螺所用的泵、柴油机、喷雾机等。在太湖滩和适宜于喷洒药物的地方均适用。在吴中区管辖时,配备2台灭螺机。在高新区管辖时,至少3台机器参与常规灭螺,每年时有维修,或间隔有淘汰更新,现有6台机器(表5-1)在正常使用。

在灭螺方面添置高统雨鞋30双,铲子30把左右,筛螺用具为30目/孔的铜丝筛4只,还有相关塑料盆、桶、橡胶手套、大号镊子等一批器材。

表5-1 购置灭螺机器的年代及使用情况表

名　　称	型　　号	单位	购买价(元)	购买日期	使用人	备注
单级单吸离心泵	XA型	台	950	2006.5.1	灭螺专业队	2011年6月报废
单级单吸离心泵	XA型	台	950	2006.5.1	灭螺专业队	2011年6月报废
除动力整机		台	2900	2006.4.1	灭螺专业队	
除动力整机		台	2900	2006.4.1	灭螺专业队	
柴油机		台	1500	2006.4.1	灭螺专业队	
柴油机水泵套			2680	2007.3.31	灭螺专业队	
柴油机水泵套			2680	2007.3.31	灭螺专业队	
机动喷雾机	3WH-36	台	2800	2005.8.31	灭螺专业队	

在血防查治病方面,血防查病使用的试纸条,每人份价值3元左右,消耗针筒、消毒物品等材料,加上适量的劳务开支和宣传材料,每查一人需10～15元,均由血防经费提供。对查出的早中期病人治疗用的吡喹酮,均系免费发放,不向病人收取任何费用,体现了血防经费来之于民,用之于民。

五、部门协作

苏州市和吴县市(吴中区)、高新区政府(管委会)根据《血吸虫病防治条例》的要求对政府领导下各部门应承担的职责予以切实贯彻。苏州市政府除了发挥本级政府及其部门的作用外,还邀请江苏省渔管会协同发挥作用,既协调灭螺地区网箱养殖的管理问题,又予以相当的灭螺经费支持。苏州市水利局配合将太湖湖滩的灭螺工作管理好。吴中区、高新区相应的职能部门,在政府的统一指挥下,发挥了各自的职能,为太湖有螺滩的治理出力。

进入21世纪,在大体查清镇湖钉螺情况的基础上,综合治理方案提示,太湖滩有螺环境治理任务相当繁重。高新区为了提升镇湖的综合环境质量,加大了对有螺环境的治理,紧密结合经济社会发展的步伐,尤其是对治理难度较大的太湖有螺滩,花大力气整治。在高新区管委会的支持和协调下,水利(水务)部门、环境绿化部门、财政部门、卫生部门,分别就当时的太湖大道建设、环太湖大道景观建设、建设的用土来源,多次协商,能结合的尽量结合,不能结合的,努力追加财政预算,千方百计改造有螺环境。工作开展过程中,部门之间相互沟通、协商、协调,寻找共同点、结合点,为血防灭螺做出各自的贡献。

在血防宣传、血防"四个一"活动中,宣传、教育部门结合自身工作特点,寻找落脚点,努力形成工作的结合点,发挥了积极的作用。

六、主要数据

1956—2011年镇湖血防工作查螺灭螺查病治病统计如表5-2所示。

表5-2 镇湖血防工作查螺灭螺、查病治病统计

年 份	查螺用工	查螺面积（平方米）	有螺面积（平方米）	灭螺用工	灭螺面积（平方米）	查病人数	粪检人次	查出病人数	治疗病人数
1956							515	9	
1957									
1958									
1959									
1960							14703人次		
1961									
1962									
1963									
1964									
1965									
1966									
1967									
1968									
1969									
1970	8000	1255631	150			应1200	1200	4	4
1971	3450					应2059	1641人,3838次	5	5
1972	150					应900	5177	7	7
1973						应956	532	—	—
1974	—								
1975	72					应1096	1080人,7448次	7检1043人,7301次	
1976	1540					15633	46156次		

续表

年 份	查螺用工	查螺面积（平方米）	有螺面积（平方米）	灭螺用工	灭螺面积（平方米）	查病人数	粪检人次	查出病人数	治疗病人数
1977	2136				50780				
1978									
1979									
1980									
1981									
1982	查1个村								
1983									
1984	300								
1985		2988							
1986		17522							
1987	县考核查	30507							
1988	60	15553						环阳16	16
1989		28336							
1990	专业队34人,102								
1991	106	25346				95			
1992									
1993									
1994	134	24212	（对西村、马山、上山非流行村查螺）						
1995									
1996	3村,388	86866				620		5	5
1997	280	74459	27986	896	182786	2394			扩大化疗53
1998	927	243044		1128	149816	301			
1999	500	402805	75500	3420	145300	1410			扩大化疗159
2000	2714	720030	500	4396	295300	566			扩大化疗9
2001	2860	767650	82600	4488	219800	4000			
2002	1192	358580	72400	4145	224500	848			
2003	3468	1171409	542520	5184	916000	1800		2	

续表

年 份	查螺用工	查螺面积（平方米）	有螺面积（平方米）	灭螺用工	灭螺面积（平方米）	查病人数	粪检人次	查出病人数	治疗病人数
2004	2943	800193	255382	4884	755011	1662		2	
2005	3878	1072415	125742	4560	732550	1300			
2006	2908	969454	67106	4441	921225	1512			
2007	2820	969454	35695	5443	808749	1608			
2008	3602	942400	5000	4958	759995	1326			
2009	3682	962700	560	3025	505726	1024			
2010	3682	920600	0	3608	360800	1505			
2011	3554	892100	40	4484	181140	1442			

从吴县组建血防机构以来,除个别年份受特定的因素影响以外,大部分年份均按要求开展血防工作。镇湖在20世纪50年代查出病人后,作为轻流行区也在不间断地开展血防工作。由于资料的积累和保管原因,从档案中发现有的年份能查到文字记录,有的年份能发现数据记录,也有的年份缺乏记录,但是缺乏记录不一定是未开展工作。据此,将镇湖的血防工作查治病、查灭螺数据从1956年发现病人起统计。由于资料不全或缺乏资料,加上各个阶段的工作提法、技术措施、数据来源不一或不全,有可能导致统计上的连贯、对比分析困难,留存的仅为客观记录数据。

第六章 防治对策

一、查清钉螺

1. 查螺方法

（1）抽样。

防治初期查螺采取机械抽样法，即相隔一定的距离，在相同的部位，检查一定的面积。

① 河道的支流及主流。河岸、湖岸，每隔10米一框，调查1平方米的地面，先用绳子尺测量距离，钉下竹签，固定检查点，打框地点为水面上钉螺密度较高的水平线。

② 沟渠（进出水沟、灌溉沟）。每隔5米检查一框，打框地点：沟里面有水时为沟的两边，沟里面无水时为沟底。

③ 田、地。每隔10米抽查一框，框在四边。田中央沿对角线每隔10米抽样。

④ 池塘。每隔5米抽查一框，其他同河道的支流及主流。

⑤ 芦、草滩地及洼地。每隔10米检查一框，采用纵横机械抽样法，检查数片或数块，每框为1市尺（约33厘米）见方。芦、草滩图样如图6-1所示。

附：

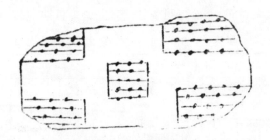

图6-1 芦、草滩图样

查到钉螺后再钉标签，框内钉螺应全部用筷子捉入预制的纸袋中，标明调查地点，记录框号及钉螺只数，无螺框应在表上画一个"〇"记号。

（2）绘图和记录。

绘制简图，以每一个农业社为单位绘制一张，图上必须标明图例，画好后应复印两份（一份送乡，一份留社里，一份送县血吸虫病防治站保存备查）。

绘图例样见图6-2：

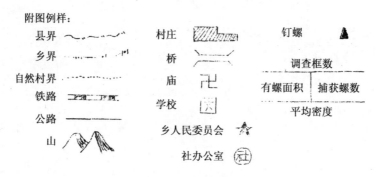

图 6-2　绘图图例

每张地图要附有调查钉螺原始记录表(表6-1)及整理表(6-2)。

表 6-1　调查钉螺原始记录表

××乡××自然村＿＿＿河、沟、池、田、滩。长＿＿＿米,岸高＿＿＿米,面积＿＿＿平方米
河沟能否通船＿＿＿,水深＿＿＿米,滩入水时期＿＿＿月＿＿＿日,农作物＿＿＿调查地点自＿＿＿至＿＿＿
调查方法:每隔＿＿＿米检查面积＿＿＿平方米,落框在水面上＿＿＿＿＿＿平方米

框号	捕获螺数	备　注
		(可写明××屋后或××水沟旁,如田内发现钉螺,可注明田的四至)

调查日期:　　年　月　日　　　　　　　　　　　　　　　　　　调查人

此表以每一环境一张,如表格内框号不够,可再记第二张或第三张。在查螺结束后应以每一相同环境的装订在一起,以便于统计,然后以一个社的调查材料装订成册,上面附一张整理表,再用白纸做封面,上面写明乡、社名称,调查日期,调查人姓名(即整理表)。

表 6-2　吴县＿＿＿乡＿＿＿社各种环境内的钉螺分布和长度

环境	钉螺有无	调查条块数		长度、面积			平均密度					平均密度			调查年月
		总计	调查数	发现钉螺条或块数	总计	调查数	发现钉螺长度和面积	调查点数	有螺框数	检获活螺数	平均活螺密度	一框中最多钉螺数	观察螺数	阳性螺数	阳性率	
河道																
灌溉沟																
芦滩																
湖荡																
池塘																
水田																

续表

环境	钉螺有无	调查条块数			长度、面积			平均密度					平均密度			调查年月
		总计	调查数	发现钉螺条或块数	总计	调查数	发现钉螺长度和面积	调查点数	有螺框数	检获活螺数	平均活螺密度	一框中最多钉螺数	观察螺数	阳性螺数	阳性率	
水旱田																

报告日期　　年　　月　　日　　　　　　　　　　　　　报告人

填表说明：

1. 河道、灌溉沟、湖荡、池塘不分大小,按条或个计数填入,芦滩不分大小填块数,旱田、水田、水旱田在条数或块数项内可不填。
2. 长度指河道、灌溉沟的总长度,须标明计算单位。
3. 调查数指已调查钉螺的条数、块数、长度或面积。
4. 如在其他环境内发现钉螺,则填入空行。
5. 调查方法在备注中说明。

(3) 标签。

凡查到钉螺地区,插上红头竹签,100米以内插一根,100米以上2根。指示方向：规定由东向西,由南向北,便于今后查考和灭螺。按要求来说,应边查钉螺,边规划灭螺方法、时间、人工等,待今后联诊医工会议上布置。

(4) 查螺注意点。

① 钉螺分布：钉螺分布极不均匀,可能相隔2~3米的2个地方,一处钉螺很多,一处完全没有。它的栖息处：近水带河沟边,沟底,水上1米及水下1米最多,目前只能观察水上分布；杂草丛生的灌溉沟或浅水洼地、芦滩,常年积水的小秧田,小码头；在雨后,可在草茎上、树干上发现,在天气很冷和很热的季节,钉螺喜欢潜伏在草根旁,树叶或瓦砾片下,或土缝里,牛脚印窝里。

② 捕捉钉螺：用竹钳或筷子夹,捉到后不要直接放在手掌中察看,不要在雨后或早晨露水未干时捕捉,以防感染。

环境抽样查(等距离设框调查法)。基于两个目的,其一是调查清楚钉螺的分布,其二是对发现钉螺后的环境进行重点延伸追踪查。对内河、沟渠每隔5米设一检查点,每点检查一框。框的大小以0.11平方米(即1平方市尺)为单位。对田块和太湖滩采取纵横随机抽样(即棋盘抽样),即在湖滩、田地上设若干平行的检查线,然后沿各条检查线等距离设检查点(框),一般选择10~15米为线与线间和各条线上点与点的距离。在检查点内发现钉螺,全部捕捉干净,用纸袋或信封包装好,记载有螺地点,带回计数,观察钉螺死活及感染情况,并加以登记。按江苏省有螺环境登记卡的要求详细填写有关资料。

机环结合查螺(随机抽样结合环境抽样调查法)。对河沟渠和田埂等环境以5米为间隔,每点设一框,中间抽查2~3框可疑环境,逐段检查有无钉螺,粗查有螺段,细查无螺段。查到钉螺则按江苏省有螺环境登记卡的要求详细填写。此法较环境抽样法增加了抽样点,提高了检出钉螺的机会。

全面系统查(普查)。由于一些村在开展钉螺调查前,不清楚是否有钉螺存在,加之钉螺的分布大多呈不规则状态。环境抽样法和机环结合法都可能有遗漏,不能反映钉螺存在的实际情况,有必要对所有可能孳生钉螺的环境逐一调查。要求在一个村内,先查河道,后查水沟、田地和渠道;渠道先查进水口的水源和机口(进水池),沿着总渠、干渠、支渠、毛渠逐条逐段细查;有丘陵的查丘陵,有太湖滩的查太湖滩。方法上,调查者逐步仔细查看全部应查环境,发现钉螺存在时,记录这一段有螺情况。

2. 查螺的组织形式

(1) 群众性识螺报螺。

祖祖辈辈居住于此的当地村民,是土地的主人,他们在这块土地上生活、生产,一旦了解了血吸虫病的危害,掌握了识别钉螺的知识,他们发现钉螺就会下意识地做出反应:应该向上级报告并消灭掉钉螺,从人数上讲,等于扩大了几十倍的血防队伍。这里所指的群众,涵盖了镇湖血防专业人员以外的所有人员,包括境内的干部、农民和中小学生。同时血防部门制定了报出钉螺有奖的政策,较好地肯定、支持和激励了群众性识螺报螺。多年形成的群众性识螺报螺机制,在镇湖具有良好的基础。每年都有一定数量的群众报出疑似钉螺。20世纪末21世纪初,群众报螺的数量较多,近年则每年2~3起。每有接报,专业人员必到现场或对实物进行鉴定,从无疏忽、从无怠慢。2004年市桥村村民委员会主任发现秧田里疑似有钉螺,经查核实确系钉螺,改写了该村原来无螺的历史。

(2) 村专业队。

村查螺专业队是血防螺情控制的基层力量,也是搞好血防工作的关键。农民居住在他们所拥有的土地上,对土地周围的河沟渠、田地滩,都十分熟悉,土地是他们祖祖辈辈生存和繁衍之根基。清除土地上一切危害他们健康的因素,既是保证正常生产的需要,又是保障他们健康生存的需要。按照多年血防工作形成的传统,血防工作在最基层依靠的就是普通农民组成的村查螺专业队。他们熟悉和热爱脚下的土地,清楚哪里容易存在钉螺,同时出勤方便,历来是血防工作最靠得住的专业队。国家《血吸虫病防治条例》第五条规定:"血吸虫病防治地区村民委员会、居民委员会应当协助地方各级人民政府及其有关部门开展血吸虫病防治的宣传教育,组织村民、居民参与血吸虫病防治工作。"现行村查螺专业队的形式与国家有关血防要求是一致的。

鉴于农村年轻人外出务工、经商的比例增高,镇湖各村根据各自村人员的情况,尽量选择有一定文化、相对年轻、视力好的人员组成村查螺专业队。限于现行农村可抽调人员的现状,村查螺专业队以中年女性为多。查螺专业队最多时有203人,经上级专业人员培训后,开展所在村的钉螺普查工作。由于他们担任春季以来的首次调查钉螺工作,并对全部环境普查,所以大部分钉螺由村专业队查出。村查螺专业队的人员不够稳定,对调换者仍然需要经常培训,才能胜任工作。

以往,参与查螺工作的报酬由村集体支付。目前实行两条腿走路,由村集体承担查螺人员工资,财政血防经费负担其他支出,或全部由财政血防经费承担。村专业队队员在春、秋两季查灭螺工作中为血防工作出力,平时则因地制宜地参加各类相宜的刺绣和农副业生产活动。

(3) 镇专业队。

镇专业队具有承上启下的职能。平时要督促各村开展查螺的进展,在村自查结束的基础上,根据重点环境、历史有螺环境和钉螺的生态特点,进行重点复查和有意识的抽查,以纠正和弥补查漏和漏查的螺情,考核查螺质量和增加螺情的发现概率。查螺的回合处于村专业队之后。

随着经济社会发展、产业结构的调整,村级查螺人员选择的余地缩小,加之血防经费主要来自于高新区财政血防经费,其份额足够保证工作开展,镇湖选调具有一定查螺经验、工作认真负责、视力相对较好的人员组成镇查螺专业队,分组负责各村的查螺。查螺队分别设有记工员、小队长、组长、资料员,详细记录每天的工作情况,发现螺情的基本情况。镇专业队人员相对固定,其长处为,查螺经验较为丰富,有助于钉螺的查出。在镇湖统一组织查螺专业队,承担村和镇两级查螺职能后,查螺队做好分工,分成若干个查螺分队,分别承包各村的村自查,在完成村查的基础上再组织和安排镇级重点抽查,配合和完成区级抽查。

(4) 区专业队。

区血防部门按照全年工作的要求,针对各镇的螺情特点,结合防治规划的年度目标和考核要求,抓住重点单位、重点环境,进行区专业队螺情抽查。区专业队的人员经过精心挑选,查螺经验丰富,善于发现漏网的钉螺。镇湖每年均接受区专业队螺情抽查,通过抽查也能发现一些螺情。区专业队一般安排 10~12 人,在镇专业队查螺完成之后,选择重点地段进行抽查。

(5) 市专业队。

苏州市为了保证五年防治规划目标的实现,组织流行区各单位组成专业队,代表苏州市轮流对各市、区进行螺情抽查。抽查的重点均系苏州市经过数年螺情分析而选择,综合查清螺情的需要,镇湖大部分时间段被抽中。市专业队均由专业人员带队,队员大都经历过多年查螺实践,能适应工作的需求,属于比较能战斗的查螺人员,对一些可疑、复杂的有螺地段往往能解决问题。市专业队在区专业队抽查的基础上,组织 10 人左右,加上区、镇有关专业人员配合,开展市专业队抽查工作。

从查螺回合的安排上来定义,群众性识螺报螺和村专业队查螺是发现钉螺的基础,其余回合就是查螺工作的补充。当镇专业队查螺取代村专业队后,镇及镇以下的专业队查螺,是当地查螺工作的基础,区和市级专业队则为正常查螺工作的补充。

以 2003 年为例,全镇村级查螺参加人数 203 人,用工 1096,查螺面积 300929 平方米。全镇在 3 月召开血防培训会议后组织三个查螺小分队,对全部环境进行了地毯式的查螺,有 203 人参加,用工 1916,查螺面积 565934 平方米,新发现大批钉螺,共计 27 个条块,有螺面积 211214 平方米。总计查螺面积 866863 平方米,406 人参加查螺,用工数达 3012。

以 2005 年为例,对镇(街道)、区级和市级专业队三级血防查螺情况做比较,以镇(街道)查螺投入为主(表 6-3)。

表 6-3 2005 年三级专业队查螺情况比较表

专业队级别	查螺条块	百分比(%)	查螺面积(平方米)	百分比(%)
街道专业队	705	83.83	969454	70.87
区级专业队	109	12.96	106800	7.81
市级专业队	27	3.21	291600	21.32
合计	841	100	1367854	100

(6)市疾控中心团员查螺。

苏州市疾控中心党委和团总支为了身体力行关心和支持镇湖的血防工作,于 2008 年 4 月组织 28 名团员青年,由疾控中心党委书记和团总支负责同志带队,冒雨参加查螺活动。团员们认真按照规范查螺,并向周围群众宣传血防知识,为血防工作做出自身的贡献。

3. 根据环境特点查螺

(1)太湖大堤及太湖滩。

20 世纪 90 年代末对初步查出的螺情进行分析发现,一些地方钉螺与太湖水源的流向、太湖滩有螺情况密切相关。镇湖系伸入西太湖内的半岛,镇湖群众的生活、生产用水全部来自太湖,所有河道的水源均来自太湖。因此,内陆环境的钉螺大都与太湖水有关。调查清楚沿太湖的钉螺分布情况,对于掌握钉螺的源头分布显得十分重要。镇湖选调了查螺经验丰富的 10 人组成专业队,花了 10 天时间,从西村开始,沿着市岸、马山、石帆、杵山、马市、大连、上山、西京等村,基本查清了沿太湖的钉螺分布。苏州市血地防办公室、市血防站 8 位同志参与了部分地段的调查。沿太湖的有螺村依次为西村、市岸、马山、石帆、杵山(现为山旺)和上山 6 个村。沿太湖岸线 20 余千米长度,有钉螺分布范围为 12.4 千米,有螺面积 36 万多平方米。

(2)太湖内的岛屿。

大贡山、小贡山、乌龟山为太湖中的岛屿。大贡山距离陆地 2.5 千米,海拔 68.8 米,岛上土壤深厚、肥沃,适宜于种植业的发展。小贡山在大贡山偏北,与大贡山相隔水面 0.5 千米,海拔高 27 米。1958 年建办贡山(大贡山)林场,属镇办企业,职工 30 多人。占地面积 1000 余亩(约 66.67 公顷),主要种植茶树、桃树、毛竹及其他林木。两岛均远离陆地,往返依赖船只,外来人员很难上岛。2002 年,为了查清岛上是否有钉螺孳生,卫生院组织 16 人,雇佣 2 只船只前往调查,共投入人力 32 工,使用经费 1440 元。调查面积 6500 平方米,未发现钉螺。2004 年,环太湖大道建设需要大量土方,在大、小贡山与陆地连接处打了围堰,抽干其中的湖水,取土建路。2006 年,苏州市血防部门与镇湖卫生院有关同志步行上岛,再次实地考察了岛上的情况。

(3)内陆的河道、沟渠、田块和家前屋后。

各村在适宜的查螺季节组织人员循着河道由上游向下游查,由干流到支流逐一查,继而对沟渠循着总渠、干渠、支渠、毛渠,逐一查清。发现河道、沟渠有螺者,再根据其水流的方向,向四周延伸扩大范围查,直至村民的家前屋后。

(4) 丘陵山区。

镇湖境内有大小山丘 26 座,海拔在 10 米以内的 2 座,10～19 米的有 14 座,20～29 米的有 7 座,30～39 米的有 2 座,60 米以上的有 1 座,即大贡山。大小丘陵的现状总体上是,低矮的山丘基本为林木果树或其他农作物所覆盖;稍高些,有开采石英石价值的,大部分先后进行了开采,有的 60% 的山被铲为平地,有的 70% 的山坡被铲平,现石矿全部停止开采;大贡山保持原生态。镇湖结合平常的血防查螺,对丘陵山区全部进行了调查。结果在镇北部的马山查出钉螺。马山又名石套山,紧邻太湖,与大贡山隔湖相望,山体皆由泥盆系的石英砂岩组成,海拔 35.5 米,由于开采石英石,面湖朝北的山坡 70% 被铲去。南山坡半山腰植有松柏之类的树木,往下为村民的自留地,植有果蔬。再向南 60～70 米为民居,民居前为石套里河。平素山坡上时而山泉滴滴,遇阴雨则成涓涓细流,淌到若干低洼处,形成数尺见方之泉眼,便利村民浇灌之用;或形成若干常年潮湿之地,利于钉螺孳生繁殖。2003 年,在南山坡海拔高程 10～20 米之间,查出了钉螺。经鉴定,此处钉螺为光壳钉螺,系山丘型钉螺。

4．质量控制

2003 年,高新区疾控中心在镇湖村专业队春季查螺期间,设置假螺点 272 处,投放死钉螺 831 只,分别回收 225 处和 696 只,假螺点和死钉螺回收率分别为 82.7% 和 83.8%。

5．诱螺试验

根据近年钉螺逐步减少的实际,为了增加钉螺的检出机会,镇湖选择原来钉螺特别多的地段开展了秋季诱螺工作。运用的材料为 0.11 平方米(1 平方市尺)的稻草帘。先后进行过两个阶段的诱螺。

第一个阶段为 2003 年秋季,正值查清钉螺、发现钉螺的高峰阶段,在石帆村诱获钉螺 26 只,详见表 6-4。

表 6-4　2003 年秋季草帘诱螺情况表

村名	设置草帘			诱获钉螺数	其他螺数			诱螺人
	日期	观察日期	数量		第一次	第二次	合计	
秀岸	9.17	9.24,10.2	20	0	12	24	36	陈进根、马火荣
上山	9.17	9.24,10.2	20	0	13	23	36	惠康年、范坤花
石帆	9.17	9.24,10.2	40	26	38	42	80	陈进根、马益良
山旺	9.17	9.26,10.4	20	0	13	13	26	惠康年、汪永昌
西村	9.14	9.30,10.7	43	0	13	15	28	陈进根、陈荣彪

第二个阶段为逐步控制钉螺的时期,未诱获到钉螺。开展诱螺的地点为全镇钉螺面积最多、钉螺密度相对最高的石帆村马肚里闸太湖滩及闸内的内陆河道。放置稻草帘 100 块左右,50 块在太湖滩,50 块在内陆,并视情况有所增减。稻草帘分别置于水线上下 0.3 米处,放置三天左右观察一次,共两次。从 2009 年开始,连续三年,其结果见表 6-5。

表 6-5 2009—2011 年草帘诱螺情况统计表

年份	设置草帘		数量	诱获钉螺数	其他螺数			诱螺人
	日期	水温（℃）			第一次	第二次	合计	
2009	10.15	25	241	0	236	83	319	徐才法、陆阿大
2010	9.1	28	45	0	14	12	26	陈伯林、徐才法
	9.5	27	44	0	16	8	24	陈伯林、徐才法
	9.10	26	44	0	10	11	21	陈伯林、徐才法
	9.14	24	43	0	13	15	28	陈伯林、徐才法
	9.18	23	42	0	9	6	15	陈伯林、徐才法
	9.24	20	42	0	12	8	20	陈伯林、徐才法
	9.28	18	40	0	15	—	15	陈伯林、徐才法
2011	9.5	22	200	0	125	149	274	夏建明

6. 秋季查螺

为了增加查出钉螺的机会，镇湖抓住一年内第二个合适的时机，连续开展 9 个年头的秋季查螺，在 2007 年秋季查出少量钉螺（表 6-6）。

表 6-6 2003—2011 年秋季查螺情况统计表

年份	查螺用工	查螺面积（平方米）	年份	查螺用工	查螺面积（平方米）
2003	1219	304546	2008	168	41900
2004	1058	211650	2009	168	42100
2005	412	102961	2010	271	54200
2006	969	242330	2011	752	188000
2007	1057	264330	合计	6074	1452017

秋季查螺共用工 6074 工，查螺面积 1452017 平方米。平均一年查螺用工 675 工，多者用工 1219 工，少者用工 168 工。查螺面积平均达 161335 平方米，最多的年份查 30 万平方米以上，最少的年份查 4.2 万平方米。

7. 无螺村的查螺

历史上镇湖各村分别经历过一些钉螺调查工作。在 1970 年发现一处钉螺后，未曾发现过其他钉螺；之后，各村也先后经历过一些力度大小不一的查螺，未打破纪录。在 1996 年及之前，仅市岸村为有螺村，其余均为无螺村。

从 1997 年发现较大范围的钉螺起，各村普遍发动群众、组织专业队每年开展查螺，逐步查出现有的钉螺，查清了钉螺在各村的分布。据现有资料分析，西村村用时 2 年查出了钉螺；上山村用时 4 年查出了钉螺；山旺村用时 4 年查出了钉螺；市桥村用时 7 年，群众在识螺报螺活动中报出了钉螺；新桥村用时 8 年查出了 200 平方米钉螺；原市岸村与马桥村合并，现为秀岸村，用了 8 年的时间，于 2005 年查出了钉螺。

在每年查螺的基础上，仍然保持无螺的仅有三湖村和西京村。在查螺工作安排上，镇每年对两个村分别用工 100 工日左右，实行钉螺的普查，至今未查到过钉螺。两个村自

2003年到2011年共9年,由镇组织专业队坚持每年开展春季查螺,其中,西京村每年对应查条块26个、应查环境22350平方米,每年用工90工,共用工810工,查螺面积201150平方米;三湖村每年查68个条块,应查环境25072平方米,每年用工100工,合计用工900工,查螺面积225648平方米,两村均未发现钉螺。

8. 湿地公园监测

镇湖境内的苏州太湖湿地公园以紧邻太湖的游湖为基地,总用地面积4.6平方千米(460公顷)。湿地公园定位为一个生态基础良好,以湿地生命为主要生态环境特征的场所,是一个为多样化生物提供栖息之地,生态环境良好、完善的场所,是一个与环太湖生态旅游带紧密相连的游览场所,是一个为紧邻城镇居民提供湿地生态景观、生态科学教育、湿地生态过程展览演示、休闲度假的场所,是一个促进新农村建设发展,与镇湖及周边密切联系并相互促进、共同发展的场所。

鉴于湿地公园与前几年的有螺环境距离很近,水系相通,园中的泥土很难排除有螺的可能性。为防范钉螺在湿地公园的扩散,2009年,镇湖在湿地公园开张之际,即把钉螺的监测列入议事日程。每年春季组织15人,查半个月左右;秋季也组织力量进行重点抽查。查螺的方式是对公园的湿地,选择近水线环境,采用机环结合法,适宜用船则用船查螺。每人每工查螺面积定为200～250平方米。应查环境为19.29万平方米。对查螺人员建立了严格的规章制度,严禁与游客攀谈,以免引起不必要的误解。

当前的监测为主动性监测,目的是一旦查出钉螺,立即予以有效控制,消灭于萌芽状态,为湿地公园正常发展、健康运行做基础保障工作,努力使湿地公园在血防方面的影响降到最低程度。

2009—2011年,每年参加查螺的人员为25～26人,三年共用工3015工,查螺面积578700平方米,未查获钉螺。

二、有螺环境的基本特点

1. 太湖滩有螺环境的基本特点

太湖滩有螺环境主要有三类,分别为芦苇滩、芦苇沙石滩和沙石滩。

(1) 芦苇滩。

镇湖系伸入太湖中的半岛,在太湖边的岸线土壤及水质良好,且太湖边的浅滩较大,适宜芦苇的生长,在单纯的以土为主的太湖岸边到近岸滩块长满了芦苇,湖岸大堤到最远端者达百米,到最近端者十余米。芦苇矮者2～3米,高者4～5米,较为适宜钉螺孳生繁衍。在冬春季,处于太湖枯水期,太湖滩滩面无水,芦苇根部腐叶等有机质丰富,土壤湿润,适宜于钉螺的孳生;在夏秋季,水位漫上滩面,钉螺或爬上芦苇,或趋向滩面内侧高处,整个环境适宜于钉螺的繁殖和幼螺的生长,形成了钉螺生长繁育的良好环境。查获钉螺密度较高,个体较大,色泽深黑。代表性的环境有西村、马山等太湖滩。此类环境适宜药物灭螺、药物灭螺加土埋等环境改造方式进行灭螺。

(2) 芦苇沙石滩。

镇湖沿着太湖湖滩一圈有大小多个丘陵,在以往的年月中,由于建筑业、修桥铺路等方面的需要,再加上湖边船只停靠的方便,湖边的山包毫无例外,一一被开采利用。有的开采后在太湖边形成了一片沙石滩。经太湖水的多年冲刷和积淀后沙石滩上逐步淤上了浅浅的泥沙,生命力顽强的芦苇在太湖沙石滩上扎下了根,形成芦苇沙石滩的有螺环境。此处的芦苇相对瘦弱些,但也成为适宜钉螺孳生的环境。此类环境除表层有浅薄沙土之外,下层均为开山采石后留下的坚硬的石质丘陵余脉,运用常规的灭螺方式方法难以奏效。有代表性的村有杵山村(现为山旺村)、马山村等。只能采用彻底改变钉螺孳生环境的手段解决芦苇沙石滩的灭螺问题。

(3) 沙石滩。

经过多年的开采,各处规模大小不等,有的将一个山包几乎夷为一片平地,上面长满了杂草,低洼之处常年潮湿;有的开挖较深,形成具有一定规模的水塘;太湖水多年的潮涨潮落,加之钉螺本身的活动能力驱使,沙石滩上植被逐渐丰茂,局部环境常年潮湿,经查发现多处有螺环境。查获的有螺环境,钉螺密度相对低。对积水塘可采用全水量药物浸杀法灭螺。沙石滩类环境不易存水和保水,药物灭螺效果差;环境本身唯一可用的灭螺方法是,彻底改变钉螺的孳生环境。一是彻底挖除孳生钉螺的环境;二是用无螺土填埋或覆盖有螺环境,辅以药物灭螺。有代表性的村为杵山村(现为山旺村)。

2. 内陆有螺环境的基本特点

(1) 河道。

镇湖境内的河道与苏州境内水网型流行地区的河道基本情况相似。共有河道(浜) 104 条,总长 63201 米,平均长度为 600 余米。河道长度超过 1000 米的仅有 18 条。由于镇湖为半岛,太湖水位较内河高。河道大多水源源头与太湖相通。以往为了灌溉、农业生产和运输的方便,以村为单位相继新开了河道,形成以村行政区域的河网。有钉螺的河道基本与太湖相通。河道周围均是良田,土地肥沃,有机质丰富。河岸高度大都在 2~3 米,长年湿润,杂草树木丛生,适宜于钉螺孳生。在西村、马山、石帆、上山、秀岸、新桥 6 个行政村,查出有螺河道 8 条,有螺环境长度 6950 米,有螺面积 34417 平方米。有螺密度较高,有螺环境较为复杂。适宜的灭螺方法为沿边药浸和全水量药浸。在实施灭螺前需进行认真彻底的环境清理。

河道的前后左右,错落有致地分布着众多的农户,以往遍布着农家的户厕和粪缸。由于施肥以及雨水较多导致粪肥外溢,万一粪便中有血吸虫虫卵,极易形成血吸虫流行环境。当地人群因为生产、生活原因,每天频繁接触河水,一旦有阳性钉螺存在,极易感染血吸虫病。因此控制和消灭河道钉螺,特别是农家附近的钉螺,对于控制血吸虫病的流行,具有现实的意义。

(2) 沟渠。

沟渠是灌溉农田、种植农作物的必要载体,水在其中长年流淌,钉螺借助于水流扩散。沟渠自身终年湿润,十分适宜钉螺等水生贝类孳生,成为钉螺良好的孳生场所和扩散途径。镇湖有螺沟渠属于钉螺密度最高的环境之一。沟渠的钉螺在血吸虫病防治方面具有面积不大、危害很大的特点。沟渠由于环境的特殊,不宜大量地铲土,最适宜药物全水量浸泡。在条件适宜的情况下,予以开新填旧或硬化。

(3) 田地(含水稻田和自留地、家前屋后及宅基地)。

田地的钉螺发现基本与河道、沟渠钉螺的分布相吻合。其基本点大体为,钉螺随水源从有螺河道、有螺沟渠扩散到田地,以水稻田为主;又随着水流从田地排放到小沟、村民的家前屋后、宅基地、自留地。这些田地大多为精耕细作,土地湿润、肥沃,适宜钉螺孳生。从发现钉螺螺口密度数据来看,田地的钉螺密度中位数最高。土地是农民生存的主要生产资料,农民生活主要依赖土地。农民一辈子与土地打交道,其生产活动主要与田地接触。因此,田地有螺,尤其是阳性钉螺,对农民的威胁最大。田地的灭螺,要与大环境,特别是河道灭螺相配套,要与农时、季节相配套;还要注意农民自留地、宅基地种有各类农作物,具有经济价值、食用价值,事关农户的利益,需要谨慎处理。灭螺宜采用药物喷洒、全水量药浸等方式。

(4) 丘陵山区。

镇湖境内的丘陵山区海拔不高,大部分种植林木,部分间种农作物。2003年专业人员在马山村石套里河尾端发现有一处钉螺,与相距5~6米处水网型肋壳钉螺相比有异,经鉴定为光壳钉螺。经现场调查,此处为马山山脚,有一股细小的山溪从山坡流入河道,光壳钉螺可能沿着山溪流经农家屋边小水沟后进入。专业人员分析后溯源而上,在马山村的马山朝南山坡,又发现了光壳钉螺。分别在2003、2004、2005、2006年查出钉螺,先后发现有螺面积7万平方米(次),累计有螺面积3万平方米。有螺环境周围植有树木和村民的自留地,植有果蔬,植被十分丰茂。光壳钉螺界限分明地分布在马山山坡上并通过溪流延伸约70米至山脚下,与石套里河边分布的肋壳钉螺无连接,此类钉螺分布状况在21世纪苏州市有螺环境中属首例,其出现的原因尚待探讨。由于山坡上植被丰富,需要逐块逐段清理,分门别类地进行药物喷洒,多次进行,连续多年反复巩固性灭螺才能奏效。

3. 钉螺的种类

经观察和鉴别,镇湖境内查出的为肋壳钉螺和光壳钉螺两种。

三、消灭钉螺

1. 药物灭螺

(1) 五氯酚钠。

在1997年,当时苏州市灭螺药物仓库内尚有最后一批五氯酚钠,针对石帆、马山有螺环境范围较大、钉螺密度较高的特点,运用这批药物进行沟渠喷洒;太湖大堤有螺滩内侧洒药,并将外侧有螺土拌药后覆盖于内侧,药物结合土埋;采用河道适宜处沿边药浸、河道全水量药浸等方法进行药物灭螺,收到了较好的效果。药物全部用完后,未曾再有使用五氯酚钠的记录。

(2) 氯硝柳胺。

1998年以后,镇湖灭螺全部使用氯硝柳胺,灭螺方法分别为沿边药浸、全水量药浸,以及氯硝柳胺结合生石灰撒粉法灭螺。

药物灭螺重点为当年查出的有螺环境,对近十年的有螺环境全部实行药物巩固性灭螺,或有条件地实行改变、改造钉螺孳生环境,或在经济建设和道路建设过程中改造有螺环境。

2. 全水量药物浸杀河道钉螺

镇湖境内发现河道钉螺的有6个村9条河,长度为500米的有3条河,650米长的1条,800米长的1条,1000米及其以上的河有3条。总的有螺面积为34417平方米。镇湖的河道系典型的江南水网河道,河面大多不是很宽,仅供4吨左右的农用船只和小型的渔用船只航行,河道也不是很深,大都在3~4米深。河道的前后散布农户住宅,人们的生活与河道密切相关。河道沿岸树木、杂草丛生。为了保证灭螺效果,河道灭螺时需要开展环境清理。环境的现状提示,河道灭螺的环境清理工作量很大,可以选择沿边药浸或全水量药浸。比较而言,两种方式都需要环境清理,但是后者效果更好。

对有螺河道进行河道全水量药浸需要掌握的技能和禁忌更多。一是认真测算水量,以便按水量投放合适的药物。二是需在晴好天气施药并保持药液3天以上。三是将河边的有螺环境铲土10厘米左右,并清理河边环境,清扫铲下的泥、草。四是筑好堤坝,抬高水位,防止药液的渗漏,并将药液均匀泼浇到河道的两侧,保证钉螺孳生环境都能受到药物的作用。在药物浸杀期间,保持24小时有人值班巡逻,防止渗漏药液造成药害事故。五是妥善安置好家畜、家禽的放养,应该严格监管,不得散放。六是安排好居民的生活用水,保证饮用水的安全。药液不得泼浇农作物。七是广泛做好组织宣传发动,依靠村党支部和村民委员会,依靠血防专业人员,共同做好河道全水量药浸灭螺工作。

通过大量深入细致的前期工作和认真的现场工作,有螺河道的全水量药浸都取得了理想的效果,较好地歼灭了河道钉螺。

3. 用生石灰粉消灭太湖滩钉螺的现场应用

见第七章关于用生石灰粉消灭太湖滩钉螺的现场应用研究。

4. 灭螺质控

在灭螺过程中,分别对药物灭螺、工程灭螺和土埋灭螺进行了质量控制。

药物灭螺的质控要求为:① 跟踪监测:在每个灭螺区域投放6袋活螺,每袋包装30只,用药后,隔3天观察一次。② 自然环境监测:对喷杀的有螺环境,用药前后进行灭螺效果观察,捕捉钉螺100只以上,鉴别钉螺死活。③ 土层筛查监测:灭螺工作完成后,对灭螺地段土层用30目/孔铜丝筛做钉螺筛查,并配备了相应必备工具,观察其死亡情况。

工程灭螺的质控要求为:投放10袋活钉螺,每袋20只,随着工程的进展,在盖土前投放,并做明显标志,分别观察1个月、2个月、3个月,了解钉螺的死活情况。

土埋灭螺的质控要求为:投放10袋活钉螺,每袋20只,随着工程的进展,在盖土前投放,并做明显标志,分别观察1个月、2个月、3个月,了解钉螺的死活情况。

(1) 自我效果观察。

选择2006年和2007年两年的数据观察其变化。

2006年5月到10月镇湖分别开展了灭螺效果的观察,其钉螺的死亡率能说明灭螺的质量。

5月份的灭螺效果为:观察土层钉螺死亡情况。采样8个点,取土80框,捕获钉螺202只,死亡数189只,死亡率为91.66%~96.15%,平均死亡率93.56%。

7月份的灭螺效果为:观察土层钉螺死亡情况。采样9个点,取土90框,捕获钉螺202只,死亡数189只,死亡率为91.70%~94.50%,平均死亡率93.56%。

8月份的灭螺效果为:观察土层钉螺死亡情况。采样8个点,取土80框,捕获钉螺194只,死亡数183只,死亡率为90.50%~96.40%,平均死亡率94.32%。

10月份的灭螺效果为:分别观察土表和土层钉螺死亡情况。共8个采样点,土表取土采样8个点,取土54框,捕获钉螺150只,死亡数142只,死亡率为88.80%~100%;其中3个点钉螺死亡率为100%,平均死亡率94.67%。土层采样8个点,取土54框,捕获钉螺161只,死亡数152只,死亡率为87.50%~100%;其中三个点钉螺死亡率为100%,平均死亡率94.67%。

2007年镇湖又按要求开展灭螺效果观察。

5月的灭螺效果为:观察土层钉螺死亡情况。采样6个点,取土60框,捕获钉螺75只,死亡数74只,死亡率为96.00%~100%;其中5个点钉螺死亡率为100%,平均死亡率98.67%。

9月的灭螺效果为:观察土层钉螺死亡情况。采样11个点,取土84框,捕获钉螺58只,死亡数56只,死亡率为95.20%~100%;其中9个点钉螺死亡率为100%,平均死亡率96.55%。

10月的灭螺效果为:观察土层钉螺死亡情况。采样10个点,取土60框,捕获钉螺31只,死亡数31只,死亡率为100%;10个点钉螺死亡率均为100%。

11月的灭螺效果为:观察土层钉螺死亡情况。采样6个点,取土38框,捕获钉螺29只,死亡数29只,死亡率为100%;6个点钉螺死亡率均为100%。

镇湖2006年对33处灭螺环境进行质量评估,钉螺的平均死亡率为94.75%,3处死亡率为100%。2007年33处灭螺环境钉螺的平均死亡率为98.45%,较上年提高了3.7个百分点,30处死亡率为100%。从数据的比较上可以看出,灭螺质量逐步提高。

(2)市灭螺质量现场评估。

苏州市从2005年起,每年对当年有螺环境的药物灭螺质量进行现场质量评估。选择当年有螺并且已进行过药物灭螺的环境,主要是鉴定土表和土层内钉螺死亡率。土层内钉螺死亡率鉴定采用铲表层泥土3~4厘米深,每个环境取土3~5框,每框0.11平方米,用水筛洗的方法,土表采用全面搜查的方法。对用药情况、两次用药之间的间隔时间、施药方法(喷洒、浸杀、沿边浸杀)、环境清理、每次用药后是否进行效果观察等各项灭螺技术要求进行咨询和综合评价。市级评估对各地灭螺质量起到了推动作用。从市级抽查和镇湖自查的数据观察,尽管有抽样的误差,2007年市级抽查数据和自查数据两者基本相同,说明2007年灭螺质量达到了理想的标准(表6-7)。

表6-7 苏州市2005—2008年对镇湖灭螺质量现场评估数据

年份	环境类型	土层钉螺死亡率(%)	土表钉螺死亡率(%)
2005	稻田	88.00	95.00
	宅基地	81.80	80.00
2006	3处	31.67	
2007	3处	100.00	
2008	2处	97.02	

5. 巩固性灭螺

根据钉螺的生态习性,一次药物灭螺或一年药物灭螺是灭不净的,需要多年多次反复灭螺才能全歼。

按照《苏州市血吸虫病防治业务技术方案》的要求,对没有改造环境的10年内的有螺环境,每年进行药物巩固性灭螺。

镇湖根据上述特点和要求,在抓紧当年螺点灭螺的同时,认真开展每年的巩固性灭螺,为巩固上年灭螺成果和巩固未改造地段无螺成果做了大量工作。

从1997年到2011年的15年间,镇湖投入了大量的人力、药物,进行了富有成效的巩固性灭螺,相应换取了有螺面积逐年稳步下降的成果(表6-8,图6-3)。

表6-8 1997—2011年巩固性灭螺情况统计表

年 份	用工数	巩灭面积(平方米)	年 份	用工数	巩灭面积(平方米)
1997	896	154800	2005	1200	150000
1998	1128	149816	2006	4563	456325
1999	3420	144800	2007	2513	251285
2000	4396	219800	2008	2412	241195
2001	4488	219800	2009	2438	203156
2002	4700	219800	2010	1930	212156
2003	1200	150000	2011	2690	181100
2004	1156	144520	合计	40039	3098553

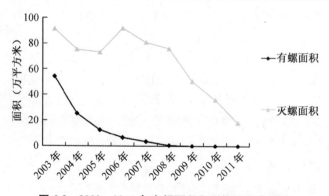

图6-3 2003—2011年有螺面积和灭螺面积曲线图

四、结合经济社会发展彻底改变钉螺孳生环境

1. 结合太湖大堤加高、加固工程改变钉螺孳生环境

1999年太湖地区暴发特大洪水,水位最高达到5.15米,给太湖周边城市及长三角经济社会发展带来了极大的影响。太湖大堤原顶高6米,顶宽5米。2000年,为了保证太湖水造福一方百姓,水利部门决定加高、加固太湖大堤,杜绝特大洪水对太湖周边的影响。

血防部门考虑西村太湖滩有螺面积大、有螺滩块环境复杂,加固太湖大堤是个千载难逢的机遇,抓住机会将灭螺工程结合加固太湖大堤工程开展,会起到事半功倍的效果。其方案为：① 灭螺采取土埋和药物相结合的方法；② 灭螺药物使用氯硝柳胺，严格掌握药量，宜拌土撒药；③ 有螺表土处理尤为重要，必须深埋；④ 加强专业人员现场指导，防止药害发生；⑤ 做好现场工程的协调工作，共同保证灭螺质量。具体做法是，在大堤基底部构筑高 1.5 米、宽 10 米、长 1500 米的灭螺带，以彻底改变钉螺孳生环境。工程自 3 月份开始，历时 1 个多月，于 4 月底全面竣工。整个工程耗资 25 万元，经费来源分别为：苏州市血地防办 7 万元，吴县水利局 6 万元，吴县财政局 5 万元，吴县卫生局 5 万元，太湖渔管会 2 万元。

工程起到了以下几个方面的作用：

一是覆盖了部分有螺环境。加固工程需用生土，在太湖湖滩去除表层土方，挖取深部生土填埋堆高太湖大堤，覆盖了紧靠大堤的部分有螺环境。

二是将湖滩部分表层有螺土回填到挖生土形成的深坑，解决了部分有螺土的处理。

三是将湖滩外侧有螺表土挖至大堤基底部，再用生土覆盖，拌以灭螺药物，压紧、压实，形成灭螺带。

四是将湖滩外侧芦苇全部清除，防止少量钉螺残存。灭螺工程完成后，将灭螺工程区域向外侧延伸 30 米范围湖面内的芦苇全部清除干净。

通过太湖大堤加固工程结合灭螺，消灭了西村太湖滩 75000 平方米有螺面积，至今未曾复现。

2. 结合环太湖大道建设，改变太湖沿线钉螺孳生环境

2004 年，水利部门决定在高新区境内实施太湖大堤加固路基工程。工程完成后，现取名太湖大道。工程基本沿原环太湖大堤走向，部分路段由内侧挪向太湖湖侧，大部分路段接近太湖水域。起点从镇湖安山港闸开始，止于通安镇与相城区望亭镇分界线，新建大堤全长 24.441 千米，在镇湖境内长度近 20 千米。

路基按三级公路等级设计，纵断面采用百年一遇洪水高程 7.0 米，全线采用四车道路基，路基按 29 米施工，顶宽 18.6 米，是 2000 年前太湖大堤顶宽的 3 倍以上。

路基加固工程的土源全部来自太湖围湖取土。工程方从马山至大小贡山，大小贡山至通安田鸡港打起围堰，排干其中的湖水，在湖底开沟，沥掉泥土水分，作为路基使用的土方。工程总清理不良土质 45.48 万立方，路基灰土填筑 200 余万立方。新建桥梁 14 座，箱涵 2 座。新建沿太湖一侧的防洪挡墙 5053.37 米，新建护坡 880.69 米（不包括顺堤护砌）。工程造价高达 2.1 亿元人民币。

路基加固工程沿路覆盖的面积为 53 万多平方米，途经镇湖太湖滩有螺环境的 2、3、4、5、6、7、8、9、11 号环境，覆盖了这些有螺环境的大部分面积的有 2、3、4、7 号环境，覆盖了小部分面积的有 8、9、11 号，沿着边缘擦边而过的有 5、6 号环境。太湖大道所经的环境，原来太湖滩剩余的有螺环境相对小得多，灭螺难度相应下降，可以分门别类地制订灭螺方案，有针对性地采取措施予以解决。

太湖大堤工程充分利用太湖地区的自然条件，分别对大堤迎水面地块、景点、路肩、护坡实施绿化，规划建设了总面积为 110 万平方米的大堤绿化景观工程，形成了水乡湿地田园风貌区、生态景观农业体验区、马山滨湖生态园、乡土织绣艺坊展示区、山体健身游憩区五大景区，设有枫林唱晚、碧水长天、金柳芳堤、镜湖春秀、晚香船影、芦荡雪飘、暗香残雪等10余处观赏景点,大堤路基所需近300万方土源全部来源于太湖清淤取土工程,为灭螺及巩固灭螺成果提供了环境改造的支持。太湖大堤道路和绿化景观工程的顺利实施,从根本上解决了高新区西部地区太湖防洪问题,有力改善了西部地区交通条件,也为广大市民提供了一个旅游休闲的好去处,凡是道路、绿化覆盖的环境,成为永久性消灭钉螺的环境,更为保护太湖生态环境,建设新农村和致富农民打下了坚实基础。

五、改造钉螺孳生环境加药物灭螺

由于太湖滩有螺环境复杂,用单一的药物灭螺方法难以杀灭和控制钉螺。

实践证明,改造钉螺孳生环境加药物灭螺(简称"工程灭螺")是控制太湖有螺滩的最佳方式。从2001年年末开始,到2008年年底,太湖有螺滩1号至11号环境的治理,即采用"工程灭螺"方法。施工基本运用机械化手段,混凝土基本为标号较高的成品混凝土。对地质条件复杂的环境采用地质勘探,了解底细后才设计图纸。灭螺工程采用因地制宜、科学防治的形式,先难后易,逐个解决,各个环境,各种方案,几乎无一雷同,书写了血防灭螺工程新的画卷,为歼灭太湖有螺滩的钉螺奠定了基础。在8年的时间跨度内创造了有螺面积最大、有螺长度最长、环境最复杂、投入经费最多、工程频度最高等苏州血防史之最。

1—11号太湖有螺滩"工程灭螺"情况简述于下。

1. 太湖滩有螺(马山)1、2号环境

(1) 基本概况。

镇湖镇马山村西侧和北侧临太湖,村东侧有马山港套闸,西为马山石场,北侧太湖边有一条避风港,避风港内侧是太湖大堤,防浪堤外侧抛石防护,避风港两侧及防浪堤外侧芦苇丛生。

2001年6月在避风港两侧及防浪堤外侧发现有一定数量钉螺分布。市、区领导指示有关部门制订方案,及时实施,保证群众的健康。2001年10月,苏州市血地防办公室委托苏州市水利设计研究院对此项工作制定相关的工程措施。

工程范围大体为:1号有螺地段,避风港堤岸,由沙石、芦苇滩构成,长1000米,宽20米;2号有螺地段,马山港至石矿避风港堤岸入口,长1000米,宽5米,以芦苇滩为主。

(2) 实施工程的必要性。

钉螺是血吸虫的中间宿主。血吸虫病对人体的危害极大,甚至危及生命。近年来钉螺死灰复燃,当地人民群众的健康又面临威胁。当地水产养殖是村经济的支柱产业,大部分家庭都有人员从事与水产相关的工作,长时间地接触有钉螺孳生的水源,感染上血吸虫病的机会大大存在。当地的养殖业以虾、蟹为主,大部分运往外地销售,疫区范围也会扩大。另外,钉螺吸附在浮游植物上,随水流漂移,会加大防治难度。

各级领导非常重视有螺环境的治理,本着对人民负责的态度,要求有关部门必须及时、有效地处理,保障人民群众的生命健康不受威胁。

(3) 工程措施。

钉螺是一种两栖生物,喜好生存在芦苇滩地、水陆交界处,不能长时间生活在水下。为保护当地自然环境,尽量少用化学药剂,而达到消灭钉螺的目的,针对钉螺的习性,制定

以下几种工程措施：

第一种：在发现钉螺的河岸边，修筑浆砌石护坡或楼板护坡，将河岸硬化封闭，使钉螺丧失生存环境。

第二种：挖除避风港的外侧，使水陆交替变为长期淹没在水下，改变钉螺的生存环境；内堤滩地上覆盖50~80厘米厚土层，将受钉螺污染的土层埋深，使钉螺窒息死亡。

第一种方法投资比较大，根据经验须投资45万元左右，而且地形复杂，施工难度比较大，防治比较彻底。第二种方法简便易行，可采用水上挖掘机施工，投资在20万元左右。对上述两种方法比较后，经市、区两级血防部门同意，综合使用两种方法，东侧滩地挖除至最低水位下，西侧采用浆砌石挡墙硬化河岸，避风港外堤挖除至最低水位下。

施工前先清除芦苇杂草，由血防部门喷洒杀灭药剂。东侧从马山套闸西侧至钻孔T341-3位置采用人工降低滩地至▽2.2米高程，钻孔位置T341-3至马山采石场河岸砌筑浆砌石挡墙，硬化河岸，挡墙后滩地覆土50~80厘米。考虑挡墙施工及现场实际地形，需要填筑围堰。东侧围堰顶宽1米，顶高程▽3.5米，边坡1∶2；采石场西侧围堰考虑挖掘机通道，顶宽5米，顶高程▽3.5米，边坡1∶2。太湖枯水位一般为▽2.5米，故防浪堤挖除至▽2.2米。最后挖掘机退场后，用抓斗式挖泥船挖除剩余土方。

考虑施工会对当地水产养殖业产生影响，当地水产大约在11月中旬收获，太湖枯水期一般为当年11月至次年的4月底，故开工时间确定在11月底，次年2月底完工。

（4）工程投资和资金筹措。

投资概算28.7558万元。

资金筹措。工程资金由苏州市血地防办公室根据市政府办公室〔2001〕4号会议纪要精神筹措。

（5）环境评价。

实施本工程后不仅改善了当地的水源环境质量，而且对整个太湖水源也是保护。当地的水产养殖业比较发达，消灭钉螺不仅是对从业人员身体健康的保障，而且有利于防止钉螺的扩散和血吸虫病的流行。

（6）经济效益评价。

因灭钉螺是血吸虫病防治的一项重要内容，属于社会公益工作，本身并不产生经济效益，对国民经济的贡献是间接的，故不做经济效益评价。

分组工程量清单：略（详见附件）。

各项单价分析表：略（详见附件）。

工程于2001年12月25日开工，2002年2月25日初步完工。省、市有关专业人员于4—5月现场对照设计检查，提出修复完善意见。镇政府组织有关力量进行了工程的完善修复。

2003年3月，省、市有关部门和工程技术人员参与了工程验收。工程造价原设计28.3万，实际使用43.6万。验收意见为：工程基本合格，尚需药物巩固。

2．太湖滩有螺3号环境

3号有螺环境位于马山村避风港入口至太湖滩"牛眼睛"，环境为芦苇滩及岩滩，以现有连接石场与太湖的河道为界，分北侧和南侧。现场测量核实，3号有螺环境北侧长175

米,宽60米,有螺面积10500平方米;南侧长295米,宽60米,有螺面积17700平方米。灭螺范围28200平方米。

镇湖街道村镇建设办公室根据工程的有关规定及招标要求主持竞标。于2006年5月29日进行公开、公正、公平招标。苏州鸿源市政建设有限公司中标。为了确保工程的质量,街道办委托苏州联合工程顾问公司作为血防3号工程的监理。

施工单位按照工程方案,于6月9日开始组织施工。

3号环境南侧太湖滩沿水线建造295米小挡墙,高度为1.3米,将墙外的有螺土挖至枯水位以下,全部移于小挡墙内侧。3号环境采用土埋结合药物处理有螺环境。在土埋前进行环境清理,割除所有芦苇、杂草。用推土机把有螺泥土向低洼处推平,再在上面布撒生石灰(1.5千克每平方米),在外侧用装好泥土的塑料袋筑坝,内侧用无螺泥土覆盖,高度为0.5米,第二次布撒生石灰(1千克每平方米)一次。在土表用氯硝柳胺8克每平方米喷洒。

施工队动用两台岸上挖机和一台水上挖机及一台推土机,使用生石灰59吨。

为了保质保量完成好这次灭螺工程,有关方面多次深入工地现场,检查和监督工程的进展情况,多次督促施工队伍一定要保质保量完成好这次灭螺实事工程,为人民健康造福。市、区有关血防专业技术人员多次到现场调查研究,对在施工过程中遇到的困难及问题当场解决,并对灭螺工程的灭螺效果进行全程跟踪监测,于6月20日投放包好的活钉螺500只,共计25袋,埋于覆盖土中,经过一个月后观察,取出的11袋共220只钉螺全部死亡,填土高度经测量达0.51米,符合工程设计要求。

3. 太湖滩有螺4号环境

4号有螺环境位于马山村"牛眼睛"到马肚里闸,环境均为芦苇滩,灭螺范围长700米,宽50米,有螺面积为35000平方米。滩块主要为淤泥与芦苇。

为更好地控制和消灭钉螺,降低太湖芦滩钉螺密度,防止其向内陆继续扩散蔓延,巩固内陆有螺环境的灭螺成果,市、区、街道有关部门研究决定,对太湖滩有螺4号环境采取综合治理的方法。

(1)生石灰撒粉法加土埋灭螺。

经现场试验发现,生石灰撒粉加土埋的方法是较为理想的灭螺方法,无污染,不影响太湖水产养殖及水资源。灭螺时间选在2003年12月至2004年2月。

① 清理环境,人工割除全部芦苇、杂草。

② 对距太湖大堤20米以外范围的有螺滩地进行挖土,首先将其挖至15厘米深,并将所有挖出的土覆盖于近太湖大堤侧的20米范围内的有螺滩上(包括实际勘察中发现的15个水潭),要求该20米范围的滩地内除少数几个比较大的水潭外,其余环境均要覆盖平整,然后再在该土表上均匀播撒生石灰粉(1.5千克每平方米)后夯实压紧。在挖土前需注意以下几点:可在清理环境后,在距太湖大堤20米处做一明显标记,使之与其他环境划清界限,以便更好地控制挖土的范围;如果20米范围内有与太湖相通的水潭时,不能覆盖以上所挖出的土,以免造成钉螺向太湖扩散。

③ 在完成上一步挖土工作的基础上,对近太湖大堤侧的25米范围外的滩地进行再一次挖土工作,要求至少再挖35厘米深(挖土方不少于5000立方),使之全部淹没于太

湖水下,然后再将所挖出的土全部均匀覆盖于近太湖大堤侧的25米范围内,并要求将该范围内的所有水潭全部填平(包括与太湖相通的水潭)。若填水潭所需土方不够,可继续挖土填埋,直至将所有的水潭填平。最后在该土表上再一次均匀播撒生石灰粉(1.5千克每平方米)后夯实压紧。

④ 工程结束后,由镇湖街道灭螺队对该环境用灭螺药物进行巩固性灭螺工作,以保证灭螺工程效果的巩固。

(2) 马肚里闸延伸石驳岸硬化环境。

对马肚里闸进行延伸石驳岸硬化环境,以辅助太湖滩马肚里的土埋灭螺,从而彻底消除因太湖与内陆水系相通而造成钉螺向内陆扩散的危害。

时间在2003年12月至2004年2月。

在马肚里灭螺的基础上,对其马肚里闸进行驳岸硬化,要求驳岸在不影响水道的情况下从闸两侧向外形成喇叭口形延伸,每侧延伸50米,即先向外延伸25米,然后沿太湖湖岸再延伸25米,驳岸下端宽1米,上端宽0.5米,高1.5米(其中驳岸石基0.5米),石块之间不能留有缝隙,且驳岸表面光滑平整,具体工程设计(包括施工图纸、费用预算)由镇湖街道水利站完成。

工程签协议金额21.3万元,实际使用经费28.75万元。

2004年4月9日,苏州市血地防办公室会同高新区社会事业局组织有关部门、有关人员,对工程进行了验收,验收意见如下。

① 灭螺方案设计合理。灭螺方案采用了改造钉螺孳生环境和药物灭螺相结合的方法,考虑和控制了药物灭螺对水产的毒性及对环境的污染,关键技术设计科学,采用了传统和创新的灭螺方法;在太湖马肚里闸出入口两侧建造石驳岸,防止太湖滩钉螺向内陆扩散、迁移,兼顾了水利、防洪大堤的护坡和航运便利。

② 施工工期和工程范围。施工工期为太湖枯水期的2月初至4月初。工程范围达到方案要求。

③ 工程质量监督规范。在工程实施过程中,市、区血防专业人员采用有效手段,对工程质量进行了全过程质量跟踪,各项指标符合设计要求;还根据工程进展中出现的实际情况,修订和完善了原方案。

综上所述,工程符合设计要求。

4. 太湖滩有螺5号环境

太湖滩有螺5号环境位于石帆村太湖大堤马肚里闸南侧,是一处环境特别复杂、钉螺螺情也很复杂的地段,更是石帆村内陆环境钉螺输入的源头。1997年以来曾实施过药物加土埋等灭螺措施,效果不够理想。现状是滩块中间因加固太湖大堤取土而形成深坑,滩面上芦苇、杂树等各种植物密布,单纯的药物灭螺难以奏效,需要运用改变、改造环境的方式达到歼灭钉螺的目标,故列入灭螺工程。

(1) 工程范围。

5号环境工程灭螺主要有三项:一是建长252米的挡墙;二是挖深挡墙外侧的外堤及滩块至▽2.5米,将挖除物移至挡墙内均匀铺于滩面,使挡墙外由水陆交替变为长期淹没于水下;三是将生土或无螺土覆盖于挡墙内侧滩块0.5米以上,并压实。

（2）工程地质。

据苏州地质工程勘察院2005年4月编制的《苏州新区镇湖石帆芦苇滩5号血防工程地质勘察报告》，本工程地段勘探深度范围内15米以浅岩、土体可分为5个工程地质层，6个工程地质亚层。自上而下分为：① 素填土：灰黄色，松软，以黏性土为主，夹杂碎石，多有芦苇根茎，局部地段为淤泥；② 含碎石黏土：青灰至灰黄色，可塑至硬塑，含铁锰质结核，粒径3~5毫米，夹杂碎石，呈棱角状，为山前坡残积层；③ 亚砂土夹亚黏土：灰黄色，稍松至中密，饱和，含少量铁锰质氧化斑纹，具层理，夹薄层状黏土；④ 亚黏土：灰黄至灰色，软塑，层上部多有铁锰质结核，局部间夹薄层状粉性土；⑤ 亚砂土夹粉砂：灰色，中密，饱和，主要矿物成分以长石、石英为主，云母碎片次之，分选性好，级配差；⑥ 石英砂岩：浅灰色，中粒至细粒结构，块状构造，矿物成分主要为石英石，长石次之，中等风化，裂隙发育，裂面多有铁质氧化物。

经分析，②含碎石黏土层压塑偏低，工程性能良好，地基允许承载力为220kPa。该土层为本工程拟建挡墙理想的天然地基浅基础持力层。

（3）挡墙形式。

挡墙采用重力式浆砌块石结构，挡墙底板采用C15砼，底板面高程为▽2.0米，挡墙压顶高程为▽4.0米，压顶采用C20砼。挡墙墙身采用M10浆砌块石，勾平缝。

（4）墙后回填土。

回填时需分层压实，控制回填速度及回填土的含水率，以防回填土对挡墙造成损坏。挡墙内侧滩地需进行覆土，顶高▽5.0米，与挡墙连接处以1∶10斜坡过渡。挡墙外侧外堤及滩地需挖深，挖深后的顶标高控制在▽2.5米。

（5）伸缩缝。

挡墙每15米设一道2厘米厚的四油三毡伸缩缝。

说明：

① 图中高程采用吴淞体系，单位以米计，其余尺寸以厘米计。

② 挡墙长252米，底板为C15砼，振捣需密实。底板面应凿毛处理后方可砌筑，石笋采用梅花形布置，间距1.5米，石笋露出底板至少15厘米。

③ 墙身砌筑前，应放样立标，拉线砌筑。砌石无裂纹，风化石不得使用。块石砌筑前应将砌石刷洗干净，并保持湿润。砌石底部采用M10砂浆坐浆，砌石间砂浆振捣须密实。砼灌砌块石所用的石子粒径不宜大于2厘米。砌筑时，块石净距应大于石子粒径，不得采取先嵌填小石块再灌缝的做法。砌石要求平整、稳定、密实和错缝。挡墙勾平缝。

④ 墙后回填土需分层压实，控制压实度≥90%（轻型击实标准）。淤质土、腐蚀土严禁墙后回填。

⑤ 挡土墙每隔15米设2厘米宽伸缩缝，缝内填充三毡四油。

⑥ 本工程开挖后需验槽。挡墙基坑须清除淤泥，挖至设计高程，遇不良土层，须及时通知设计院会商处理措施。

⑦ 由工程地质勘察报告可知，在钻孔桩号S9处基坑土质较差，需挖除①层土，厚度约30厘米，以C15夹石砼回填。而在钻孔桩号S10处基岩出露，基岩面高程在▽2.6米左右，长度约10米，此处挡墙底板需抬高。

按上级的精神,实行公示报名,预算于2005年3月28日下午实行公开、公平、公正的开标。由苏州市永托建筑安装公司中标。需在汛期前完成工程。中标公司因为时间紧、任务重、环境差、难度大,为了尽快进行施工,立即组织研究方案,创添设备,在2005年4月1日进场施工,按设计的要求,定位筑围堰,开挖驳岸基础。经甲方聘请南通全大地建设监理有限公司进行监理合格后开始实施驳岸工程,驳岸工程全长233米(预算252米)。在驳岸施工结束前,因太湖大道的施工建设,周边村民无法停渔船,暂停在驳岸内深水潭内,影响工程施工。经做多方面的工作,并花资金搬迁到驳岸外,才完成了驳岸工程。

填土覆盖是工程内容之一,施工环境差,有3个巨大、较深的水潭,把围堰的泥土及驳岸外露出水面的泥土按血防工程灭螺的要求挖到水面下30厘米。把多余的泥土用水上挖机分次盘驳到驳岸内,因驳岸内土方用量大,又要达到设计要求,经请示上级领导及水利部门协商,将500米外的残余土用卡车运输进行覆土,克服了多种困难,完成了填土的任务。

在施工中,增做了几项新的内容:① 按苏州市血地防办公室及市、区疾控中心的灭螺要求,覆土时分两次均匀撒石灰。② 在设计预算外,驳岸外有一高土方,按上级领导灭螺的要求,给予挖掉,现大部分已挖,但还有部分土需等村民的渔船可停到内港时再挖。③ 按上级主管部门及专家的要求,为了防止填土层表面有活的钉螺,对填土表面使用6克/升氯硝柳胺进行2次喷洒,把残余钉螺杀死。

在街道办及卫生院、监理公司的监督下,按水利设计院的要求,保质保量、克服各种困难,经过2个多月的苦战,施工方完成了本工程。共使用经费45万元。

5. 太湖滩有螺6号环境

6号环境位于米子山至金鸡山,长度为960米,宽度平均37米,有螺面积35520平方米。有螺环境50%是芦苇滩,余为沙石滩。常规的灭螺方法难以在6号环境施行。综合环境特点和灭螺策略,决定采用生石灰撒粉、土埋及氯硝柳胺灭螺。具体施工程序为:① 用推土机将环境推平。② 在有螺环境土表撒生石灰粉,平均1.5千克每平方米。③ 第一次覆土。沿太湖芦苇滩岸线挖土,宽度为5米,深度为1米。将挖出的泥土覆盖在内侧10米宽的范围内,使覆土达0.3米。当土方不够时,将从其他地方取土覆盖,达到平均覆土0.3米。④ 在上述环境第二次撒生石灰粉,平均1.5千克每平方米。⑤ 第二次覆土。在有螺环境平均覆土0.2米以上。⑥ 用氯硝柳胺6~8克每平方米在土表进行巩固性灭螺。

2007年9月招投标,2008年1—3月施工,5月工程结束,8月工程验收。工程经费预算27.7705万元。该灭螺工程土方量为35520立方,使用生石灰粉106.56吨,平整环境35520平方米。使用工程款49.25万元。

6. 太湖有螺滩7号环境

7号有螺环境为杵山脚下的芦苇沙石滩,有螺范围长500米,宽30米,有螺面积15000平方米。该环境用常规的灭螺方法难以消灭,只有改造、改变原有环境,才能有效控制钉螺的孳生。2005—2006年,高新区建设管理局结合太湖大道景观建设,在7号有螺环境太湖滩砌挡墙;在沙石滩上堆土,进行绿化造景,形成宜人的景观带。通过景观建设,消灭了该环境的钉螺。7号环境建设及3号环境部分覆土,共改造了58200平方米原有螺环境及其延伸处。

7. 太湖有螺滩8、9号环境

太湖有螺湖滩8号环境位于上山村太湖滩新房子到新盛闸,9号环境位于上山村新盛闸至防浪坝和入口处,均为芦苇滩。8号环境长度约为500米,宽度20米;9号环境长度约为250米,宽度40米。

街道村镇建设办公室主持竞标。8号、9号有螺环境血防工程作为一个标段由苏州鸿源市政建设有限公司中标。苏州联合工程顾问公司作为血防8号、9号工程的监理。

按照工程方案,鸿源公司施工队于2006年6月9日开始组织实施血防8号、9号环境灭螺工程。首先清理现场的环境,人工割除全部芦苇杂草,并在距太湖大堤外侧的50多米范围内的有螺环境均匀布撒生石灰(1.5千克每平方米)。然后再对距太湖大堤25米以外范围的有螺滩进行挖土,挖出的土经过多次的盘翻,覆盖在近太湖大堤25米以内范围的有螺滩上,第二次用生石灰(1千克每平方米)在覆土的上面布撒一次,然后压实、整平。

6月20日投放包好的活钉螺500只,共计25袋,埋于覆盖土中,经过一个月后观察,取出的11袋共220只钉螺全部死亡,对8号、9号环境土表土抽样30框,未发现存活钉螺。填土高度经测量达0.51米,符合工程设计要求。

在原9号环境西南,长56米,宽24米,面积1344平方米的残余滩,要求一次性扩大灭螺,防止后患,方法按原设计方案实施。8号血防工程原有一水潭,测绘时污泥较少,由于镇湖街道新农村建设,清理河道时污泥全部堆入工程的水潭中,使水潭中积淀了大量的污泥,需清除大部分污泥后施工。

8号、9号和3号环境的灭螺工程由同一个施工单位承包,共使用灭螺工程经费45万元。

工程结束后,高新区社会事业局组织了验收,其评价如下:

① 灭螺工程方案设计合理,可行性好,施工符合要求。三处灭螺工程采用了土埋结合撒生石灰粉灭螺的方法,改造钉螺的生存环境,达到了消灭钉螺的目的。避免了因使用化学药物对水生生物的毒害和对环境的污染,同时,在太湖大堤外侧增加泥土的覆盖厚度,有利于营造自然生态环境和保护太湖大堤。3号有螺环境的外围做土坝,内侧撒生石灰粉(1.5千克每平方米),而后覆盖无螺土0.5米以上,最上层再覆盖生石灰(1千克每平方米),平整压实;8、9号有螺环境先覆盖生石灰(1.5千克每平方米),然后将外侧有螺土挖至内侧约25米内,将外侧深部泥土覆盖在内侧,表层再覆盖生石灰(1千克每平方米),平整压实,上述施工过程均符合灭螺工程方案设计要求,施工工期和工程范围基本符合灭螺工程方案的要求。

② 工程灭螺质量监督规范,达到了预期的灭螺效果。在工程的实施过程中,市、区、街道血防专业人员采取较为科学的方法,对工程的灭螺质量进行全过程质控。7月17日,区疾病预防控制中心组织有关人员对太湖滩三处灭螺工程进行灭螺效果观察,土表设框查螺未发现钉螺,土层筛螺未发现活钉螺,灭螺工程前投放在土内的考核用钉螺11包220只,全部死亡,说明近期灭螺效果良好。镇湖街道聘请苏州联合工程顾问有限公司为

工程监理公司,对工程质量实施监督,保证了工程质量。

③ 鉴于钉螺生态的特性,镇湖街道要进行较长时间的巩固监测工作和必要的巩固性灭螺,以巩固灭螺成果。

8. 太湖有螺滩 10 号环境

太湖有螺滩 10 号环境位于上山村太湖大堤外的防浪坝,大堤长 1030 米,两坡加顶宽约为 13 米。为石块垒砌而成,基本废用,大堤水线上下遍布芦苇。虽然人迹罕至,但上面分布大量钉螺,如不消除,势必成为钉螺扩散的源头。鉴于苏州境内禁止开山取石,建筑用石来源紧缺,价格上涨。10 号环境的石块成为邻近村民建筑用石的意向,未经批准,大量表面能搬动的石块,被需要者擅自运走,数年下来,大坝已逐步瘦身。2008 年 12 月,时值太湖水位处于常年最低水位。镇湖采取降低大坝高度的方法,置大坝于常年水位线以下达 8 个月,实现控制钉螺在大坝上不能生存的目标。具体方法是,将大坝的石块和泥土全部推向两侧的太湖水中,肉眼直接观察看不到高于水面的泥土和石块。

工程耗资 15 万元左右。

9. 太湖有螺滩 11 号环境

镇湖太湖滩 11 号有螺湖滩原有螺长度 500 余米,面积 5000 平方米。2004 年原 11 号有螺环境向西北又发现了钉螺,延伸长度 1057 米,分 12 个小环境,总面积 13164 平方米。从 10 号有螺环境起,断续间隔有螺,一直延续至三洋自然村太湖滩老杨树止,有螺长度约 2000 米。

太湖滩 11 号有螺环境灭螺工程由镇湖街道组织实施,通过工程招投标,苏州枫桥建筑工程有限公司中标施工。具体工程要求按高新区疾控中心制订的灭螺技术方案执行。工程于 2007 年 2 月 25 日开工,3 月 27 日竣工。

工程中少量宜挖除者控制在常年水位线以下,大部环境以撒生石灰粉加土埋灭螺为主,通过改造钉螺的生存环境,达到消灭钉螺的目的。整个工程在清理环境后分段施工,在覆土地块表面撒生石灰粉 2 千克每平方米,再取无螺土覆盖其上,覆土高度 0.5 米以上,压实后表面撒生石灰粉 1 千克每平方米。近水侧面与水面成 45 度坡。工程共用生石灰粉 28 吨,生石灰粉铺撒量达到 3 千克每平方米;测量填土标高 0.6 米,达到了工程设计要求。

4 月 7 日至 9 日,镇查螺专业队对竣工环境进行普查,土表设 422 框,未查获钉螺。对灭螺工程前投放的首批考核钉螺(满 30 天)5 包 90 只进行观察,死亡率达 97.78%,达到近期灭螺效果。

工程造价为 46.77 万元。

11 号环境灭螺工程完工。又值环太湖大道建设水泥石驳岸护坡,高度约 1.5 米,将此环境沿太湖岸线全部硬化改造,进一步巩固了灭螺成效。

10. "工程灭螺" 小结

镇湖太湖滩有螺面积共 365820 平方米,环境非常复杂。经过 8 年逐个实施的有针对性的、富有特色的"工程灭螺",解决了 1—11 号太湖滩有螺环境及西村有螺湖滩的灭螺问题。其中,7 号环境为高新区建设管理局结合太湖大道景观建设而改造了钉螺的孳生环境,是唯——处非专题血防"工程灭螺"。此处投资 80 多万元。其余有编号的 10 个环境(即1—6,8—11号环境)及西村有螺湖滩的灭螺,均是血防"工程灭螺"为主,局部结合水利和道路工程建设。

按照"工程灭螺"方式,运用血防经费支付工程款,有编号的10个环境工程款计273.37万元,加上西村灭螺经费25万元,共投入298.37万元。包含7号环境80多万元计算,共使用工程款超过370万元。

按照全部工程款与有螺面积平均计算单价,每个平方米的有螺面积工程投入费用约10元。工程历时8年,开支的工资标准和物价不尽相同,忽略其中的物价指数变动,仅以投入总数计算。

按目前可操作的物价计算,其中包括灭螺用的药物氯硝柳胺、生石灰等费用,灭螺机器的购买及损耗,使用的汽油、柴油等物资消耗,药物、器材到现场的运输费用,灭螺时每人每工清理环境的工作量及单价,每组4人操作机器灭螺可灭的面积数所需的人员工资,从账面理论上初步计算,对镇湖太湖有螺滩全部有螺环境保质保量灭一次,至少需75万元;一年灭两次,至少150万元。整个的"工程灭螺"已投入总金额大约相当于2年的灭螺工作量所需的费用。

在血防科学防治理论的指导下,摸清钉螺分布环境,制订科学的灭螺工程方案,继而按方案施工,结合药物和生石灰粉的合理使用,加强"工程灭螺"的质量控制,"工程灭螺"完成后,完全改变了钉螺的孳生环境,在原有螺环境很难再找到一个活钉螺了。"工程灭螺"的效果能达到方案设计的要求:一是彻底消灭了钉螺;二是减少了查螺面积,实施"工程灭螺"的地方不用开展查螺,也即减少了日后血防监测的工作量,节省了查螺投入;三是经测算,全部太湖有螺滩一年灭螺两次,需5~6吨氯硝柳胺,"工程灭螺"完成后,可以大大减少药物对太湖水质的影响。可谓一举三得。

假设仍然施行常规的药物灭螺手段,按照目前的巩固性灭螺措施,发现钉螺后要灭十年,如果钉螺复现,巩固性灭螺年限更长,因为常规的灭螺方法不能保证钉螺杀灭率达到100%。另外,随着工价和物价的上升,药物灭螺的开支也会随之增长,等到实现总体控制目标时,其总费用将比"工程灭螺"总支出高出若干倍。

"工程灭螺"效益远高出常规药物灭螺,并且"工程灭螺"取得的效果十分显著,使镇湖有螺面积有效下降,超过54%的有螺面积的灭螺效果巩固。

六、查病治病

1. 人群查病

镇湖历年来按照上级关于查清治愈血吸虫病病人,保护和恢复人民群众健康的要求,认真开展人群血吸虫病查病工作。据不完全统计,共完成查病102982人(次)。

最早的查病年份在1956年,第二次在1960年,20世纪60年代缺乏其他年份的记载;1970至1976年(缺1974年)采用的查病方法为粪便沉淀孵化法,分别有三送三检、五送五检及七送七检。统计数据显示共查79569人(次),查出阳性病人25人(次)。最早的查出病人年份为1956年,查出9个病人。

20世纪80年代以来,查病基本采用综合方法,确诊病人的方法增加了血清免疫学方法,共查23413人次,查出病人9人。整个80年代缺乏查病数据,但1988年有查出环卵试验阳性病人16人的记录。

2. 治疗病人

现有的资料提示,查出的血吸虫病人除夹杂症外,大都于查到的当年得到治疗。治疗的药物分别为酒石酸锑钾、锑273、血防846、枫杨叶等,是否治愈或重复感染则无法考证。20世纪80年代以后,治疗的药物为吡喹酮,其疗效是肯定的。对确认的病人进行病原治疗;对血清学阳性、粪检阴性者进行扩大化疗;对有血吸虫病病史,未用吡喹酮治疗,仍有症状、体征者也实施扩大化疗。由于镇湖及其周围地区均无阳性钉螺,重复感染的可能性极小甚至可以忽略不计,因此吡喹酮治疗的疗效确切。

3. 青少年人群的监测

按上级血防监测方案的要求,应对当地中小学生每年开展200人左右的青少年人群监测,以观察敏感人群的血吸虫病感染情况。镇湖连续5年进行每年100~200人次的监测,均无阳性查出。

4. 外来人口的监测

镇湖地区外来人口数量约2000人,主要来自安徽、河南、四川、山东4个省,每年或者适当间隔一两年,结合卫生检查进行100人左右的检疫,未查出血吸虫病病人。

5. 部队侦察兵水上训练和武警部队水上训练的监测

镇湖山清水秀,环境宜人,太湖水绝大部分时间风平浪静,适宜水上训练。近年,分别接待了解放军侦察兵集训大队200余名官兵和武警部队官兵,进行3个月的太湖水上训练。参加解放军侦察兵集训的官兵来自14个省、市、自治区,其中相当数量是长江中下游血吸虫病疫区人员,从病史询问中了解到若干名官兵在家乡时有血吸虫病治疗史,因此开展血防查病十分必要。

市、县、镇三级血防医疗机构采用皮内试验和环卵试验两种方法,实查解放军159名官兵,皮试阳性53人,阳性率33.33%。对皮试阳性者抽血做间凝和环卵试验,血样经检测均为阴性,基本排除了感染的可能。用试纸条法实查武警部队223名官兵,均为阴性。

6. 哨鼠试验

用小白鼠在有螺水体进行血吸虫病感染现场实验,共进行两次。

第一次于2003年9月15日至17日,在市桥村通太湖的有钉螺河港内,放置了30只小白鼠,做小白鼠感染血吸虫病现场试验。方法是:将未感染血吸虫尾蚴的小白鼠装入特制铁丝笼内,每个铁丝笼放2只,自岸上放入测定可能感染的自然水体中,使小白鼠的四肢、腹部和尾巴等接触水面一定的时间,每天2小时,连续3天。然后取出,分别饲养,35天后解剖,检查肠系膜静脉有无血吸虫寄生。

调查点的距离是15~20米,每个点放小白鼠2只。在小白鼠感染试验时,有人看守,以防水蛇吞食或伤害实验动物。同时,记录当时的气温、水温和风向等。

饲养期间被猫吃了2只小白鼠,实际解剖28只,鉴定全部为阴性。

第二次于2004年8月19日至9月30日,小白鼠感染现场在太湖有螺滩水体。共20只笼,每只笼放小白鼠2只,共40只。在太湖滩选择5个点,每个点放4只笼。方法同上。

饲养成活35只,解剖结果显示均为阴性。

七、粪水管理

新中国成立后,镇湖成立爱国卫生运动委员会,开展以反细菌战为中心的爱国卫生运动。后爱国卫生运动转为群众性的卫生运动。50年代中叶,开展血防工作以来,提倡并逐步推广因地制宜的粪便管理,土法上马,主要的做法是,粪坑搭棚加盖,粪缸土法密封,定期封存,陈粪下田;马桶不下河洗,或集中倒洗。

1970年,全公社粪坑集中,搭棚加盖,陈粪施肥,马桶不下河洗刷。

1972年,在毛主席关于"把医疗卫生工作的重点放到农村去"的"6.26"指示纪念日后,结合爱国卫生运动,对重点大队粪管、水管工作,卫生队抽出一定人力定期巡查。

市岸大队加强了对粪便的管理工作。全大队,队队粪坑小型集中,粪便集体管理。有的队还配备了清洁员倒马桶。倒马桶基本做到不下河,巩固血防成果。

70年代,结合建造沼气池,开展粪便无害化管理。

70年代,为了保证群众能有清洁饮用水,大力提倡群众打井,改善饮水条件。对打井者,政府给予一定的补贴和支持。

由于粪便管理与农村用肥的矛盾,与群众的生活习惯、生活水平不符,以及群众缺乏科学防病知识,农村的粪便管理工作必须反复做、持续做。

80年代到90年代,随着创建卫生镇活动的深入,逐步将粪便无害化提上议事日程。1995年镇湖建成小型自来水厂,农村改水工作逐步展开。2000年,改水工程延伸到各村,实现了村村通水的目标。受益群众17064人,其中市镇受益人数2283人,受益率100%;农村受益率达85%。

90年代以来,随着镇湖建设步伐的加快,人民生活水平的提高,人们对卫生的需求提高。上级倡导的"清洁家园、清洁河道"的活动全面推开。所有的露天粪缸全部取消,转而改建无害化三格式粪池。家家户户用上了清洁卫生的自来水。人民群众在"两清"活动中抛弃了原有的陋习。现在,村庄整洁,家庭干净,河道洁净,卫生观念有了全新的提升。

第七章　科学研究及统计数据

一、血吸虫病在镇湖的分布

1. 钉螺的地域分布

(1) 有螺村及其所占比例。

镇湖原有行政村 13 个,查出有螺行政村 10 个;行政村调整为 10 个,有螺村为 8 个,占行政村总数的 80%。

(2) 有螺村有螺面积大小悬殊。

镇湖有螺村 8 个。各村有螺面积少者 200 平方米,多者 331553 平方米,村平均有螺面积为 83931.88 平方米。

有螺面积小于 1 万平方米的有 2 个村,其中新桥村为 200 平方米,市桥村为 9800 平方米,分析与引种水生植物有关。

有螺面积 1 万~2 万平方米的有 2 个村,山旺村 1.5 万平方米系太湖滩有螺面积,秀岸村的钉螺与其和有螺河道相通有关。

有螺面积 5 万~12 万平方米的有 1 个村,为上山村,有螺面积 5.4455 万平方米,与其与有螺太湖滩及有螺河道相通有关。

有螺面积 12 万~30 万平方米的有 2 个村,石帆村 12.0596 万平方米,西村村 12.7426 万平方米,均与太湖滩有螺面积占据 50% 以上有关。

有螺面积大于 30 万平方米的 1 个村,为马山村,其有螺面积达 331553 平方米,几乎是其他有螺村有螺面积之和;马山村之西、之北均为太湖,湖滩有螺面积占其有螺面积的 53.23%;境内的河道与三个太湖港闸相通,有螺河道面积占 6.84%,有螺水稻田面积占 27.94%,有螺山丘面积占 9.48%,余为旱地和沟渠。

(3) 太湖大堤及湖滩有螺长度和面积。

镇湖沿太湖湖岸线周长 20.86 千米。先后查到钉螺的湖岸线约有 12.4 千米,占湖岸线周长的 59.44%。太湖滩有钉螺分布的滩块为:朝北的太湖滩(包括 3 个村)、朝西的太湖滩(包括 3 个村)大部有螺,仅三湖村滩块无螺;朝南的太湖滩全部无螺。有螺湖滩的面积为 365820 平方米,占镇湖有螺面积的 54.48%。根据镇湖内河水源均来自于太湖水,且内河水位较太湖水位低的特点,有螺太湖滩是内陆大部分钉螺输入源头的可能性最大。

(4) 内陆有螺河道、沟渠、田块和其他有螺环境的面积比例。

内陆环境共有钉螺面积 305635 平方米,占镇湖有螺面积的 45.52%。

其中,河道有螺面积34417平方米,旱地有螺面积30197平方米,池沟渠有螺面积4847平方米,水稻田有螺面积186174平方米,竹园有螺面积20000平方米,山丘有螺面积30000平方米。占内陆有螺环境的比例分别是11.26%、9.88%、1.59%、60.91%、6.54%、9.82%。

内陆有螺环境有2个重点:其一是有螺河道,虽然比例为11.26%,但其承担了随河道水流,将钉螺传播和扩散的媒介作用;其二是水稻田,占据的面积达六成,是潜在的因生产因素导致的感染地带,也是水稻田水源下泄众多河沟,形成钉螺二次扩散的源头。

(5)钉螺分布高程测定。

运用不同型号的GPS现场测定,结合Google地图校正,对镇湖境内的钉螺进行了高程定位。太湖滩的钉螺基本分布在高程3~4米的湖滩地区;内陆环境的钉螺基本分布在高程3~5米的环境,丘陵地区的钉螺基本分布在高程10~20米的山区。

2. 有螺的时间分布

镇湖从1997年新发现2个村有螺以来,剔除重复发现的村,增加新发现的村,累计有螺村8个,最早出现在2005年。

镇湖从1997年新发现有螺面积27986平方米以来,发现钉螺最多的年份为2003年,有螺面积489534平方米。剔除重复发现的面积,增加新发现的钉螺面积,是累计有螺面积的概念。最多的累计有螺面积671305平方米,出现在2007年。加上1970年查出的150平方米有螺面积,镇湖的累计有螺面积为671455平方米(表7-1)。

表7-1 1997—2011年有螺村及有螺面积统计表

年 份	有螺村	累计有螺村	有螺面积 (平方米)	累计有螺面积 (平方米)
1997	2	2	27986	27986
1998	-	2	-	27986
1999	2	3	75500	103486
2000	1	3	500	103986
2001	4	5	82600	186586
2002	4	5	72400	186786
2003	5	5	489534	593720
2004	6	6	2545832	637690
2005	7	8	125742	653884
2006	4	8	67106	661990
2007	3	8	40315	671305
2008	2	8	5070	671305
2009	1	8	560	671305
2010	0	8	0	671305
2011	1	8	40	671305
备注			加1970年查出的150	671455

3. 钉螺的太湖岸线分布

(1) 钉螺分布与通太湖闸的关系。

镇湖境内有 10 个通太湖水闸,其中有 6 个水闸相关水系有螺,从北往南,分别为朱家港闸、郁舍港闸、马山港闸、马肚港闸、石帆港闸、新盛港闸。6 个太湖港闸外侧,即为太湖滩,其太湖滩均有螺,内侧河道程度不等地存在钉螺。而 4 个无钉螺分布的港闸,其外侧的太湖滩无螺,向内的河道至今也未查到钉螺。

(2) 钉螺分布与太湖滩距离的观察。

各村的钉螺分布与太湖滩的距离,最近的从太湖滩连续向内顺着水系分布,钉螺分布最远的距太湖滩约为 3 千米。

(3) 钉螺面积多少与所处太湖位置有关。

各村钉螺面积的多少,与所处位置、通太湖的港闸数及其河道有关。镇湖有螺面积最多的为马山村,有螺面积331553 平方米,占镇湖有螺面积的 49.38%。从地理位置等综合因素观察,有螺面积居多主要有三个原因:一是马山村地处镇湖西北端,西部和北部突出于太湖中,其周长的一半以上直接接触太湖水;二是其村境内与三个港闸相通;三是村内河道众多,均与三个有螺港闸连通,且数量不等地存在钉螺。

(4) 镇湖钉螺分布的基本特点。

内陆钉螺基本与有螺的通太湖港闸有关,与通太湖水系有关,沿着有螺河道向内陆分布。

4. 血吸虫病病人的分布

(1) 病人的年份分布。

1956 年首次开展血吸虫病调查,到 1972 年基本消灭考核,共完成查病 25433 人(次),查出病人 25 人(次)。

1973—1996 年,共查病 28562 人(次),查出病人 21 人(次);其中 1977—1995 年未查到资料记载,实际查病数据可能大于此数据。

1997 年查到大面积钉螺后,到 2011 年,共查病 22698 人(次),查出血清学阳性病人 4 个。

(2) 病人的各村分布。

1970—1972 年查获 10 个粪孵阳性病人,根据病人名单分析,属于上山的 2 人,西村、杵山、市岸、大连、新桥、市桥的各 1 人,即 7 个村 8 个病人;市镇 2 个病人。其余年份虽有查出病人数,缺乏姓名与所在村,无法落实到具体的行政村。查出的病人基本是零星和散在的。

二、用生石灰粉消灭太湖滩钉螺的现场应用研究

1997 年镇湖镇在沿太湖芦苇滩和内陆逐渐监测到了血吸虫的中间宿主钉螺,截至 2003 年年底加上内陆的河、沟、渠、稻田,有螺面积已达 52 万平方米,最高活钉螺密度达 502 只/0.11 平方米,随时有可能发生急性血吸虫病暴发感染,重新造成再度流行血吸虫病的威胁。

目前常用的化学杀螺药物氯硝柳胺对太湖鱼类等水生生物有毒性较大,并会污染太

湖水资源环境,对控制和消灭钉螺带来困难。急需寻找一种不污染水资源、对鱼类等水生生物毒性低且灭螺效果较好的药物。

课题组由苏州市疾控中心与高新区、吴中区疾控中心和镇湖卫生院专业人员组成,以高、中级职称专业人员为主,普遍具有深厚的血防专业知识和长期的血防工作经验。课题组根据以往的相关资料和经验提出了用生石灰粉消灭太湖滩钉螺的构想。课题组的工作得到了省、市和有关区的支持,参与工作的有关方面全力协作,规范操作。

(一) 项目内容

1. 项目所属科学技术领域

本项目属于公共卫生系列预防医学领域。在我国,淡水流域,特别是经济发达地区的太湖流域,控制和消灭钉螺是一项新的课题。

2. 研究目的和课题目标

钉螺是日本血吸虫唯一的中间宿主,控制和消灭钉螺是阻断血吸虫病传播的主要措施之一。目前我国防治血吸虫病仍然采取以消灭钉螺为主的综合性措施。

本课题的目标是既控制活钉螺密度或消灭钉螺,阻止血吸虫病流行环节的形成,又不影响水产生物的养殖,不污染水资源环境。单纯撒生石灰粉30天,钉螺死亡率在95%以上,优于目前使用的氯硝柳胺化学杀螺药物。撒生石灰粉加土埋30天,钉螺死亡率达100%。在灭螺的同时,确保不影响水产生物的养殖,不污染水资源环境,并且符合环太湖生态保护、旅游的要求。

3. 研究的总体思路与方案

鉴于本研究课题的特点,必须在太湖滩有螺环境上进行。首先,选择苏州高新、虎丘区镇湖街道太湖有螺滩进行现场应用研究;其次,明确主要协作单位的工作职责和具体分工;第三,确定课题实施方案,以通知的形式印发给有关单位和当地政府及医疗卫生机构,使研究工作得到当地政府和医疗卫生机构的支持和配合。

该研究分成三部分:第一,单纯生石灰粉撒粉法近期和远期效果研究;第二,小范围撒生石灰粉加土埋的灭螺效果研究;第三,扩大范围进行撒生石灰粉加土埋灭螺方法的应用,观察其效果。通过上述三部分的研究证明生石灰粉撒粉法的灭螺效果与实用价值。

4. 主要内容与技术指标

(1) 主要内容。

生石灰粉由吴中区本地窑厂供应,石灰石来源于吴中区西山石矿,先烧成块状生石灰,后加工成粉末,简装,50千克一袋。

① 单纯生石灰粉撒粉法。以不同剂量撒入有螺环境中,间隔不同时间观察钉螺死亡率,获得最佳的灭螺剂量和时间,并与氯硝柳胺喷洒法做对照。用药前先清理芦苇杂草,调查钉螺自然死亡率、活螺平均密度、有螺框出现率。

土层钉螺观察:采用铲土筛洗的方法收集钉螺后再观察其死亡数,铲土深度在2~5厘米,每个小组每次收集钉螺不少于50只。

② 采用生石灰撒粉加土埋法。以不同剂量撒入有螺环境中,然后覆盖泥土40~50厘米,间隔不同时间观察钉螺死亡率,并与氯硝柳胺喷洒法和空白组做对照比较。实施前先清理芦苇杂草。投放活钉螺,用塑料纱网分袋包装,每袋分装20只活螺,用70厘米塑

料线扎口,并用竹竿延伸至覆盖表面作为标记。实施生石灰撒粉后再加泥土覆盖40~50厘米。

③ 鉴别钉螺死活的方法。把捕获或收集到的钉螺放置于瓷盆中,用脱氯清水放养2~4小时,观察钉螺的死亡数,并用解剖镜复检。

(2) 技术指标。

① 钉螺自然死亡率。在有螺环境土表捕捉100只以上钉螺,观察其自然死亡率。

② 钉螺实际死亡率。

③ 活螺平均密度(只/框)。每框为0.11平方米。

④ 活螺平均密度下降率(只/框)。

(二) 研究方法、工作步骤与工作结果

1. 研究方法

采用实验流行病学研究方法和归纳综合分析方法,对研究结果(数据)进行卫生统计学处理分析。

2. 工作步骤

(1) 制订方案:2002年10月制订了《用生石灰粉消灭太湖滩钉螺的现场应用研究实施方案》,印发至协作单位苏州高新区、虎丘区疾控中心和吴中区疾控中心、现场应用研究所在地苏州虎丘区镇湖街道办事处和镇湖卫生院。

(2) 选择实施现场:在镇湖选择太湖有螺芦滩,分为若干块,采用单纯生石灰粉撒粉法和撒生石灰粉加土埋法,分为不同的生石灰粉剂量组、氯硝柳胺4克每平方米剂量喷杀组和空白组做对照。单纯生石灰粉撒粉法在每年4—5月调查钉螺后实施。撒生石灰粉加土埋法在每年1—2月实施。

(3) 参与实验人员培训:抽调当地若干名视力好、年龄在20~40岁的农村居民进行工作培训。建立20人以上的专业队伍,在应用研究人员的带领下,开展现场应用研究的查螺灭螺实验及效果观察工作。

(4) 资料收集。每阶段实验结束,按统一表格收集、汇总,形成小结。

3. 工作结果

(1) 单纯生石灰粉撒粉法。

每30天撒生石灰粉1千克每平方米,土表活钉螺密度(只/0.11平方米)下降93.75%。生石灰剂量0.5千克每平方米、1千克每平方米,3天、7天、15天土表钉螺的死亡率分别为21.21%、32.66%、9.62%和38.38%、25.25%、10.36%。生石灰剂量4千克每平方米、5千克每平方米、6千克每平方米、7千克每平方米,7天、15天、30天、60天后土表钉螺的死亡率均达到100%,60天土层钉螺死亡率82.53%~100%。

(2) 撒生石灰粉加土埋法。

2001年10月选择20平方米的有螺芦滩,分成4块,1块撒生石灰粉0.5千克每平方米,1块撒生石灰粉1千克每平方米,1块氯硝柳胺4克每平方米剂量喷杀,1块为空白对照组。各组30天的钉螺死亡率分别为66.67%、85.00%、32.50%、10.81%,撒生石灰粉组的效果明显好于氯硝柳胺喷杀和空白对照组($\chi^2 = 9.22, P \leq 0.01$)。

2004年2月选择35000平方米的有螺芦滩,撒生石灰粉2.5千克每平方米,另选择

50平方米作为空白对照组,其30天的钉螺死亡率分别为100.00%和31.67%,两组间有明显差异($P \leq 0.01$)。

（三）技术性能

1.与国内相关方面的报道比较（略）

2.项目的创新性

该项目属于应用性科学研究,实用价值高,应用范围广,除了可作为太湖有螺环境的灭螺方法外,可推广到长江滩、湖滩等地方。且价格比其他灭螺方法低廉,易于推广使用。创新之处是使用民用建筑材料生石灰,原料充足,供应方便,生产工艺简单,在产生杀螺效果的同时,与环境自然融为一体,无毒副作用,对环境无污染,对水生生物无害,能得到当地政府领导和农（渔）业部门的支持,群众也愿意配合。

3.研究意义与社会效益

自2002年实施该项目灭螺方法以来,已消灭太湖滩有螺面积273520平方米,占太湖滩有螺面积的91.63%（273520/298520）,大大地减少了钉螺分布面积,有效地预防和控制了急性血吸虫病暴发流行的可能性,阻止了本地区血吸虫病再度流行,对苏州市的经济和社会发展带来了巨大的间接和直接的社会效益和经济效益。

避免了太湖区域水产养殖品的毒害。如果使用常用化学药物灭螺,不可避免地危害灭螺区域2000余亩（约133.32公顷）水面的鱼、蟹,直接经济损失上千万元。通过该新技术的应用,没有发生水产品的中毒现象。

主动保护太湖水环境。太湖水源是苏州市人民群众生产、生活的重要水源之一,使用常用化学灭螺药物,局部区域水质必然会被污染,通过该项新技术的应用,不但对水质无害,而且可净化水质。

4.应用现状及预期前景

本项目适宜的应用环境,如太湖芦滩、养鱼池塘沿岸、河浜等局部较小范围内的有螺环境或采用填土覆盖灭螺的环境,可避免现有化学灭螺剂对水产品的毒害和对淡水水源的污染。

本项目取得的成果已经得到了扩大范围的应用,并被江苏省血吸虫病研究所专家认可,已经在相城区卫生防疫站、南通市疾病预防控制中心等单位推广应用。提供应用证明的有苏州市人民政府血地防领导小组办公室、相城区卫生防疫站等单位。随着该方法的推广使用,预期前景会更好。

5.项目研究过程中发表的论文（略）

（四）收获与体会

1.有实用价值

该研究项目技术既能消灭太湖滩钉螺,又不对水产养殖生物构成危害,不污染太湖水源,并且可保护太湖滩芦苇的湿地环境。经过四年的扩大应用,太湖滩共11个环境,298500平方米有螺面积,到2005年年底用该方法已有9个环境实现灭螺,灭螺面积273520平方米,占太湖滩有螺面积的91.63%。相城区望亭镇太湖应用该方法灭螺4000平方米。经每年调查,钉螺考核连续四年未发现活钉螺,有效地控制和消灭了钉螺,遏止了钉螺的迁移和扩散,避免了急性血吸虫病的暴发和在苏州市的再度流行。

2. 确定了适宜的剂量和时间

本次研究项目,采用不同剂量,间隔不同时间,观察钉螺死亡率,获得最佳的灭螺剂量和时间。生石灰粉加土埋灭螺,实验观察到钉螺 LD_{50}(半数致死量,指能使一半实验动物死亡的药物量),生石灰粉剂量为每30天0.5千克每平方米;LD_{100}是每30天2.5千克每平方米,土埋覆土厚度为40～50厘米。单纯撒生石灰粉灭螺,实验观察到土表钉螺 LD_{100},生石灰粉剂量为每7天4千克每平方米。土层钉螺 LD_{100},生石灰粉剂量为每60天7千克每平方米。撒生石灰粉量为每30天1千克每平方米,土表活钉螺密度(只/0.11平方米)下降93.75%。

3. 观察方法新颖、合理

针对生石灰撒粉加土埋灭螺的方法,用怎样的灭螺效果观察方法,也是本研究课题必须解决的问题,而通过将活钉螺装入塑料网来观察灭螺效果,是该研究课题的一个很大的特点,具有新颖性和合理性,为类似研究提供效果观察的好方法,应该说是一种创新。

三、生物防治灭螺试点

1. 生物防治灭螺效果观察(试点)方案

镇湖镇沿太湖地段的钉螺分布较为复杂,而且面积较大,为保护太湖水体和减少对养殖业的影响,经过血防部门人员的反复踏勘现场并研究灭螺对策,采取"综合治理、科学防治"的血防灭螺方法,对4个村的部分有螺环境实施圈养鸭子的生物灭螺防治实验,尝试把灭螺工作与发展经济、发展生产力、创造良好的投资环境紧密相结合,设想通过实验能给予验证。

2. 内容与方法

生物防治实验地段设在6号、7号、8号、9号环境,涉及石帆、杵山、上山三个村,需灭螺面积55000平方米。根据每个村灭螺的范围,投放一定数量的鸭子。计划每5平方米养一只鸭子,圈养时间为半年以上,养殖期间每隔2个月观察灭螺效果一次。如果圈养地点已无钉螺,就可移动,搬至另一个有螺地段。圈养前必须做好两点:① 选择有养殖经验、工作上能吃苦耐劳的人作为饲养员。② 对鸭种要认真挑选,应该选勤觅食、抗病能力强的下蛋鸭。圈养前应对有螺地段的芦苇、杂草进行清理。

3. 效果观察

鸭子放养前对该点的范围、面积要测量清楚,并用机械抽样的方法,以5米设一框(0.11平方米)调查活螺的密度及钉螺的自然死亡率。饲养后待鸭子能够自行觅食后,每2个月计算钉螺的密度。用5米一框系统查螺法进行。第二年春季查螺期间仍要进行常规查螺。钉螺计算指标公式参照如下:

钉螺实际(校正)死亡率=(灭螺后钉螺死亡率－灭螺前钉螺自然死亡率)/(100－灭螺前钉螺自然死亡率)×100%。

活螺平均密度(只/框) = 捕获活螺数/调查总框数。

钉螺(活)密度下降率=(灭螺前钉螺密度－灭螺后钉螺密度)/灭螺前钉螺密度×100%。

有螺框(活螺)下降率=(灭螺前有螺框出现率－灭螺后有螺框出现率)/灭螺前有螺

框出现率×100%。

4．力量组织

镇政府负责灭螺方案组织实施、人员调配。市、区血防人员负责质量控制以及钉螺的观察、实施效果评估。

5．时间安排

圈养时间初定在2001年8月1日至2002年4月30日或者2002年3月1日至10月底。做到每年观察,连续三年。

6．经济预算

鸭苗费用：

11000只×3元/只=33000元

围网与清理环境等费用:30000元

养鸭人工补贴11000只×5元/只=55000元

合计金额118000元。

7．资料整理

对于观察到的钉螺数据都要详细做好记录,及时发现问题。每年结束后由市、区血防站整理资料并写出生物防治的体会。

2001年9月生物灭螺试点开始。选择地处9号有螺环境的上山村太湖大堤,建造养鸭人居住屋一间,简易鸭棚一间,投资2万余元。经招投标竞标,养鸭人陈某中标。对饲养的鸭子每天喂食一次,其余让其在有螺环境觅食钉螺,以期减少钉螺,达到生物控制的目的。现场观察,太湖滩芦苇较密,没有割去芦苇处鸭子钻不进,割去芦苇处有根茬,鸭脚踏不下。约6个月后,据饲养者反映,受局部环境和水源影响,饲养的大鸭500只,已死100余只,小鸭1500余只,已死500只。整个养鸭坚持了8个月。饲养鸭子对9号环境钉螺的影响可以从2001—2002年有螺环境登记卡(图7-1)的数据中看出。

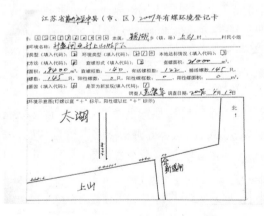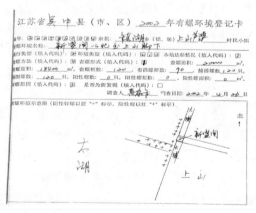

图7-1　2001—2002年有螺环境登记卡

据在同一地点饲养鸭子前后开展的有螺情况的调查数据比较,得出的结论是两年查出的有螺面积相同,有活螺框、捕获螺数等变化不大(表7-2)。

表 7-2　2001—2002 年同一环境养鸭前后查螺情况比较

查螺日期	查螺面积（平方米）	有螺面积（平方米）	查螺框数	有活螺框数	捕获螺数
2001.4.12	21000	18400	140	122	145
2002.4.26	20000	18400	120	90	120

四、血防统计数据

表 7-3　镇湖 1970 年以来查出钉螺的环境分类及累计有螺面积统计表

（单位：m²）

年份	河道	太湖滩	旱地	池沟渠	水稻田	竹园	山丘	合计	累计	备注
1970				150				150	150	
1997	2000(2000)	12000(12000)			13986(13986)			27986(27986)	28136	
1998								—	28136	
1999	500(500)	75000(75000)						75500(75500)	103636	
2000		500(500)						500(500)	104136	
2001		82600(82600)						82600(82600)	186736	1. 1970—1996 年期间未查出钉螺，不一一罗列；1998 年和 2010 年未查出钉螺。2. 括号内数据为新发现钉螺面积，下同。
2002	900(200)	74400			1500			72400(200)	186936	
2003	9937(9937)	278320(195720)	7177(7177)	2612(2612)	151488(151488)	20000(20000)	20000(20000)	489534(406934)	593870	
2004	20580(20580)	150320	17206(13590)	570(70)	35906(9730)	10000	20000	254582(43970)	637840	
2005	3258(1200)	70520	664(664)	790(320)	25510(9010)		25000(5000)	125742(16194)	654034	
2006		58600	1026	320(120)	1960	200	5000	67106(8106)	662140	
2007		31000	7740	1575				40315(9315)	671455	
2008		5000		70				5070		
2009		490		70				560		
2010								—		
2011	40							40		
合计	37215(34417)	834350(365820)	33813(30197)	6007(4847)	221420(186174)	30200(20000)	70000(30000)	1242085(671455)	671455	

表 7-4 镇湖镇各村逐年有螺面积统计表　　（单位：m²）

村名	石帆	马山	秀岸	西村	上山	市桥	新桥	山旺	合计
1970			150						150
1997	23456	4530							27986
1998									-
1999		300		75200					75500
2000		500							500
2001	24000	34200			18400			6000	82600
2002	25900	22100			18400			6000	72400
2003	81220	285923		52176	55215			15000	489534
2004	80760	89930		27292	31800	9800		15000	254582
2005	38358	54934	700	50	26500		200	5000	125742
2006	26300	12086	920		27800				67106
2007	26000		9315		5000				40315
2008	70				5000				5070
2009	560								560
2010									-
2011				40					40
合计	326624	504503	11085	154758	188115	9800	200	47000	1242085

表 7-5 镇湖镇石帆村查出钉螺的环境分类及面积统计表　　　　（单位：m²）

年份	河道	太湖滩	旱地	池沟渠	水稻田	竹园	山丘	合计	新发现	累计
1997	800 (800)	12000 (12000)			10656 (10656)			23456	23456	23456
2001		24000 (24000)						24000	24000	47456
2002	400 (200)	24000			1500			25900	200	47656
2003	1300 (1300)	55520 (31520)		700 (700)	3700 (3700)	20000 (20000)		81220	57220	104876
2004	3400 (3400)	55520	11840 (11840)			10000		80760	15240	120116
2005	2008	35520	480 (480)	350				38358	480	120596
2006		26000		100		200		26300		120596
2007		26000						26000		120596
2008				70				70		120596
2009		490		70				560		120596
合计	7908 (5700)	259050 (67520)	12320 (12320)	1290 (700)	15856 (14356)	30200 (20000)		326624	120596	120596

说明：其中 1998—2000 年、2010 年、2011 年未发现钉螺。

表 7-6 镇湖镇马山村查出钉螺的环境分类及面积统计表　　　　（单位：m²）

年份	河道	太湖滩	旱地	池沟渠	水稻田	竹园	山丘	合计	新发现	累计
1997	1200 (1200)				3330 (3330)			4530	4530	4530
1999	300 (300)							300	300	4650
2000		500 (500)						500	500	5150
2001		34200 (34200)						34200	34200	39350
2002	500	21600						22100	—	39350
2003	4000 (4000)	176000 (141800)	6561 (6561)	320 (320)	79042 (79042)		20000 (20000)	285923	251723	291073
2004	17180 (17180)	48000	4750 (1750)				20000	89930	18930	310003
2005	50	4000	134 (134)	240 (120)	25510 (9010)		25000 (5000)	54934	14264	324267
2006		4800	1026		1260		5000	12086	7286	331733
合计	23230 (22680)	289100 (176500)	12471 (9471)	560 (440)	109142 (92642)		70000 (30000)	504503	331733	

说明：其中 1998、2007—2011 年未发现钉螺。

表 7-7 镇湖镇秀岸村查出钉螺的环境分类及面积统计表　　　　（单位：m²）

年份	河道	太湖滩	旱地	池沟渠	水稻田	竹园	山丘	合计	新发现	累计
1970				150 (150)				150	150	150
2005	500 (500)			200 (200)				700	700	850
2006				220 (120)	700 (700)			920	820	1670
2007			7740 (7740)	1575 (1575)				9315	9315	10985
合计	500 (500)		7740 (7740)	1995 (1895)	700 (700)			11085	10985	10985

说明：其中 1997—2004、2008—2011 年未发现钉螺。

表 7-8 镇湖镇西村村查出钉螺的环境分类及面积统计表　　　　（单位：m²）

年份	河道	太湖滩	旱地	池沟渠	水稻田	竹园	山丘	合计	新发现	累计
1999	200 (200)	75000 (75000)						75200	75200	75200
2003	3792 (3792)		616 (616)	1592 (1592)	46176 (46176)			52176	52176	127376
2004			616	500	26176			27292	-	127376
2005			50 (50)					50	50	127426
2011	40							40		
合计	4032 (3992)	75000 (75000)	1282 (666)	2092 (1592)	72352 (46176)			154758	127426	127426

说明：其中 1997—1998、2000—2002、2006—2010 年未发现钉螺。

表 7-9　镇湖镇上山村查出钉螺的环境分类及面积统计表　　　　（单位：m²）

年份	河道	太湖滩	旱地	池沟渠	水稻田	竹园	山丘	合计	新发现	累计
2001		18400 (18400)						18400	18400	18400
2002		18400						18400	-	18400
2003	845 (845)	31800 (13400)			22570 (22570)			55215	36815	54455
2004		31800						31800	-	54455
2005	500 (500)	26000						26500	500	54455
2006		27800						27800	-	54455
2007		5000						5000	-	54455
2008		5000						5000	-	54455
合计	1345 (1345)	164200 (31800)			22570 (22570)			188115	55715	55715

说明：其中 1997—1998、2000—2002、2006—2010 年未发现钉螺。

表 7-10　镇湖镇市桥村查出钉螺的环境分类及面积统计表　　　　（单位：m²）

年份	河道	太湖滩	旱地	池沟渠	水稻田	竹园	山丘	合计	新发现	累计
2004				70 (70)	9730 (9730)			9800	9800	9800
合计				70 (70)	9730 (9730)			9800	9800	9800

表 7-11　镇湖镇新桥村查出钉螺的环境分类及面积统计表　　　　（单位：m²）

年份	河道	太湖滩	旱地	池沟渠	水稻田	竹园	山丘	合计	新发现	累计
2005	200 (200)							200	200	200
合计	200 (200)							200	200	200

表 7-12　镇湖镇山旺村查出钉螺的环境分类及面积统计表　　　　（单位：m²）

年份	河道	太湖滩	旱地	池沟渠	水稻田	竹园	山丘	合计	新发现	累计
2001		6000 (6000)						6000	6000	6000
2002		6000						6000	-	6000
2003		15000 (9000)						15000	9000	15000
2004		15000						15000	-	15000
2005		5000						5000	-	15000
合计		47000 (15000)						47000	15000	15000

说明：其中 1997—2000、2006—2011 年未发现钉螺。

镇湖镇1997年以来各村查出钉螺情况表

表7-13 镇湖镇1997年各村查出钉螺情况表

编号	村	小组或环境	活螺数	调查框数	调查框数	有螺面积（m²）	解剖活螺数	阳性螺数	环境类型	前次查灭情况	历史情况	末次有螺年份	本次查螺形式	查螺日期	调查人
1	马山	内堤河	50			1200	37	0	河	未查过	新发现		村专	4.18	惠康年
2	马山	石帆港芦滩	75			6000	75	0	太湖滩	未查过	新发现		村专	4.18	惠康年
3	马山	车口边田	12			3330	12	0	田	未查过	新发现		村专	4.19	惠康年
4	石帆	石帆港芦滩	215			6000	80	0	太湖滩	查未发现	新发现		村专	4.18	惠康年
5	石帆	内堤河	170			800	140	0	河	查未发现	新发现		村专	4.18	惠康年
6	石帆	1号车口边田	24			5994	18	0	田	未查过	新发现		村专	4.19	惠康年
7	石帆	2号车口边田	14			4662	14	0	田	未查过	新发现		村专	4.19	惠康年

表7-14 镇湖镇1999年各村查出钉螺情况表

编号	村	小组或环境	活螺数	调查框数	调查框数	有螺面积（m²）	解剖活螺数	阳性螺数	环境类型	前次查灭情况	历史情况	末次有螺年份	本次查螺形式	查螺日期	调查人
1	马山	新开港西	150			300	150	0	河	漏查	新发现			5.20	陈进根
2	西村	新开港东	30			200	30	0	河	查漏	新发现			5.20	陈进根
3	西村	西村芦滩	250			75000	250	0	太湖滩	查漏	新发现			5.20	陈进根

表7-15 镇湖镇2000年各村查出钉螺情况表

编号	村	小组或环境	活螺数	调查框数	调查框数	有螺面积（m²）	解剖活螺数	阳性螺数	环境类型	前次查灭情况	历史情况	末次有螺年份	本次查螺形式	查螺日期	调查人
1	马山	马山港西	58	200	28	500	0	0	太湖滩	查漏				5.12	惠康年

表 7-16 镇湖镇 2001 年各村查出钉螺情况表

编号	村	小组或环境	活螺数	调查框数	调查框数	有螺面积（m²）	解剖活螺数	阳性螺数	环境类型	前次查灭情况	历史情况	末次有螺年份	本次查螺形式	查螺日期	调查人
1	马山	马肚里闸	242	620	220	34200	142	0	湖滩	外来输入	新发现		乡专	4.12	惠康年
2	石帆	石帆闸	150	260	110	24000	150	0	湖滩	外来输入	新发现		乡专	4.12	惠康年
3	杵山	杵山脚下	56	80	40	6000	36	0	湖滩	外来输入	新发现		乡专	4.12	惠康年
4	上山	上山脚下	145	140	122	18400	145	0	太湖滩	外来输入	新发现		乡专	4.12	惠康年

表 7-17 镇湖镇 2002 年各村查出钉螺情况表

编号	村	小组或环境	活螺数	调查框数	调查框数	有螺面积（m²）	解剖活螺数	阳性螺数	环境类型	前次查灭情况	历史情况	末次有螺年份	本次查螺形式	查螺日期	调查人
1	马山	马肚里闸北	150	420	150	21600	150	0	湖滩	未灭			村专	4.26	惠康年
2	马山	内堤河	40	100	25	500	40	0	河	查漏	复现		乡专	4.26	惠康年
3	石帆	石帆闸	130	260	110	24000	130	0	太湖滩	未灭			村专	4.26	惠康年
4	石帆	1号车口边田	30	150	60	1500	30	0	田	查漏	复现		乡专	4.26	惠康年
5	石帆	内堤河	14	80	14	200	14	0	河	查漏	复现		乡专	4.26	惠康年
6	石帆	泗沽港	12	20	8	200	12	0	河	邻近扩散	新发现		乡专	4.26	惠康年
7	杵山	杵山脚下	40	80	40	6000	40	0	湖滩	未灭			村专	4.26	惠康年
8	上山	上山脚下	120	120	90	18400	120	0	太湖滩	未灭			村专	4.26	惠康年

表7-18 镇湖镇2003年各村查出钉螺情况表

编号	村	小组或环境	活螺数	调查框数	调查框数	有螺面积（m²）	解剖活螺数	阳性螺数	环境类型	前次查灭情况	历史情况	末次有螺年份	本次查螺形式	查螺日期	调查人
1	马山		928	425	232	128000			太湖滩	未灭		2001	乡专	4.19	惠康年
2	马山		381	214	127	48000			太湖滩	未灭		2001	乡专	4.19	惠康年
3	石帆		460	123	92	20000			太湖滩	未灭		2001	乡专	4.19	惠康年
4	石帆		480	125	96	35520			太湖滩	未灭		2001	乡专	4.19	惠康年
5	杵山		456	72	57	15000			太湖滩	未灭		2001	乡专	4.19	惠康年
6	上山		325	70	65	10000			太湖滩	未灭		2001	乡专	4.19	惠康年
7	上山		78	30	26	6000			太湖滩	未灭		2001	乡专	4.19	惠康年
8	上山		378	73	54	10000			太湖滩	未灭		2001	乡专	4.19	惠康年
9	上山		144	42	36	5000			太湖滩	未灭		2001	乡专	4.19	惠康年
10	上山		156	80	52	800			太湖滩		新		乡专	4.17	惠康年
11	马山	2	1920	64	64	320			沟		新		乡专	4.20	惠康年
12	马山	2	560	64	56	32837	1450		田		新		乡专	4.20	惠康年
13	马山	2	406	64	45	15175			田		新		乡专	4.20	惠康年
14	马山	5、6	2739	275	249	29000			田		新		乡专	4.21	陈进根
15	马山	7	333	125	111	5000			旱田		新		乡专	4.19	惠康年
16	马山	7	310	35	31	1561			草滩		新		乡专	4.21	陈进根
17	马山	7	180	49	36	2030			田		新		乡专	4.21	陈进根
18	马山	7	1284	800	321	4000			大地内河		新		乡专	4.16	惠康年
19	马山	7	1346	400	191	20000	1346		山坡		新		乡专	5.27	陈进根
20	西村	1	300	118	75	592			河		新		乡专	4.18	陈进根
21	西村	1	654	115	109	46176			地		新		乡专	4.18	陈进根
22	西村	1	360	45	40	226			沟		新		乡专	4.18	陈进根
23	西村	1	7380	640	615	3200			河		新		乡专	4.18	陈进根
24	西村	1	85	20	17	500			茭白潭		新		乡专	4.18	陈进根
25	西村	1	450	120	75	616			旱地		新		乡专	4.18	陈进根
26	西村	4	126	33	21	166			沟		新		乡专	4.18	惠康年
27	西村	4	500	140	125	700			河浜		新		乡专	4.18	惠康年

续表

编号	村	小组或环境	活螺数	调查框数	调查框数	有螺面积(m²)	解剖活螺数	阳性螺数	环境类型	前次查灭情况	历史情况	末次有螺年份	本次查螺形式	查螺日期	调查人
28	上山	8	328	45	41	14060			田		新		乡专	4.15	陈进根
29	上山	8	185	42	37	8510			田		新		乡专	4.15	陈进根
30	上山	8	488	132	122	660			河		新		乡专	4.15	陈进根
31	上山	8	175	37	25	185			沟		新		乡专	4.15	陈进根
32	石帆	6	2130	160	142	800			河道		新		乡专	4.16	惠康年
33	石帆	6	675	100	75	500			河道		新		乡专	4.17	惠康年
34	石帆	12	385	84	55	420			河道		新		乡专	4.16	惠康年
35	石帆	12	250	32	25	3700			田		新		乡专	4.16	惠康年
36	石帆	12	252	56	42	280			沟		新		乡专	4.16	惠康年
37	石帆	13	1077	400	359	20000			竹园		新		乡专	4.22	惠康年

表7-19 镇湖镇2004年各村查出钉螺情况表

编号	村	小组或环境	活螺数	调查框数	调查框数	有螺面积(m²)	解剖活螺数	阳性螺数	环境类型	前次查灭情况	历史情况	末次有螺年份	本次查螺形式	查螺日期	调查人
1	马山		381	214	127	48000			太湖滩	灭差		2001	乡专		陈进根
2	石帆		460	123	92	20000			太湖滩	灭差		2001	乡专		陈进根
3	石帆		480	125	96	35520			太湖滩	灭差		2001	乡专		陈进根
4	杵山		456	72	57	15000			太湖滩	灭差		2001	乡专		陈进根
5	上山		325	70	65	10000			太湖滩	灭差		2001	乡专		陈进根
6	上山		78	30	26	6000			太湖滩	灭差		2001	乡专		陈进根
7	上山		378	73	54	10000			太湖滩	灭差		2001	乡专		陈进根
8	上山		144	42	36	5000			太湖滩	灭差		2001	乡专		陈进根
9	上山		156	80	52	800			太湖滩	灭差		2001	乡专		陈进根
10	石帆	9	25	50	10	5000			宅基地	漏查	新发现		市抽查		钱永伟
11	石帆	12	1500	450	200	6840	1500		旱地	漏查	复现	2001	镇级抽查	4.16	陈进根
12	石帆	12	2000	250	130	3400	2000		河道	漏查	复现	2001	镇级抽查	4.15	陈进根

续表

编号	村	小组或环境	活螺数	调查框数	调查框数	有螺面积(m²)	解剖活螺数	阳性螺数	环境类型	前次查灭情况	历史情况	末次有螺年份	本次查螺形式	查螺日期	调查人
13	马山	5	300	50	30	1750	300		旱地	漏查	新发现		镇级抽查	4.18	顾玲君
14	马山	5	2000	500	300	9300	2000		河道	查漏	新发现		镇级抽查	4.17	张伟明
15	马山	11	511	700	50	7880			河道	查漏	新发现		镇级抽查	4.19	马火荣
16	西村	1	85	20	17	500			茭白潭	灭差	复现	2003	镇级抽查	4.17	陈进根
17	马山	7	1346	400	191	20000	1346		旱地	灭差	复现	2003	镇级抽查	4.17	陈进根
18	西村	1	450	120	75	616			自留地	灭差	复现	2003	镇级抽查	4.18	陈进根
19	西村	1	654	115	109	26176			后港田	灭差	复现	2003	镇级抽查	4.18	陈进根
20	马山	7	310	35	31	1000			旱地	灭差	复现	2003	镇级抽查	4.18	陈进根
21	马山	7	333	125	111	2000			旱地	灭差	复现	2003	镇抽查	4.19	陈进根
22	石帆	13	1077	400	359	10000			竹园	灭差	复现	2003	镇抽查	4.20	陈进根
23	市桥	3	426	185	85	9730			田	漏查	新发现		群众	6.14	花惠根
24	市桥	3	56	7	5	70			沟渠	漏查	新发现		群众	6.14	花惠根

表7-20 镇湖镇2005年各村查出钉螺情况表

编号	村	小组或环境	活螺数	调查框数	调查框数	有螺面积(m²)	解剖活螺数	阳性螺数	环境类型	前次查灭情况	历史情况	末次有螺年份	本次查螺形式	查螺日期	调查人
1	马山		126	32	16	4000	126	0	太湖滩3号	灭差		2004	乡专	3.26	卢红琴
2	石帆		112	125	46	35520	112	0	太湖滩6号	灭差		2004	乡专	4.1	沈春秉
3	山旺		216	52	47	5000	216	0	太湖滩7号	灭差		2004	乡专	3.26	邢文娟

续表

编号	村	小组或环境	活螺数	调查框数	调查框数	有螺面积（m²）	解剖活螺数	阳性螺数	环境类型	前次查灭情况	历史情况	末次有螺年份	本次查螺形式	查螺日期	调查人
4	上山		104	73	26	10000	104	0	太湖滩8号	灭差		2004	乡专	3.27	张文英
5	上山		325	70	65	10000			太湖滩9号	灭差		2004	乡专	3.26	姚彩英
6	上山		30	9	28	6000			防风堤10号	灭差		2004	乡专	3.25	张卫明
7	市岸	1	73	20	8	500			通湖河道	查漏	新发现		乡专	3.30	卢红琴
8	市岸	5	43	40	13	200			沟	查漏	新发现		乡专	3.29	赵多妹
9	新桥	1	18	10	5	200			河道	查漏	新发现		乡专	4.2	马祖国
10	马山	6	382	8	6	134			荒地	查漏	新发现		乡专	3.27	朱卫根
11	马山	5	284	120	34	9010	284	0	水田	查漏	新发现		乡专	3.27	姚学珍
12	马山	6	38	20	14	120			沟渠	查漏	新发现		乡专	3.26	沈春秉
13	马山	7	18	12	7	50			通湖河道	查漏	复现	1997	乡专	3.29	顾培根
14	马山	7	375	150	75	16500	375	0	田	查漏	复现	1999	乡专	3.28	朱伟根
15	马山	7	29	28	14	80			沟渠	邻近扩散	复现	2004	乡专	3.27	周琴英
16	马山	7	420	300	50	25000	420		山坡	邻近扩散	复现	2004	乡专	3.29	陆雪芬
17	马山	7	6	5	2	40			池塘	邻近扩散	复现	2004	乡专	3.28	陈晓萍
18	石帆	12	32	15	4	400			宅基地	查漏	新发现		乡专	3.26	马祖国
19	石帆	13	328	400	82	2008	328		通湖河道	灭差	复现	2004	乡专	3.30	李芬
20	石帆	13	32	8	5	80			旱田	查漏	新发现		乡专	3.30	马丽芬
21	石帆	13	78	70	25	350			沟渠	灭差	复现	2004	乡专	3.30	钱振英
22	上山	8	280	100	30	500			河	查漏	新发现		乡专	3.26	张伟民
23	西村	5	50	10	5	50			荒地	查漏	新发现		乡专	4.1	陈进根

表7-21 镇湖镇2006年各村查出钉螺情况表

编号	村	小组或环境	活螺数	调查框数	调查框数	有螺面积(m²)	解剖活螺数	阳性螺数	环境类型	前次查灭情况	历史情况	末次有螺年份	本次查螺形式	查螺日期	调查人
1	市岸	4		20	10	120			沟		新发现		乡专	3.25	夏仙珍
2	市岸	4	25	20	5	700	25	0	田		新发现		乡专	3.25	夏仙珍
3	上山		155	35	31	6000	155	0	太湖滩		复现	2003	乡专	3.15	张元娟
4	马山	6	115	30	12	5000	115	0	山区		新发现		乡专	4.10	尤才根
5	马山	6	90	20	16	1260	90	0	自留地		新发现		乡专	4.01	陈伯林
6	石帆	13	12	5	3	100	12	0	沟			2003	乡专	3.31	钱根英
7	石帆	13	16	10	3	200	16	0	竹园			2003	乡专	4.02	朱惠根
8	市岸	4	10	5	2	100	10	0	山沟			2005	乡专	3.25	陈文娟
9	马山	6	36	10	7	1026	36	0	自留地		新发现		乡专	4.10	陈伯林
10	马山		381	214	127	4800	381	0	太湖滩3号	灭差		2004	乡专	4.20	陈进根
11	石帆		480	125	96	26000	480	0	太湖滩6号	灭差		2004	乡专	4.20	陈进根
12	上山		378	73	54	11800	378	0	太湖滩8号	灭差		2004	乡专	4.20	陈进根
13	上山		305	70	65	5000	305	0	太湖滩9号	灭差		2004	乡专	4.20	陈进根
14	上山		78	38	26	5000	78	0	防风堤10号	灭差		2004	乡专	4.20	陈进根

表7-22 镇湖镇2007年各村查出钉螺情况表

编号	村	小组或环境	活螺数	调查框数	调查框数	有螺面积(m²)	解剖活螺数	阳性螺数	环境类型	前次查灭情况	历史情况	末次有螺年份	本次查螺形式	查螺日期	调查人
1	秀岸	1	29	126	19	3120	29		山坡林地		新		镇抽查	4.5	陈和英
2	秀岸	11	9	10	3	75	9		旱地、沟		新		镇抽查	4.5	陈和英
3	秀岸		310			4620			旱地林地		新		镇抽查	10月	陈和英

续表

编号	村	小组或环境	活螺数	调查框数	调查框数	有螺面积(m²)	解剖活螺数	阳性螺数	环境类型	前次查灭情况	历史情况	末次有螺年份	本次查螺形式	查螺日期	调查人
4	秀岸	1	46	152	31	1500	46		山坡沟		新		镇抽查	4.5	陈和英
5	上山		78	30	26	5000	78		太湖滩10号			2006	镇抽查	4.20	陈进根
6	石帆		480	125	96	26000	480		太湖滩6号			2006	镇抽查	4.18	陈进根

表 7-23 镇湖镇 2008 年各村查出钉螺情况表

编号	村	小组或环境	活螺数	调查框数	调查框数	有螺面积(m²)	解剖活螺数	阳性螺数	环境类型	前次查灭情况	历史情况	末次有螺年份	本次查螺形式	查螺日期	调查人
1	石帆	13	45	15	3	70	45	0	宅基	未灭尽	复现	2003	乡专	4.15	陈方英
2	上山		78	30	26	5000	78	0	太湖滩10号	未灭尽	复现	2003	乡专	4.20	陈进根

表 7-24 镇湖镇 2009 年各村查出钉螺情况表

编号	村	小组或环境	活螺数	调查框数	调查框数	有螺面积(m²)	解剖活螺数	阳性螺数	环境类型	前次查灭情况	历史情况	末次有螺年份	本次查螺形式	查螺日期	调查人
1	石帆	13	8	15	5	70	8	0	宅基	未灭尽	复现	2008	乡自查	4.15	陈进根
2	石帆	5	21	131	8	490	21	0	太湖滩6号	未灭尽	复现	2002	乡自查	4.15	陈方英

表 7-25 镇湖镇 2011 年各村查出钉螺情况表

编号	村	小组或环境	活螺数	调查框数	调查框数	有螺面积(m²)	解剖活螺数	阳性螺数	环境类型	前次查灭情况	历史情况	末次有螺年份	本次查螺形式	查螺日期	调查人
1	西村	4	5	9	3	40	5	0	塘	查漏	复现	2003	村自查	3.28	陈彩英

2006年镇湖灭螺效果观察记录表

表7-26　5月份的灭螺效果观察结果

采样地点	采样人	土层钉螺			
		取土框数	捕获数量	死亡数	死亡率(%)
西村园家浜东旱地	陈宝根	10	12	11	91.67
秀岸庄郎甘蔗地	徐才法	10	29	27	93.1
西村濮舍1组旱地	陈宝根	10	26	25	96.15
秀岸预制场河边	周秋根	10	28	26	92.85
新桥濮秋生厂河边	周秋根	10	25	24	96.00
上山新农徐留元宅前河边	姚木根	10	15	14	93.33
上山新花桥南车口河边	姚木根	10	31	29	93.55
秀岸马桥4组水沟	徐才法	10	36	33	91.66
合　计		80	202	189	93.56

表7-27　7月份的灭螺效果观察结果

采样地点	采样人	土层钉螺			
		取土框数	捕获数量	死亡数	死亡率(%)
秀岸1组西华桥北河滩	周秋根	10	25	23	92.00
新桥1组西华桥南河滩	周秋根	10	16	15	93.80
马山石套里庙基西	姚木根	10	28	26	92.90
马山石套里秦兴荣宅西	姚木根	10	12	11	91.70
马山朱家弄朱云彪宅前	周金元	10	31	29	93.50
马山7组大堤内河滩	周秋根	10	19	18	94.70
石帆村13组水沟	周金元	10	36	34	94.50
石帆村13组火兴宅后	周金元	10	21	20	95.20
石帆村马肚里内河滩	周金元	10	14	13	93.00
合　计		90	202	189	93.56

表7-28 8月份的灭螺效果观察结果

采样地点	采样人	土层钉螺			
		取土框数	捕获数量	死亡数	死亡率(%)
马山朱家弄濮法全宅前	周金元	5	21	19	90.50
马山朱家弄顾水元宅后	周秋根	10	33	31	94.00
马山朱家弄顾阿钰宅后	周秋根	10	18	17	94.50
马山郁金港陆才福宅后	周金元	10	22	21	95.50
马山郁金港西木桥河滩	周金元	10	29	27	93.10
马山郁金港王家里小桥	周金元	10	17	16	94.20
西村1组后港自留地	陈宝根	10	26	25	96.20
上山新盛桥南河滩	姚木根	10	28	27	96.40
合计		80	194	183	94.32

表7-29 10月份的灭螺效果观察结果

采样地点	土层钉螺				土层钉螺			
	取土框数	捕获数量	死亡数	死亡率(%)	取土框数	捕获数量	死亡数	死亡率(%)
秀岸马桥4组沟	5	23	21	91.30	5	26	24	92.30
秀岸马桥4组田	5	12	11	91.60	5	16	14	87.50
马山山脚下	10	38	35	92.10	10	41	39	95.10
马山6组自留田	8	16	16	100	8	14	14	100
马山6组旱田	8	12	12	100	8	10	10	100
石帆13组东水沟	5	19	19	100	5	21	21	100
石帆13组竹园	5	9	8	88.80	5	10	9	90.00
秀岸甘蔗地	8	21	20	95.20	8	23	21	91.30
合计	54	150	142	94.67	54	161	152	94.41

2007年镇湖灭螺效果观察记录表

表7-30 5月份的灭螺效果观察结果

采样地点	采样人	土层钉螺			
		取土框数	捕获数量	死亡数	死亡率(%)
秀岸村沙盆桥		10	12	12	100
马桥舟山		10	16	16	100
秀岸村沙盆桥		10	7	7	100
秀岸马桥舟山		10	9	9	100
西村13组		10	5	5	100
马山村石套里		10	26	25	96.0
合　计		60	75	74	98.67

表7-31 9月份的灭螺效果观察结果

采样地点	采样人	土层钉螺			
		取土框数	捕获数量	死亡数	死亡率(%)
朱家弄顾阿菊宅后		8	1	1	100
朱家弄顾阿菊宅西		8	2	2	100
朱家弄6组豆田		8	1	1	100
朱家弄朱祥根宅前		6	2	2	100
朱家弄西大路沟		6	0	0	100
朱家弄朱云虎宅西		8	23	22	95.60
石套里复秋生宅前		8	21	20	95.20
石套里复秋生宅西		8	5	5	100
石套里内河滩		8	0	0	100
马山山东自留地		8	3	3	100
石套里小庙地		8	0	0	100
合　计		84	58	56	96.55

表 7-32　10 月份的灭螺效果观察结果

采样地点	采样人	土层钉螺			
		取土框数	捕获数量	死亡数	死亡率（%）
马桥沙场东		6	3	3	100
马桥东口		6	5	5	100
马肚里福根前		8	8	8	100
马肚里金乍宅西		6	6	6	100
甘蔗地		6	2	2	100
沙禽桥东		8	4	4	100
市岸预制场		6	0	0	100
濮秋生预制场		6	0	0	100
西村濮舍		8	1	1	100
西村 5 组		6	0	0	100
合计		60	31	31	100

表 7-33　11 月份的灭螺效果观察结果

采样地点	采样人	土层钉螺			
		取土框数	捕获数量	死亡数	死亡率（%）
马肚里许福根宅前		8	11	11	100
马肚里金乍宅西		6	8	8	100
新长大桥南		6	2	2	100
新长大桥北		6	4	4	100
西华桥北		6	4	4	100
西华桥南		6	0	0	100
合计		38	29	29	100

第八章　防治效果

一、螺情

1. 逐步查清了钉螺分布

镇湖通过群众有奖识螺报螺、在中小学生中开展血防"四个一"活动等形式,广泛发动群众参与查螺。同时,通过组织村专业队、镇专业队查螺,并接受区和市查螺专业队抽查,多回合地开展查螺工作。还通过设置稻草帘诱螺等手段,增加查出钉螺的机会。

在1970年查出150平方米的基础上,先后新发现1997年的27986平方米、1999年的75500平方米、2000年的500平方米、2001年的82600平方米、2002年的200平方米、2003年的406934平方米、2004年的43970平方米、2005年的16194平方米、2006年的8106平方米、2007年的9315平方米,先后发现有螺面积达1241935(含1970年的150)平方米。其中2003年查出实际有螺面积489534平方米,为镇湖历年有螺面积最高的年份。

2007年当年查到有螺面积40315平方米,其中新发现9315平方米,累计有螺面积达到671455平方米,为镇湖有螺面积最高值。此后未再查出新发现钉螺面积,查清了镇湖境内的钉螺分布范围。

2. 有效控制了钉螺面积

在查清钉螺的基础上,运用一切能用的手段,采取改造钉螺孳生环境和药物灭螺方法,尤其是结合经济社会发展,大量地改变钉螺孳生环境,巩固灭螺成效,使面广量大的有螺面积每年以50%的速度下降,直至近年很难查出钉螺。

以1997年发现的钉螺面积27986平方米为基数,以后的几年,发现的钉螺面积大概为2.69倍、2.95倍、2.59倍,至2003年查出的有螺面积是1997年的17.49倍,换言之,镇湖的钉螺分布范围开始明晰了。《苏州市血吸虫病防治业务技术方案》在2002、2003年正式实施,大规模的灭螺全面进行。2004—2011年,各年有螺面积与上年的比例依次为52.00%、49.39%、53.37%、60.08%、12.58%、11.04%、0、7.14%(与2009年比),逐年的钉螺面积递减50%以上,有螺面积减少到40平方米。

3. 无螺村增加

镇湖8个有螺村,2010年均未查出钉螺。2011年西村5年无螺后查出40平方米;马山5年无螺后,2012年查出钉螺面积200平方米。在年年查螺的基础上,截至2012年,其余各村无螺年限分别为:市桥7年,山旺6年,新桥6年,秀岸4年,上山3年,石帆2年。

二、病情

1. 本地人群查治病

本地人群先后用皮试过筛、粪便沉淀孵化、环卵试验、间接血凝、试纸条法等方法开展查病,共查76693人(次),先后查出病人50人(次),其中病原确诊血吸虫病病人25人(次),血清学阳性病人25人(次)。病原学诊断最后一例病人出现在1972年。血清学查病诊断最后一例病人出现在2004年。从2005年开始未再查出血吸虫病病人。

所有病人在查出之后,有条件的基本都接受了抗虫治疗,先后进行抗虫治疗、扩大化疗的有258人次。在特殊年代部分病人接受了非正规治疗,其疗效不确切;20世纪80年代以后,抗虫治疗均使用吡喹酮,其疗效是确切和肯定的。

2. 青少年查病

从1997年开始,镇湖每年开展100~200名中小学生新感染监测,均未查出过疑似病例。

3. 外来人群查病

自2000年开始,镇湖地区外来人口数量约2000人,每一两年进行100人左右的监测,未查出血吸虫病病人。

典型的系解放军侦察兵集训200余人,来自国内14个省,许多为血吸虫病疫区人员,有血吸虫病治疗史,故皮试阳性率甚高,但未查出现症病人,也无携带病原输入的证据。多年后寻访当年集训后官兵的健康,无血吸虫病相关的病症出现。武警部队223人在集训后经查均未感染血吸虫病。

4. 各阶段的病情调查

1956—1972年共查病25433人(次),查出病人25人(次)。1973—1996年,共查病28562人(次),查出病人21人(次)。1997—2011年,共查病22698人(次),查出血清学阳性病人4人。上述三个阶段查出的有螺面积、查病人数和查出病人数的曲线见图8-1、图8-2。

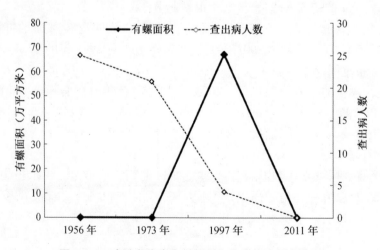

图8-1 三个阶段查出有螺面积和查出病人数曲线图

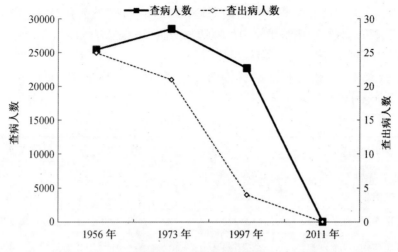

图 8-2　三个阶段查出的查病人数和查出病人数曲线图

以不完全的查病数据为基础,按各时期镇湖总人口计算,上述三个阶段查病的覆盖平均达到每人 1 次以上,重点村的查病覆盖达到 6~10 次。查出病人的情况为绝对数不多,病人总数逐个阶段下降。

5. 未出现血吸虫病典型流行

在镇湖境内开展的血吸虫病流行病学调查,分别查到过血吸虫病病人和钉螺;查出的血吸虫病病人基本是零星和散在的;历次解剖的钉螺全部属阴性钉螺。要证实镇湖存在血吸虫生活史循环过程很困难。查获的病人,其粪便中可能存在的血吸虫虫卵(即病原)是否引起第二代病人的依据也很难找到。要从历史、现有的防治资料和近年的防治实践中,找到典型的"病人→虫卵→毛蚴→钉螺→尾蚴→病人"的血吸虫病流行模式,其支持程度不高。

三、学生体质

镇湖中心小学校 2011 年调查五年级学生 162 人,其中男生 76 人,平均身高 144.41 厘米,体重 37.17 千克;女生 86 人,平均身高 146.58 厘米,体重 36.87 千克。

据中国学生体质与健康研究组 2010 年 11 月 16 日公布的《2005 年中国学生体质与健康调研报告》,全国五年级农村学生身高和体重的平均数为:男生身高 142.7 厘米,体重 34.92 千克;女生身高 144.1 厘米,体重 34.95 千克。尽管有一定的年份差异,数据上可以粗略地比较,镇湖的男生身高和体重较全国数据分别高 1.69 厘米及 2.52 千克;女生的身高和体重较全国数据分别高 2.48 厘米及 1.92 千克。

用较为客观的数据比较发现,镇湖有钉螺、有病人,但未发现阳性钉螺;再加上实施了科学的防治措施,有效地控制了钉螺面积,控制了外来疫源的输入,阻断了血吸虫病的流行;学生的生长、发育情况良好,未受到血吸虫病流行的影响。

四、三个"五年规划"的演变

镇湖在"九五"期间查出了钉螺,有螺面积在"十五"期间达到了高峰,在"十一五"期间稳步下降。在三个"五年规划"期间,镇湖的螺情占据了苏州市螺情很大的比例(表8-1),其起伏的数据也影响了全市的螺情数据曲线,镇湖有螺面积上升带动了全市的螺情上升曲线(图8-3、图8-4)。但也可以看到,经过努力工作,自2006年开始,镇湖继续保持查螺的投入和灭螺措施的加强,镇湖的有螺面积下降较全市有螺面积下降速度增快,到2010年暂时未查到钉螺。

表8-1 镇湖与苏州市在三个规划期间查灭螺主要数据统计表

规划及指标内容		苏州市数据	镇湖数据	镇湖占全市比例(%)
"九五"期间	查螺用工(万)	69.5900	0.4421	0.64
	查螺面积(万平方米)	17456.9500	112.4399	0.64
	有螺面积(万平方米)	13.2200	10.3986	78.66
	灭螺面积(万平方米)	375.0800	77.3202	20.61
"十五"期间	查螺用工	51.8668	1.4341	2.76
	查螺面积(万平方米)	12814.37	417.0247	3.25
	有螺面积(万平方米)	113.8699	102.4858	90.00
	灭螺面积(万平方米)	431.9400	202.3461	46.85
"十一五"期间	查螺用工	32.5500	1.6694	5.13
	查螺面积(万平方米)	8720.1400	476.4608	5.46
	有螺面积(万平方米)	15.2600	11.3051	74.08
	灭螺面积(万平方米)	363.3400	299.5695	82.45

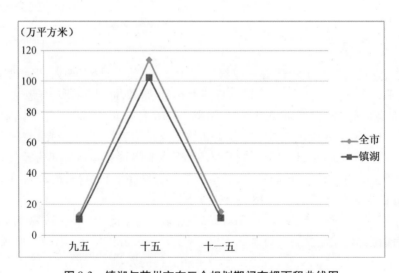

图8-3 镇湖与苏州市在三个规划期间有螺面积曲线图

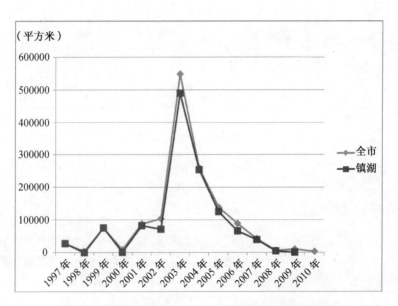

图 8-4　镇湖与苏州市 1997 年以来逐年有螺面积曲线图

第九章 展　望

一、镇湖发展的蓝图

苏州西部生态城是苏州市规划的重大建设项目，生态城是集旅游休闲、健康健身、文化创意、民间工艺及高品质办公于一体的低碳生态山水之城，打造为西部城市副中心和旅游胜地。西部生态城位于苏州高新区230省道以西，南至光福边界，西北至太湖水域，包括东渚镇、通安镇部分和镇湖街道，是城乡一体化配套改革的先导区，其规划面积达42平方千米，总投资将超过250亿元。而西部生态城旅游度假区正是位于其内，东至镇湖东渚边界、太湖大道、秀岸村及新桥村、环湖路，南至光福边界、太湖水域，西北均至太湖水域。

即将动工的西部生态城启动区位于生态城东北部，东至230省道，南至太湖大道二期，北至昆仑山路。规划面积约5.7平方千米，规划人口5.5万人，居住用地40.7%，公共绿地及山水用地36%，规划重点研究了庄里山东约3平方千米范围。城市设计目标与布局以欧洲城市主义、生物气候学和幸福生活相结合为原则，建设集自然景观、居住、商业、旅游、总部经济、绿色交通为一体的生态示范组团。为打造"苏州太湖之畔、生态栖居理想城"，规划以环湖小镇为中心，庄里山为特色资源，太湖湿地缓冲带为屏障，将"一湖、九溪、青山、组团"有机结合。

西部生态城启动区城市设计突出生态、绿色、宜居特点：

一是凸显山水特色城市格局。利用生物学气候原理打造最优化城市格局。以水为中心，塑造一核多心空间布局，各组团均质分布，共享公共配套。组团沿溪而建，绿水环绕，形成舒适小环境，达到住宅与景观用地1∶1宜人环境，打造特色湿地城市。规划将地方特色及生态元素融入建筑设计，打造欧风镇区、太阳能社区、山野休闲别墅区等九个特色区域。

二是创意低碳出行。轨道、快速公交、水上交通、步行、自行车多种交通网络覆盖区域，共规划19个快速公交换乘点、35个自行车租赁点、19个水上巴士停靠点、32个多等级慢行换乘点，各类换乘点半径约为500米，为低碳出行提供保障。

三是营造生态景观。因地制宜，将山水有机梳理和叠加，形成生态山水湿地景观。庄里山规划有伊甸园、登山步道、湖滨公园等。规划形成景观蓝带及绿带，在沿河景观中融入慢行系统。湿地缓冲带规划了朴门农艺生态村等。

四是引入生态技术。区域开发处处体现生态技术，如污废水处理、雨水存储再利用、能源利用、废物处理及利用等。透水性铺装设计实现78%的雨水地表渗透。推广和实行绿色建筑计划。目前正在进行设计导则编制，对启动区一期进行规划控制。设计导则把城市设计从图纸语言落实到规划条款中,对地块开发起到指导、控制作用。

二、功能定位

西部生态城的建设将按照"生态保护优先、绿色交通优先、公益设施优先,创新社区组织、创新能源利用、创造活力空间"的"三优""三创"原则,集聚优势资源,优化要素配置,拓展发展空间,促进一、三产业发展,"在生态上做文章,在水平上下功夫,在高端服务业上出亮点"。全力加大基础配套设施、旅游及旅游配套设施建设,加强生态资源保护,高标准规划建设动迁安置房和富民载体建设。按照"三优""三创"的规划原则,通过实施村镇布局规划和村庄整理,整合优质资源,整体开发保护,重点发展旅游度假、文化创意、现代农业、绿色环保四大产业,把西部生态城发展成生态环境优美、基础配套完善、主体产业突出、宜居宜业的低碳经济发展示范区、旅游休闲首选区和新农村建设样板区。因此,按照设计,生态城建成之时,原有的生态将会有翻天覆地的变化。

国家旅游局、环保部发布2014年国家生态旅游示范区名单,镇湖生态旅游区榜上有名,为苏州市首家获此国家级称号的景区。旅游区包含太湖国家湿地公园、环太湖大堤四时八景、中国刺绣艺术馆和刺绣展示中心等,主打太湖生态和刺绣文化主题旅游。

三、产业结构重大调整

按照西部生态城的总体考虑,镇湖无疑是生态城的主要组成部分,发展方向将是城乡一体化的改革先导区,尤其是还被列入生态城旅游度假区,其发展和建设应该是前所未有的。最重要的莫过于产业结构的调整。从现有的产业结构来看,已初露端倪。2011年镇湖的产业结构已发生了明显的变化。

根据2000年土地资源调查统计,全镇土地总面积30295亩(约2019.5公顷)。其中耕地12859亩(约857.2公顷),内灌溉水田10623亩(约708.1公顷),旱地2236亩(约149.1公顷,菜地26.7公顷集体);其他用地分别为园地,林地,城镇、村企业用地,交通防洪,水域及未利用土地。

到2011年年底,耕地的种植情况发生了巨大变化,以往以水稻为主的种植业已从根本上发生了改变,现有种植业数据如下:水稻种植面积580亩(约38.7公顷),较2000年减少了10043亩(约669.5公顷),现有种植面积相当于当时的5%;其余的分别为:黄桃种植790亩(约52.9公顷),葡萄种植680亩(约45.3公顷),茶树种植400亩(约26.7公顷),生态林300亩(约20公顷),公益林200亩(约13.3公顷),水产养殖720亩(约48公顷),花木苗木种植8500亩(约566.6公顷)。

现有的种植业逐步适应生态旅游城的设计和发展方向,一个鲜明的特点为与水密切相关的种植业已被压缩到最低的限度。与之相关联的是,血吸虫病及其媒介钉螺的生存环境受到了极大的限制,为巩固灭螺成效提供了客观条件。

四、血防监测机制的建立

苏州市政府办公室转发了《苏州市血寄地防"十二五"规划》,该规划制定了"十二五"期间的血防目标、任务和相应的措施。高新区和镇湖街道根据自身情况修订了血防监测方案,主要内容和对策有以下几个方面。

(一) 查螺灭螺

坚持将查清灭净钉螺作为切断血吸虫病流行环节、巩固血防成果的重要举措来抓。

(1) 在查螺前清理和健全应查环境图账,在应查环境图账指导下开展螺情监测。

(2) 对查螺队员及管水员开展逐级业务培训,掌握钉螺生态特点,根据环境特点查清残存钉螺;普及钉螺知识,开展群众性有奖识螺报螺活动。

(3) 按分类指导原则开展查螺。每年3月下旬起,对全部行政村开展钉螺普查。将太湖滩、马山周围区域和太湖湿地公园列入重点,进行重点抽查或复查。太湖湿地公园应建立湿地公园应查环境图账,春季查螺时全环境普查一次;坚持3~5年螺情监测,视螺情监测情况调整监测对策。

(4) 夏秋季对近年有螺的河道、池塘等水系进行诱螺;秋季对5年内螺点及当年螺点扩大范围进行复查。

(5) 查螺方法上,严格按苏州市疾控中心技术质量规范要求进行,对重点可疑环境和历史有螺环境应采取全面搜索法,一般环境采用机环结合法。不能徒步查的河道,要使用船只进行查螺。每人每天查螺工作量在200~250平方米。凡开展查螺的村应参照《苏州市春季查螺设置假螺点的业务要求》设置假螺点,统计回收情况。在查螺回合上采取村自查、村对口查和镇(街道)抽查等多种形式,至少开展2~3个回合,然后由区组织专业人员再次进行抽查。

(6) 对10年内有螺且尚未彻底改变的环境,在春季查螺前要进行药物巩固性灭螺,应组织专业灭螺队在春季查螺开始前完成巩灭工作;对其他历史有螺环境要结合本区规划建设,尽快加以改造。

(7) 在查到钉螺后,当年螺点必须当年灭净,不留隐患,灭螺方法以环境改造为主,结合药物灭螺。对当年发现的有螺环境用氯硝柳胺进行药物灭螺,在上半年必须完成至少3次,用药前必须彻底清理环境,每次灭螺7天后应做自我灭螺质量评估。

(二) 查病治病

严格控制血吸虫病疫源的输入和管理,是杜绝血吸虫病在镇湖流行的关键措施之一。

(1) 普查。根据省监测点任务的要求选择一个村开展6周岁以上常住居民血吸虫病感染情况调查工作,受检率不低于90%。当年查到钉螺的村,在两年内进行一次普查,实检率不低于该村人口的90%。

(2) 新感染监测。对初一新生每年开展新感染监测。

(3) 门诊监测。对到医院就诊的可疑对象进行主动检测,结合医院、体检中心门诊及行业体检工作,利用剩余血清对来自目前尚未控制血吸虫病地区的对象进行检测,并对来自疫区的苏州户籍回归人员进行专项检测;对从疫区返苏的苏州市籍复退军人进行检测;镇湖街道对来自目前尚未控制血吸虫病地区的暂住人口、外出捕鱼为生的渔民、水上运输专业人员进行专项检测。

(4) 查治病方法。方法上采用胶纸染料试纸条法(DDIA),对阳性者采用改良加藤法(一粪三检),并做好个案调查。粪检阳性者进行病人统计,粪检阴性者作血清学阳性病人统计。粪检阳性者进行病原治疗,血清阳性而粪检阴性者进行扩大治疗,方法为吡喹酮

40毫克/千克一日疗法。病原治疗和扩大治疗都应有医务人员治疗记录和病人的签名作为治疗质量凭据。

（三）主要保障措施

（1）在各级政府和血地防领导小组的领导下，加强对监测工作的领导，重点围绕螺情监测，确保钉螺的有效控制，一旦有出现的苗头，立即采取有效措施，当年发现，当年消灭。

（2）继续按照血防经费分级负担政策，每年安排足额的血防经费，保证监测工作的正常运行。

（3）保持一支与工作量相适应的查灭螺专业队伍，讲究工作效率，注重质量控制。

（4）遵循血防规律，坚持科学防治。抓住重点单位和重点地段的螺情监测，坚持巩固性灭螺十年，直到螺情完全绝迹。

Events
大事记

1952 年

11月7日，遵照苏南行署指示，苏州市血吸虫病防治站（以下简称血防站）改为吴县血防站，属吴县人民政府领导。吴县的血吸虫病防治工作（以下简称血防工作）正式启动，逐步开始培训队伍，进行流行病学调查分析，制定防治规划。

1956 年

镇湖乡总人口12350人，当年粪便检查血吸虫病（以下简称粪检）515人，查出血吸虫病病人9人，阳性率1.75%；推算患病率为0.72%，推算患病人数88人。年内对河沟浜进行了钉螺分布的粗查，乡内未发现钉螺。

是年，吴县查出有钉螺的乡镇（当时的乡镇数与目前的乡镇数非相同的概念）48个，未发现钉螺的乡镇8个，未查钉螺的乡镇3个。镇湖属于未发现钉螺的乡镇。

1957 年

1月，乡成立防治血吸虫病小组，县有关部门领导到市岸、西村等村调查走访。

11月，吴县根据1956年、1957年两年的防治工作情况，并根据当时全县血吸虫病病情、螺情及地形地貌等调查数据，将各乡镇按轻、一般、重、超重四个等级分成六片。其中镇湖、光福、东渚划在第二片，属一般流行区。一般流行区内各乡镇钉螺面积在5万平方米以下，但镇湖未查到钉螺，仅查到少量病人。

11月22日，根据《吴县今冬血防工作初步意见》部署，全县组织79个查螺队，每队3人，经过学习培训后开展工作。原定派一队到镇湖，后又决定增派一队。查螺方法为机械抽样加环境抽样。抽查的范围有河道、沟渠、田地、池塘、芦草滩及洼地。规定凡查到钉螺地区插上"红头竹签"。该意见还布置了各联合诊所治疗血吸虫病的任务，镇湖也有治疗任务。

1959 年

6月1日，吴县根据历年来血吸虫病防治工作情况调查分析数据，将全县血吸虫病流行情况分成三类：一类是血吸虫病感染率在29%~50%，钉螺面广、密度高；二类是血吸虫病感染率在10%~29%（不含29%），钉螺密度一般；三类是血吸虫病感染率在10%以下，钉螺少或者有少量感染性钉螺。镇湖属三类乡镇。

1960 年
1—6 月,镇湖完成粪检 14703 人次,未查出病人。

1962 年
吴县分配镇湖血防任务,粪检 11932 人,估计病人数 25 人;要求治疗钩虫病人数 4775 人,治疗蛔虫病人数 9548 人。

1963 年
吴县 1963 年防治血吸虫病任务分配时,未分配镇湖血防任务。

1970 年
春季,根据上级指示,镇湖人民公社党委组织血防群众运动,发动学生参与查螺。镇湖市岸大队小学组织五年级学生 20 余人,到市岸大队 5 队查螺,学生马祖国在水稻田与荡林浜相通的排水沟里发现钉螺数十只,经鉴定确属钉螺。有螺面积 150 平方米,其中水沟 50 平方米,田地 100 平方米。对有螺环境用五氯酚钠进行灭螺三次。

秋季,发动全公社干部、贫下中农、红卫兵 8000 余人,对所有河浜、沟渠、田地、山区普查钉螺,共查面积 1255631 平方米,未查出钉螺。

是年,分别用皮内反应试验(以下简称皮试)和粪检开展血吸虫病查病 1200 人,查出 4 个病人。其中 2 个是外地人,2 个为从外地返回人员。4 个病人均用枫杨叶汤治疗。

是年,全公社粪缸集中,搭棚加盖,陈粪施肥,马桶不下河。

1971 年
春季,镇湖对全公社所有河沟渠、田地、山区全面普查钉螺;对上年查到钉螺的地方进行重点复查,未查到钉螺。

夏季,结合夏季爱国卫生运动,大搞血防卫生工作。

对与东渚交界的市岸、西村两个大队进行粪检普查,共查 3838 人次,查到 5 个病人,其中 1 个为外地嫁入。给予治疗病例 5 人。

1972 年
春季,镇湖对重点地区进行查螺;开展查螺的大队 13 个,参加查螺人数 150 人。

查到钉螺的市岸大队,1971—1972 年共进行 4 次复查,均未再发现钉螺。

5—6 月,对全公社所有血吸虫病怀疑对象进行大便化验,共查 829 人,查到 7 个病人,其中新查出 6 人。1—7 月共粪检 2215 人,查出病人 7 人,治疗病人 7 人。

是年,镇湖公社党委、革委会、公社血防领导小组向吴县县委、县卫生局、县血防领导小组提出基本消灭血吸虫病的申请,经组织考核,镇湖达到基本消灭血吸虫病标准。

1973 年
1—7 月,镇湖开展血吸虫病粪检,应检 956 人,实检 532 人,其中一检 204 人,二检

225人,三检103人。未查获病人。

1月上旬到4月6日,吴县组织全县力量开展东山太湖滩东西茭嘴灭螺工程大会战。镇湖参与太湖西茭嘴灭螺工程,参加人员216人,完成土方5584立方米,折合工日3102个。

1975年

镇湖开展血吸虫病粪检,应检1096人,实检1080人,完成七检1043人,共完成粪检7448人次,未查出阳性。

1977年

7月20日,据镇湖螺情下降情况统计,市岸大队原有螺面积150平方米,有螺环境为水沟及田地,未查出钉螺。

1987年

镇湖按照上级要求进行血防螺情、病情、图账资料清理工作。吴县组织血防队伍对镇湖血防清理工作进行考核。其中螺情考核查螺30507平方米,未查获钉螺。镇湖总体达到血防清理工作考核标准。

1994年

4月,镇湖组织镇中心小学和石帆、西京、市岸、上山四所完小学生开展血防"四个一"活动。其中,上课的学生649人,看录像的学生239人,参加查螺的150人,写作文的38人。此后,镇湖的完小、中心小学基本每年或隔年开展学生血防"四个一"活动。

1997年

4月9日,镇湖组织镇中心小学和石帆、西京、市岸、上山四所村完小学生开展血防"四个一"活动。石帆小学上了血防知识课后,组织五年级2个班学生70余人,到就近田块及其水沟查一次钉螺。班主任、语文老师卢建卫带领学生在10队钱兴福宅前水稻田南侧水沟内发现疑似钉螺。请血防专业人员鉴定后,确属钉螺。继而,组织力量对周围环境扩大延伸查螺。

上旬,在镇湖石帆、马山两村发现太湖芦滩、河道、田块有螺面积27986平方米(其中太湖芦滩2处,面积12000平方米;河道2条,面积2000平方米;田3块,面积13986平方米)。

吴县市委、市政府对查出的螺情十分重视,时任市长秦兴元,副市长顾梅生、府采芹等领导都亲赴现场视察,并召开全市查螺现场会。顾梅生要求沿江、沿太湖要加强查螺工作。特地调整水利局、农业局挂钩联系镇湖。镇湖建立灭螺领导指挥小组;召开各村领导会议,在各村普查钉螺,力争查清钉螺的分布情况。

第一阶段,对50亩太湖芦滩将外侧10米有螺土翻压到内侧10米,采用五氯酚钠药泥压埋并喷杀;第二阶段,对1000米有螺河道,筑堤提高水位1米后用五氯酚钠浸杀。第三阶段,对河道及300亩田块,在插秧前进行机口投药浸杀。

经观察,当年查出的太湖湖滩、内陆的河沟渠田滩的钉螺均为水网型钉螺。

发现螺情后即对西村、马山、石帆三个村2275名村民开展查病,未查出血吸虫病感染病人。

6月,吴县市卫生防疫站派血防专业人员5人,入驻镇湖开展全面灭螺工作。同时调配灭螺机械2台,组织一支灭螺专业队伍,对不适合灭螺浸杀的环境进行药物喷洒灭螺。

镇湖政府全面动员各政府部门参与,首次在石帆村有螺河道召开灭螺现场会,政府各单位认真组织科室人员60人,投入河道清理环境等灭螺前期工作。

1998年

4月1日下午,吴县在镇湖召开巩固性灭螺现场会议。苏州市血防站站长徐季德出席。

7月9日,苏州市政府血地防领导小组成员、市水利局副局长薛淦泉、市血地防办公室副主任朱振球等有关同志,赴镇湖调研血防工作并检查重点灭螺工程质量。

薛淦泉等和吴县市血地防办、站、镇有关领导,冒着高温来到石帆村实地检查重点灭螺工程的运作和质量,同时踏勘了马山村有螺环境,认真听取了该镇关于近年血防工作进展情况的汇报,对当地计划对马山村500多米有螺渠道改造灭螺事宜,薛局长表示全力支持,要求认真制定规划并报吴县水利局备案、办理。

1999年

4月4日,苏州市血地防办公室主任、卫生局党委书记宋伟君带队检查镇湖血防工作。吴县市血地办公室主任沈云新、防疫站站长王金元参加检查。镇湖镇副镇长张雪金介绍了1997年查到钉螺以来的工作进展及下阶段工作设想。宋伟君在充分肯定工作成效的基础上,要求大力开展识螺报螺,进一步查清螺情。镇党委书记杨伟根对血吸虫病的危害深有体会,表示尽力做好工作。

是年春季,在镇湖镇西村太湖滩及一条河道内查出钉螺面积75200平方米;在马山村查出有螺河道一处,钉螺面积300平方米。

5月21日,为推动血防工作的深入发展,苏州市政协26位委员在蒋志杰副秘书长、汪雪麟主任带领下,对苏州市、吴县、镇湖的血防工作进行全面调研、视察。委员们认真听取苏州市、吴县市、镇湖镇关于近年血防工作情况的汇报,实地视察了位于太湖之畔的马山、石帆村的重点灭螺工程,对血防工作存在的深层次问题进行分析思考。苏州市卫生局府采芹局长、卫生局党委书记宋伟君,吴县市卫生局局长张伟明、副局长徐昕莉等陪同视察。

视察后,由俞康明委员主持召开了座谈会。宋伟君、张伟明、张雪金分别汇报了三级血防工作开展情况。委员们结合亲身经历畅谈视察体会。尤其是刘王明委员等一些当年的血防老战士更是颇具感情地各抒高见,为巩固苏州血防成果献计献策。委员们充分肯定了苏州市各级党政组织一如既往,加强对血防工作的领导,积极发挥部门协作作用,卫生血防部门着力开展综合治理、科学防治,为经济建设服务所取得的成绩。大家对目前苏州市血防工作采取的策略、措施和卓有成效的工作表示满意,并对广大专业人员长期从事血防工作、淡泊名利、吃苦耐劳的奉献敬业精神予以鼓励和赞赏。同时对当前血防工作存在的深层次问题提出了许多建设性意见。蒋志杰副秘书长和汪雪麟主任均作了重要讲话。

6月19日,宋伟君率朱振球、徐季德、刘永元、金正明、沈云新、奚建平等踏勘镇湖镇西村太湖滩等有螺地段,并共商防治对策,决定在夏秋季对相关水域开展诱螺。

6月,吴县市防疫站血防科在马山、石帆有螺地点分段采集钉螺,共解剖钉螺425只,未发现感染性钉螺;再取若干钉螺做"逸蚴法"鉴定,亦未发现感染性钉螺。

6—7月,入梅以来,阴雨连绵,大雨暴雨连降,总降水量达718毫米。太湖水猛涨,最高水位达高程5.15米(吴淞零点,下同)。全镇有3000亩粮田进水。洪水最高处超过芦苇1米以上,钉螺沿芦苇向高处上爬的趋向明显。

6月28日,解放军某部队侦察科科长张友明任大队长,率侦察兵集训大队200余名官兵,集中居住在马山村的10余户村民家,进行为期三个月的太湖水上训练。参加集训的官兵来自全国14个省、市、自治区,其中相当部分人员来自长江中下游血吸虫病疫区。解放军进驻不久,适逢百年不遇的特大洪水,他们急地方所急,积极参加了多处太湖堤岸的抗洪抢险,在集训地附近的太湖滩恰是有螺环境。尽管他们配有一名军医和两名卫生员,但在太湖水上训练及抗洪抢险过程中,血吸虫病是否会影响解放军的身体和训练,成为血防部门关切的问题。

血防部门为此特地登门造访,指导其采取必要的措施,研究防治对策。根据首次和末次下水的时间,结合部队训练及血吸虫病传播的特点,在9月10日为全体官兵检查血吸虫病一次,并做好治疗准备。

9月16日,市、县、镇三级血防医疗机构16人,携带查治病器材和药物抵达驻地。在部队的大力协助下,半天即完成查病任务。实查159名官兵,皮试阳性53人,阳性率33.33%,对皮试阳性者抽血做间凝和环卵试验。血样经检测为阴性,基本排除了感染的可能。同日,苏州市血地办提供吡喹酮1000片备用。

2000年

1999年夏季,发生湖水患之后,加固太湖大堤随即提上议事日程。利用加固大堤的机遇,消灭太湖湖滩钉螺,是一举两得的好事,此事一直牵动着省、市、县等各级血防部门及相关部门领导和业务人员的心。

2月22日,为将加固太湖大堤与灭螺工程有机结合,江苏省政府血地防办公室蔡刚、李波科长,江苏省血防研究所血吸虫病室主任黄轶昕来到镇湖。宋伟君、薛淦泉、徐昕莉等会聚一堂,共同研讨将加固太湖大堤与灭螺工程相结合的湖滩灭螺方案。

苏州市、吴县市介绍了灭螺方案的设想,经实地勘察太湖有螺滩地,会同镇湖镇党委、政府进行了现场办公。与会者原则上同意吴县灭螺方案,形成如下几点意见:第一,灭螺采取土埋和药物相结合的方法;第二,灭螺药物使用氯硝柳胺,严格掌握药量,宜拌土撒药;第三,有螺表土处理尤为重要,必须深埋;第四,加强专业人员现场指导,防止药害发生;第五,做好现场工程的协调工作,共同保证灭螺质量。薛淦泉局长对大堤建设与灭螺工程相结合的具体事项做了指导,详细交代了技术细节,并表示全力支持血防灭螺工作。

宋伟君总结几点意见:第一,抓住太湖固堤良机,结合水利搞好灭螺;第二,市县两级专业人员成立灭螺指导组,加强现场指导,强调安全用药;第三,加强宣传教育,做好水样监测和民工病情监测;第四,加强现场协调工作,请水利部门密切配合;第五,请省有关部门在经费、药物上大力支持。镇湖镇领导表示,努力做好工作,把血防大事抓好。

镇湖有螺段太湖固堤和灭螺工程随即启动。具体措施:在大堤基底部构筑高1.5米、宽10米、长1500米的灭螺带,以彻底改变钉螺孳生环境。工程自3月份开始,历时1个多月,耗资25万元以上,于4月底全面竣工。总经费25万元,其中,江苏省太湖渔管会2万元,苏州市血地防办公室7万元,吴县市水利局6万元,吴县市财政局5万元,吴县市卫生局5万元。

4月13日下午,苏州市政府副秘书长顾九生前往镇湖视察血防灭螺工程。宋伟君、薛淦泉等偕同视察。吴县市政府办公室、卫生局、水利局、血地防办公室和镇湖镇政府有关负责同志、苏州市血地防办(站)有关同志陪同视察。顾九生等听取镇湖和吴县有关情况介绍后,随即赶往施工现场。

工程在灭螺方案的指导下,在水利和血防部门的共同努力下,已实施第一次药物灭螺,土方也接近完成。

顾九生在太湖大堤现场作了讲话。他说,市委、市政府很重视血防工作,受朱永新副市长委托,特意前来检查灭螺工程。从1个村发现钉螺,到4个村查出钉螺,说明在市政府领导下,各部门配合,能够查出是个重大成果。如果泛滥则不可收拾。钉螺虽小,但危害非常大。毛主席专门写了"送瘟神"二首,用"千村薜荔人遗矢,万户萧疏鬼唱歌"来描述血吸虫病的危害。血防工作反复大,如松劲,就可能反复,灭螺松一松,钉螺就要攻一攻,因此思想上绝不能放松。有关部门紧密配合,四级要高度重视,血防灭螺工程是一个系统工程,结合机械施工和药物灭螺把钉螺消灭。此次结合太湖固堤工程大搞灭螺是个良机,必须抓紧抓好,起到一举两得的效果。由于工程涉及范围大,市有关部门要适当倾斜,并向省里再申请,各方面都来帮一把。

4月28日,灭螺工程土方全部完成,但尚有少量芦苇滩地未挖净。灭螺专业队对大堤进行了药物喷洒。

省血地防办公室李波,苏州市血地防办公室朱振球和吴县市徐昕莉、沈云新等检查灭螺质量。

镇湖环太湖加固工程全长18.26千米,大堤统一顶高7米,顶宽6米,挡墙顶高5.5米,用混凝土压顶。

全市环太湖加固工程115.99千米,完成土方471.5万方。

5月2日起,用14个人、2台灭螺机对马山、石帆有螺地带进行全线药物喷洒,至5月底结束。

6月26日,朱振球和吴县市徐昕莉、沈云新,镇湖镇政府张雪金等,参加镇湖湖滩灭螺工程验收,灭螺要求基本达到。

为防止少量残存钉螺沿芦苇扩散,灭螺工程结束后,吴县市水利局听取卫生局建议,将灭螺工程区域内的30米范围湖面内芦苇全部清除干净。

12月11日,省血地防办公室赵勇进主任、蔡刚科长以及省血防研究所黄轶昕视察镇湖血防工程,市血地防办公室朱振球、吴县市卫生局徐昕莉陪同视察。

2001年

4月12日,朱振球等到镇湖马山村了解太湖滩现有钉螺分布情况,并报有关领导和市政府办公室。

4月16日,朱振球、徐季德等与镇湖有关专业人员,沿太湖大堤踏勘马山、石帆、杵山、上山及西村共5个村的有螺环境。

4月19日至23日,吴中区防疫站2人、镇湖卫生院2人、查螺员6人对沿太湖的马山、石帆、杵山、马市、上山5个村进行螺情复查。查螺结果为,全长12.4千米,有螺面积82600平方米。

4月29日,宋伟君率市血地防办公室、市血防站8人,会同吴中区卫生局党委书记张凤娣、副局长陆增林、血地防办公室沈云新等同志,在当地自查的基础上联合对马山、石帆、杵山、上山4个村的太湖大堤及其周围有螺环境逐一踏勘。踏勘情况与自查情况相符,初步核实4个村太湖大堤及周围有螺面积为82600平方米。

宋伟君同志对当地查清钉螺隐患予以充分肯定。考虑到镇湖的沿湖岸线长达20千米左右,且环境特别复杂,要求对未查到钉螺的村包括太湖中的小岛复查;对已查到钉螺的村,根据环境特点制订灭螺方案。张凤娣也作了讲话。

是月,卫生院组织查螺专业队,人员10人,实查10天,基本查清了沿太湖及其滩块的螺情。

5月17日,吴中区政府(筹)召集区卫生、防疫、血地防办公室等部门到镇湖镇就芦滩灭螺工作进行现场办公。会上,区卫生防疫站、血地防办公室就镇湖太湖芦滩钉螺情况及灭螺初步方案做了汇报,就太湖芦滩灭螺方案进行了研究协商。出席会议的有区委副书记、区政府筹备组组长薛峰,区政府筹备组副组长吴文祥,区政府办公室副主任陆育新,区卫生局局长张伟民,区卫生局党委书记张凤娣,区卫生局副局长陆增林,区卫生防疫站站长王金元,区血地防办公室主任沈云新,镇湖镇党委书记杨伟根,镇湖镇镇长李金兴,镇湖镇副镇长张雪金。会议主要精神纪要如下:

一是镇湖镇太湖芦滩钉螺情况及灭螺初步方案。4月上旬在太湖芦滩发现较大面积的钉螺,有螺面积约8万平方米,分布在马山、石帆、杵山、上山4个村的太湖芦滩。根据太湖芦滩三种环境特点(水草芦苇型、石块型、芦苇石块型),设想采用两种防制方法:一是采用传统的药物灭螺、土埋灭螺的方法,采用该方案的难点是清理环境、搬移土石方需使用大量人力和财力,且太湖水体中虾、蟹、鱼类养殖较多,不宜使用大量药物灭螺。二是从保护太湖水资源环境出发,在不能采用药物防制的地方,拟采用养鸭结合灭螺的生物防制方法进行灭螺。

二是近期工作要求。第一,思想上,要高度重视。第二,组织上,要狠抓落实。区政府决定成立灭螺工作领导小组,由吴文祥任领导小组组长,张伟明、杨伟根任副组长;区财政局局长柯菊明、李金兴、王金元、沈云新、张雪金等10位同志任领导小组成员。第三,工作上要调查研究。第四,卫生部门要尽快制订具体方案:① 用生物防制的方法;② 芦滩灭螺经费由卫生防疫部门与镇湖共同测算后,报区政府审批;③有关灭螺工作迅速与省渔管会联系。第五,各有关部门及镇要落实责任。

5月23日,宋伟君、朱振球、徐季德赴江苏省血吸虫病防治研究所,专程向所领导、血防专家汇报苏州市2001年春季有螺情况,重点汇报镇湖近几年来的查灭螺情况以及灭螺的难度,以期得到江苏省血防研究所的指导和支持。省血防研究所书记何宏政当即表态,省血防研究所一定会协助苏州,待周晓农副所长回来后,马上去苏州。

5月24日,朱振球等与卫生院院长王坤根、惠康年等商议灭螺方案,提出灭螺面积应大于上次初步上报的有螺面积,灭螺方案的测算和制订势必与有螺面积大小有关。

6月13日至14日,宋伟君率市卫生局、市血防站8人,吴中区沈云新、周建军,卫生院王坤根、惠康年、陈进根,共13人,冒雨逐一踏勘太湖滩有螺环境,实地研究太湖滩灭螺方案。

6月28日,江苏省血防研究所副所长、研究员周晓农及血吸虫病室主任黄轶昕,视察镇湖有螺现场,运用GPS作现场定位和面积测量,仔细观察环境生态,对查灭螺工作进行指导。针对镇湖有螺现状,省专家提出综合治理方案,要制定一个总目标,再分步实施。一是要阻断钉螺进一步扩散,二是要逐步治理。要联合水利、农业等部门一起参与,并征求水利等部门意见。宋伟君、陆增林、王金元、镇湖镇及卫生院领导以及市血地防办公室、市血防站有关同志一起陪同。

7月13日,为了解决镇湖镇沿太湖有螺滩的灭螺问题,苏州市政府血地防领导小组副组长、市政府副秘书长顾九生召集吴中区政府、江苏省太湖渔管会以及市水利局、农业局、财政局、卫生局、血地防办公室、畜牧兽医站、血防站和吴中区相关部门负责同志,在吴中区镇湖镇召开了灭螺现场会。出席会议的有吴中区政府副区长吴文祥、省太湖渔管会副主任耿心永、市农业局副局长张献民、市财政局副局长李冬川、市卫生局党委书记宋伟君、市水利局陈江红处长、镇湖镇党委和政府主要负责人及市和区各有关负责同志30余人。

会议形成如下意见:第一,鉴于镇湖镇太湖滩钉螺密度较高、分布范围广、周围遍布水产,有螺环境主要是芦苇滩、沙石滩和芦苇沙石滩三种类型,要消灭钉螺,应遵循科学、合理、可行的原则,采用改变环境结合药物杀灭,兼顾其他方式灭螺的对策。第二,根据《江苏省血吸虫病防治管理条例》的规定,镇湖镇太湖有螺滩的治理,要在吴中区政府的统一领导下,由镇湖政府具体实施综合治理方案,与综合治理有关的省太湖渔管会要积极参与。第三,根据血防工作"综合治理、科学防治"方针,有关部门要积极参与镇湖的灭螺工作。第四,多渠道解决灭螺工程经费。灭螺工程所需经费预计175万元,数额较大,各级和各部门都要承担一些。吴中区和镇湖镇承担比例为35%;省太湖渔管会承担8%;苏州市承担57%,其中,市财政局25%,市水利局10%,市农业局8%,市血地防办公室14%。所需资金分两年到位。第五,实施时间。秋冬季开展以改造环境为主的灭螺工程,力争明后两年完成。

会后,市政府办公室印发了〔2001〕4号会议纪要。

7月27日,苏州市市长阅读会议纪要后,批示请相关负责同志并市血地防办务必高度重视此事,敦促灭螺措施的落实到位。

8月8日,为了贯彻市政府〔2001〕4号会议纪要精神和市政府领导的批示,市政府血地防领导小组制订《镇湖太湖有螺滩血防综合治理方案》(苏府血组〔2001〕7号),主送吴中区政府予以实施。

9月,生物灭螺试点开始运作。在上山村太湖大堤9号有螺环境,建造养鸭人居住屋一间,简易鸭棚一间,投资2万余元。经招投标竞标,养鸭人陈某中标。对饲养的鸭子每天喂食一次,其余时间让鸭子在有螺环境觅食钉螺,以期减少钉螺,达到生物控制的目的。据现场观察,太湖滩芦苇较密,没有割去芦苇处鸭子钻不进,割去芦苇处有根茬,鸭脚踏不下,饲养鸭子对9号环境钉螺的影响一时难以显现。饲养6个月后,据饲养者反映,受局部环境和水源影响,饲养的大鸭500只,已死100余只,小鸭1500余只,已死500只。整个养鸭工作坚持了8个月。

10月11日,鉴于马山避风港,即1号、2号有螺环境相当复杂,苏州市水利设计研究院杨建明副院长、市血地防办公室朱振球、吴中区血地防办公室沈云新现场踏勘1号、2号有螺环境,征询有关部门意见,为灭螺工程设计做好前期工作。

11月26日,苏州市水利设计研究院设计图纸完成,提交吴中区有关部门和镇湖镇政府会审,镇湖镇邢文龙镇长对图纸设计予以肯定,强调对外隔堤推倒不变,置常年水位线高程2.2米以下。吴中区水利局吴局长、区卫生局副局长陆增林、血地防办公室沈云新、防疫站副站长沈庆华对图纸分别提出了完善意见。

2002年

2月6日,苏州市政府在镇湖镇政府召开全市血防寄防地防工作现场会议。出席会议的有苏州市政府血地防领导小组全体成员(各市、区政府分管领导,园区、新区管委会分管主任,市委宣传部、市委农办、市计委、市教育局、市公安局、市财政局、市交通局、市水利局、市农业局、市卫生局、市园林和绿化管理局、市盐务局、市妇联相关负责人)和各市、区卫生局局长。会议由市血地防领导小组副组长、市委农办副主任陶若伦主持。全体会议代表踏勘太湖滩灭螺工程现场及部分有螺环境。市血地防办公室主任王烨源作关于"九五"以来全市血寄地防工作回顾及2002年工作意见的报告;吴中区副区长吴文祥、昆山市副市长毛纯漪作大会发言。苏州市副市长朱永新在会议结束时做了重要讲话。

镇湖镇党委和政府负责同志参加了会议。

4月18日,朱振球、沈云新等检查灭螺工程。太湖水位在高程3.2米。

5月14日上午,朱振球、苏州市疾控中心血防科科长胡一河及沈云新等检查灭螺工程,提出石厂附近还需加高堆土,避风港大堤头部还需挖除。下午,踏勘了马山"牛眼睛"内侧有螺河道,"马肚里"闸堤内有螺渠、沟、田,石帆村村民家前有螺水码头,上山村有螺湖滩饲养鸭子处等环境。

5月31日,江苏省血防研究所吴锋副主任医师来镇湖检查血防灭螺工程进展情况。朱振球,市疾控中心张钧、胡一河、刘永元,吴中区血地防办公室沈云新,吴中区疾控中心主任沈庆华等参与检查。张雪金介绍了工程情况,拟对灭螺工程补课加工。太湖水位已达高程3.8米。

吴锋指出,大堤及灭螺工程的坡度应内高外低;石驳岸水泥配比达不到要求,水线下工程质量看不清,需要完善。

6月14日,苏州市血地防办公室主任、市卫生局副局长王烨源与市卫生局疾控处处长周永兰现场调研马山灭螺工程。镇领导邢文龙、张雪金介绍,因为增加工程量及天气影响,推迟完工日期;工程造价原计划投入28.3万元,实际使用43.6万元。王烨源要求,工程的建筑质量请有关监理部门负责,资金使用请报审计部门审计;工程堆土要符合设计要求;以后的工程要通过招投标形式进行。

9月26日,高新区社会事业局副局长赵尔璧带领区卫生局、区防疫站有关人员到镇湖卫生院调研,镇湖镇张雪金和卫生院院长朱卫明参加,朱卫明汇报了镇湖卫生院的工作情况,2001年全镇有螺面积8.5万平方米,扩大灭螺面积30万平方米;同时介绍了苏州市政府制订的灭螺方案的基本情况和经费来源。针对镇湖的卫生、血防情况,赵尔璧指出要强化医院卫生安全,加强防疫工作,对血防工作要进行研究,并向区政府汇报。

11月15日上午10时许,寒雨中,朱振球、刘永元等在太湖边马山村石厂西首(3号环境起始处)的野茭白根部查获10多只钉螺,其中一对钉螺正在交配。

2001—2002年上级血防灭螺经费拨付镇湖到位情况 （单位:万元）

年份	月份	单位	金额	备注
2001年	下半年	吴中区卫生局	10.0	镇湖灭螺(养鸭)
		苏州市水利局	6.5	
	12月	苏州市血地防办公室	20.0	
2002年	3月	江苏省太湖渔管会	14.0	
	3月	吴中区血地防办公室	6.5	
	4月	吴中区财政局	13.0	

自2001年下半年到2002年4月,共拨付灭螺工程经费70万元。

2003年

2月26日上午,高新区社会事业局局长黄海涛约请苏州市血地防办公室朱振球商谈镇湖血防工作,区卫生局局长沈晓秋、区防疫站科长李乃洪与会。重点是就太湖滩有螺环境的灭螺问题,听取市血防部门对高新区血防工作的意见,在太湖滩有螺环境灭螺方法上达成了较为一致的看法。

3月26日,灭螺工程验收。参与人员有省血防所黄铁昕,市水利局农水处处长贝民建,本灭螺工程设计者、市水利设计院工程师刘云俊,市血地防办公室朱振球,高新区社会事业局副局长、爱卫办、财政局、农经局有关部门负责同志。分管镇长张雪金介绍了有关工程情况。镇长邢文龙、机水站站长于荣泉做了补充。

4月9日,市疾控中心党委书记李俊平、工会主席徐季德以及胡一河、朱振球、刘永元专程检查镇湖街道春季查螺情况和核实有螺环境。李书记和徐主席在肯定工作的基础上提出了具体的指导意见。

4月15日,高新区管委会副主任孙晓红检查镇湖街道血防工作,随行人员沈晓秋、苏建林、李乃洪,镇湖街道邢文龙、街道办副主任时雪龙接待。时雪龙汇报血防工作,2003年春,镇湖前后组织了120人的查螺专业队伍,从4月10开始查螺,每个村查2~3天。孙晓红要求镇湖当前除防治"非典"外,要把血防作为镇政府的重中之重的工作来抓,人力不够要增加,灭螺方案要制订,血防经费区里会安排,做到95%以上的螺情能掌握,这一目标通过反复查螺来实现。针对血防工作,管委会副书记孙英再三强调凡是政府的工作一定要做好,做不好由行政处理。

4月,在马山村马山南坡发现的钉螺经鉴定为光壳钉螺。此为镇湖首次发现光壳钉螺。

5月13日,朱振球、胡一河、刘永元在镇湖核实螺情。

5月28日,高新区防疫站邀请苏州市疾控中心刘永元指导镇湖灭螺方案,在踏勘马山、西村和石帆等有螺环境现场后,确定了针对不同环境采取全水量浸杀(田、沟)、铲草皮沿边药浸(河道)和喷杀(竹园、树林、旱地)等灭螺方法。

5月29日,江苏省血防研究所黄铁昕、孙乐平来苏检查灭螺工作,朱振球、胡一河、刘永元陪同前往吴中区东山镇和新区镇湖检查。在镇湖期间新区防疫站金炯林、李乃洪,镇湖街道办时雪龙等陪同。

6月3日上午,镇湖街道召开血防灭螺工作会议。参加会议的有镇湖街道邢文龙、时雪龙,顾菊清,水务站站长张文献,卫生院朱卫明、陈进根,灭螺专业队队长及成员,高新区防疫站李乃洪。时雪龙做会议动员。朱卫明、陈进根做业务培训发言。李乃洪就灭螺工作进行了部署。邢文龙讲话,强调应争取老百姓的理解和支持,要妥善处理田地庄稼与灭螺的关系。

6月4日,胡一河、刘永元会同新区防疫站有关人员对镇湖生石灰灭螺课题进行最后一次的现场效果观察。

7月11日,朱振球、刘永元到镇湖指导太湖滩工作,并就完善太湖湖滩灭螺工作方案,提出2002年灭螺工程补课事宜及山区灭螺工作注意事项等。

8月13日,刘永元应邀对镇湖湖滩灭螺进行指导。

9月4日上午,刘永元赴镇湖街道调研湖滩灭螺情况。高新区疾控中心主任金炯林、李乃洪等同往。现场观察了2002年太湖滩灭螺工程整改情况,沿石驳岸水面到湖底测量3个点分别为98厘米、95厘米、96厘米,驳岸离水高度44厘米,工程整改达到预定标准,即石驳岸高距离湖底1米以上。金炯林提出镇湖秋季血防工作要求。

9月19日,朱振球、刘永元等会同镇湖卫生院朱卫明、陈进根等察看马山灭螺补课情况,沿湖踏勘有螺环境,商讨马肚里闸外侧灭螺问题。

10月13日,在高新区疾控中心会议室,高新区管委会、卫生局、疾病预防控制中心、镇湖街道和卫生院的有关领导与业务人员,商量镇湖秋季湖滩灭螺方案。朱振球、胡一河参与。

10月22日,朱振球、刘永元、徐海根,高新区疾控中心主任金炯林、副主任李乃洪、疾控科许雪明,检查马山、石帆两村太湖滩灭螺情况。街道时雪龙,卫生院朱卫明、周黎东两位院长,一起参与检查。现场正在环境清理,通过使用除草剂结合割芦苇,灭螺环境清理基本达到要求。灭螺药物喷洒分成三组,使用三台机器,操作时按要求进行,10月21日灭螺处无任何药害;灭螺开始设对照组观察效果。现场观察到,太湖滩块低洼处的钉螺密度尚高。

11月7日,朱振球,苏州市疾控中心李俊平、胡一河、刘永元,高新区金炯林,卫生院朱卫明、陈进根等检查灭螺进度和质量。三台机器正在工作。刘永元做灭螺后钉螺死亡情况的鉴定。

12月3日,胡一河、刘永元和邹芬红及李乃洪到镇湖街道布置迎接省血地防考核的准备工作。

12月9日,省血地防工作年度考核组检查高新区,镇湖作为重点镇被抽查。时雪龙汇报年度血地防工作经验。考核组由省血防研究所党委书记何宏政带队,成员为省盐务局法制处处长张天真,省血防研究所血防室主任黄轶昕、健教科科长王雷平。他们分别对年度工作进行了评价。苏州市卫生局疾控处处长周永兰、朱振球等陪同检查。

12月29日,朱振球、刘永元,高新区卫生局沈晓秋,疾控中心李乃洪、科长归国平等,会同时雪龙等商讨太湖湖滩灭螺方案。

2004年

1月15日,苏州市虎丘区人民政府《关于印发〈镇湖街道冬春季太湖滩血防灭螺工程实施方案〉的通知》(苏虎府〔2004〕1号),明确了4号有螺环境灭螺工程实施的相关事项。

2月18日,水利部太湖流域管理局决策,在太湖大堤的基础上建环太湖大道,其标准为:路基按三级公路等级设计,纵断面采用百年一遇洪水高程7.2米,全线采用四车道路基,土基22米,2005年增至29米。路基顶宽18.6米。在高新区范围内的太湖大道由高新区水务局组织实施。土方来源为太湖湖底的生土。在马山避风港外侧与大贡山、小贡山及望亭的金墅等连接处修建大堤,抽干其内的太湖水后,从中取土供修筑环太湖大道使用。高新区拟用太湖淤泥覆盖3号环境,以期灭螺。

2月26日至27日,苏州市钉螺控制技术培训会议在镇湖上海交警总队培训基地举行。出席对象有各市区疾控中心分管主任、血防科科长、血防专业人员和重点乡镇代表56名。省血防研究所黄轶昕等专家授课。与会人员踏勘了有螺环境,并在湖滩现场进行钉螺调查和消灭钉螺的培训。镇湖领导邢文龙、时雪龙等看望了与会代表。

4月7日,朱振球和苏州市疾控中心副主任张钧、刘永元调研太湖湖滩4号环境灭螺工程进展和质量。该处环境为太湖湿地,环境复杂,人和施工车辆、机械都不易下去,施工难度大。政府为了保证质量,交给镇湖卫生院督办并与其签订合同。灭螺的方法为将外侧的有螺土方堆放到内侧,外侧的浅滩挖深,使其长期保持在常年太湖水线以下;内侧的堆土分别混入石灰粉和氯硝柳胺,以保证灭螺质量。工程从2月初开始运行,人工清理芦苇。能用挖机就用挖机,水线上下的则用水上挖机操作。

4月9日,高新区管委会组织水利、卫生、疾控中心等部门,对镇湖街道灭螺工程验收。市水利局贝民建,市卫生局周永兰、朱振球,市疾控中心张钧、刘永元等,高新区卫生局沈晓秋等有关部门负责同志参与验收。验收组汇总情况认为,该工程按设计要求施工,工程质量达到设计要求,土埋达到50厘米以上,经灭螺质量控制设计,选取土埋地点若干处,共投放钉螺200只,土埋后观察发现其死亡率达100%,灭螺效果理想。

4月20日,市血地防办公室朱振球,市疾控中心刘永元、周一芳,高新区金炯林、归国平,镇湖时雪龙、朱卫明等对马山村查出的密度较高、面积较大的有螺环境进行现场踏勘。该有螺田块原为稻田,现种苗木,沟内钉螺最高密度208只/0.11平方米。有螺河道与太湖相连接,河长约1000米,曲折蜿蜒,河道密布水生作物。

4月,山旺村(邢旺村与杵山村合并而成的村)及马肚里闸大堤内分别发现钉螺。

5月12日,朱振球,苏州市疾控中心张钧、胡一河、刘永元、周一芳,雨中对马山、石帆两村有螺环境现场进行踏勘。有螺情况为:上年未灭太湖滩块9处,15万平方米;上年灭而未净内陆环境15处,10.4725万平方米;当年新发现钉螺面积15240平方米。

6月7日至8日,朱振球、刘永元,高新区金炯林、李乃洪,会同时雪龙、周黎东商讨5号环境灭螺方案,总体设想外侧建石驳岸,内侧土埋为主,结合使用灭螺药物和石灰粉。

6月16日,朱振球、胡一河、刘永元和高新区疾控中心有关人员赴镇湖街道核实群众报螺情况,寺桥村(原为无螺村,现改名为市桥村)主任发现秧田有螺,经勘察确定有1万平方米的钉螺面积,钉螺最高密度40只/0.11平方米。市、区和镇湖有关同志一起商定灭螺方案:第一,对秧田田埂立即喷洒灭螺药物;第二,选三块各1平方米秧田,分别喷洒4克、6克、8克药物,观察灭螺药物对秧苗的影响;第三,待插秧成活拔节后,对秧田全面药浸一次。

7月14日,朱振球、刘永元对2004年所发现的钉螺环境逐一拍摄,记录历史,并向发现钉螺者发放奖金。

9月20日,镇湖街道举办秋季血防查螺业务培训,街道分管主任时雪龙主持,区疾控中心李乃洪讲课,街道卫生助理布置任务,时雪龙对秋季查螺工作明确要求。

9月21日,由高新区管委会出面,约请商讨秋季查灭螺工作方案和环太湖大堤建设如何结合血防工作及管理外来人员等几个问题。高新区管委会副主任孙晓虹、卫生局沈晓秋、疾控中心金炯林、苏州市朱振球、刘永元,镇湖虞美华主任、时雪龙、朱卫明等参加了会议。会议围绕高新区秋季查灭螺如何深入,当年灭螺效果如何确保,灭螺任务和灭螺工程如何完成,以及在高新区范围内环太湖大道总长25公里中有18公里在镇湖,对大量外来人员如何开展检疫,太湖大道的建设如何与灭螺相结合等问题,展开了深入细致的研讨。孙区长针对有关问题,要求做到:第一,做好查灭螺方案,组织好实施,安排好人员数量,人员分片,地毯式查清,不能漏查。对查灭螺人员要做好培训。第二,查实查细,方案一定要细化。在10月20日前完成。第三,组织检查考核,加强质量控制,调动其他力量参与。第四,与苏州市水利局联系,加强有关工作论证,将太湖大道工程与灭螺结合起来;根据中长期规划的设想,考虑下一年的工作。

此后,经市血地防办公室与市水利局联系,市水利行政部门明确太湖大道建设者系高新区水务局;具体的施工单位等情况,由高新区卫生局与区水务局联系了解。

9月23日,苏州市疾控中心在镇湖举办全市查螺技术培训班,出席对象为各市、区疾控中心分管主任、科长、专业人员,培训班成员分别就查螺、筛螺技术进行授课和有螺湖滩现场操作演示,汇集结果后,主持者做了点评并提出工作要求。会议按操作技能打分,评出吴江市储金奎、相城区奚建平、高新区李乃洪分别为一、二、三名。

9月29日,在镇湖马山村马肚里太湖有螺滩做疫水测定试验,投放小白鼠40只,历时3天,实际成活35只,经解剖均阴性。

10月8日,苏州市血地防办公室朱振球、市疾控中心刘永元、市水利局贝民建与高新区水务局局长胥家宝商谈有关结合太湖大道建设灭螺的问题。高新区投资约1.4亿元,工程范围25千米。太湖大道总宽12米,土路肩每边各1.5米。商议工程能否与灭螺相结合,由于设计已定,结合较为困难;中标者施工人员来源及其管理问题,有待细化和深化。

10月10日上午,朱振球、刘永元、陈进根等,经马山避风港至大贡山岛新修建的大堤,步行上大、小贡山岛,观察一路所见之环境情况。所见概况为:第一,太湖底部完全呈干土状态,类似大漠戈壁状态;第二,将马山山脚下原开山采石挖深处辟为马山避风港,并已开通;第三,马山原3号环境处有太湖大道穿过,大道外侧剩余部分可覆土1米以上,达到灭螺效果。下午,到西村灭螺现场了解灭螺质量。

根据踏勘掌握的现场情况,苏州市血地防办公室拟就环湖大道建设与血防有关问题提出建议,报市政府和高新区管委会、水利局等。

10月16日,朱振球、刘永元到镇湖了解太湖滩环境改造和建设情况。

11月8日,高新区管委会在17楼第2会议室召开有关太湖大道建设结合灭螺协调会议。出席会议的有高新区管委会副主任孙晓虹、建管局水务局局长陈宏、社会事业局局长黄海涛、卫生局沈晓秋、疾控中心金炯林、高新区财政等有关部门负责同志以及苏州市血地防办公室朱振球等。

会议上,朱振球谈了太湖大道建设结合灭螺的设想和要求,最大限度地将建设与灭螺结合起来,引起了与会者的共鸣。陈宏表示建设结合灭螺是义不容辞的,要全力配合,同时加强对施工队伍的管理,包括工地卫生、用水、厕所和人员卫生检疫等,并详尽地介绍了工程情况,在施工时,能挖的挖掉,能覆土的覆土。

孙晓虹在讲话中强调了血防如何与水利结合,找到共同点。要求大家:第一,对血防更重视,进一步减少钉螺面积,达到3000平方米以下的控制目标。镇湖的有螺面积占了苏州市有螺面积的95%以上。第二,做好控制方案,使面积逐步缩小。由水利、卫生系统参与,并请市、省血防专家研讨,尽可能完善。第三,区卫生、水利对有关工程做好调研,特别是一些覆土方案,由卫生部门提出,开工之后搞一些前期工程。有关经费区尽量安排。有关分工,方案请市牵头;卫生部门、镇湖将冬季灭螺做好;水利部门将有关情况汇报一下。

11月16日,朱振球、刘永元、金炯林等有关同志在镇湖现场踏勘有螺环境,重点研究3号和5号环境结合太湖大道清基土处理的课题。

3号环境工程量:

避风港内175米×60米×1米=10500立方米。

避风港内295米×60米×1米=17700立方米。

土方及药物处理以5~6元/立方米计算,建小挡墙后堆土1米,按小挡墙高1.3米×800元/米计算,工程造价约23.6万元。

取土形式:①清基土方;②太湖湖底土方。

5号环境工程量：

建小挡墙400米×1000元／米＝40万元。

小挡墙建在湖滩外侧，内侧填土，土方待测算。

12月10日，高新区金炯林、李乃洪等与朱振球、刘永元在镇湖卫生院会议室商讨太湖有螺滩治理方案。拟在2005—2008年间，每年根据现场特点采取综合治理、药物灭螺结合的方法，开设若干个灭螺工程，以形成整个灭螺治理方案。分别讨论3号和5、6、7、8、9、10、11、12号不同环境类型的灭螺方案。

12月24日，在镇湖党委会议室，高新区管委会再次召开太湖大道建设结合灭螺工程推进会。出席会议的有孙晓虹、陈宏、沈晓秋、李乃洪，高新区财政、绿化等有关部门负责同志，市血地防办公室朱振球、刘永元等以及镇湖有关负责同志。

会议由沈晓秋主持，围绕结合水利工程灭螺、沿太湖逐步建立挡墙和今冬明春工作安排及中长期规划三件大事展开讨论。

陈宏表示赞成逐年有计划地实施灭螺，具体方案为：① 迎水面建挡墙，形成防水带较好；② 马山建挡墙后填土确定为50厘米；③ 施工原来是就地堆土，现为移土，增加费用，需财政认可；④ 外侧建挡墙，标高与断面尺寸建议请水利设计部门设计一下，选择施工队伍方便些。

朱振球就关于血防中长期规划的目标，结合环太湖大道建设、因地制宜制订方案、利用冬春枯水期开展5号、3号环境灭螺工程，以及明春查清钉螺和巩固性灭螺等问题做了发言。

孙晓虹在讲话中指出：① 做好三年规划，本届政府任期内基本完成，将有螺面积控制在3000平方米以下。首先要在市规划的基础上考虑；其次，请市指导，有关部门协调，并报市政府和市有关部门。② 近期工作，清基方案由区水务局具体实施，区卫生局、街道配合，请市指导。涉及的一些费用，分别报区长、区财政局，请财政关注。③ 5号环境治理，今冬明春由街道实施，费用由市、区两级承担，相关部门配合。④ 农民工（太湖大道建设者）按有关要求检查，建设局把关。⑤ 区疾控中心提供有螺面积及密度相关数据。⑥ 明年春天，大力做好巩固性灭螺，总体巩固性灭螺在三年规划内都要安排。下达任务时，要有刚性的目标任务及明确的经费指标。

2005年

3月1日，在镇湖卫生院召开会议，研究5号环境灭螺工程上马问题。高新区金炯林、李乃洪，镇湖街道办副主任金海兴，镇湖卫生院朱卫明，苏州市血地防办公室朱振球、刘永元等参加。因工程要勘探，并由设计院设计，总预算达58.46万元。目前已购石方700~800立方，付款3万元。会议议及由谁施工及经费允许额度等。

据现场观察，3号环境大部分已覆土。

3月20日，在镇湖街道办事处大会堂举行血防查螺员培训会议，区疾控中心李乃洪讲课，街道分管主任金海兴强调查螺工作意见。

3月25日，朱振球、刘永元到镇湖。朱卫明介绍查螺进展，从3月15日起组织培训84人，分若干组逐村开展查螺。已查出西村、马山、上山三村有螺。上山村密度较高，随机抽一框土,密度为132只/0.11平方米。经镇湖党委、政府研究决定,5号环境灭螺工程招投标工作由卫生院主持。

4月8日,朱振球、刘永元到市岸村有螺环境踏勘。5号环境灭螺工程开始挖土。遇查螺人员马祖国,男,1958年8月出生,其于1970年春天首次发现钉螺。

6月1日,朱振球、刘永元到镇湖核实今春发现的有螺环境情况。

6月15日,江苏省血防研究所所长、研究员朱荫昌,省血防研究所血防室主任黄轶昕检查指导灭螺工程。在现场察看和听取情况汇报后,对镇湖改造环境结合药物灭螺所取得的成效予以充分肯定。还观察了血防专业人员进行的灭螺质量现场评估。苏州市朱振球、张钧、刘永元,高新区李乃洪,镇湖朱卫明、陈进根等陪同检查。

6月16日,对镇湖5号有螺环境灭螺工程验收。省血防研究所血防室主任黄轶昕,苏州市卫生局府采芹,市血地防办公室朱振球,高新区孙晓虹和财政、审计、水务、卫生、疾控等部门负责同志参加了验收。

5号有螺环境特别复杂,系湿地和石山的组合,高处不能浸杀,低处边缘控不住,常规药物不能用,是一处由太湖湖滩向内陆扩散钉螺的源头。此灭螺工程为近几年环境最复杂、投资最大、做得最好的一处血防工程,做到了科学设计,程序公开规范,工期有序组织,事务妥善安排。工程范围为马肚里闸到米泗山,工程长度231米。使用石方5860立方。撒放生石灰2千克/0.11平方米。氯硝柳胺投放4克/0.11平方米。填埋土方3.2万方,12天完成填土。另外,预埋40只活钉螺,作为灭螺的质控措施,一个月后观察发现钉螺全部死亡。灭螺工程的建设实施了水利标准,灭螺措施执行了血防标准,工程中实施了规范的药物灭螺,并加强质量控制,钉螺的死亡率达到理想的要求。

7月7日,朱振球、刘永元、李乃洪等检查灭螺工作。马山村山坡灭螺,现场清理涉及农民自留地的清理及赔偿未到位等问题,影响灭螺效果;稻田秧苗成活拔节后可施行灭螺。还观察了5号、6号环境的灭螺质量,与镇湖的同志商议了有关对策。

7月19日,胡一河、刘永元陪同苏州市疾控中心朱昆鹏副主任督导高新区镇湖街道的灭螺工作,对高新区下一步灭螺工作提出了要求。

是日,市、区和镇有关专业人员,为武警部队太湖水上训练官兵223人检查血吸虫病,未查出阳性。武警特警部队选择镇湖进行水上训练,住宿地点为马山村和镇中心小学,原定训练时间3个月,未满3个月提前结束。

9月1日,朱振球、刘永元赴镇湖指导灭螺工作。

9月28日,省血防办公室主任科员田增喜、省血防研究所黄轶昕来镇湖检查重点灭螺工程。

11月15日,在镇湖街道研究太湖滩有螺环境灭螺工作,重点讨论6号有螺环境灭螺事宜。高新区管委会孙晓红,社会事业局局长徐江枫,卫生局、财政局、水务局、镇湖街道、区疾控中心有关领导和专业人员参加。在大家讨论后,孙晓红提出了有螺环境治理意见。

2006年

3月15日,苏州市疾控中心刘永元到镇湖指导检查血防查灭螺工作,高新区李乃洪陪同,镇湖卫生院朱卫明汇报血防工作。

3月23日,朱振球检查查螺进展情况。朱卫明、陈进根等偕同检查。11日起,各村查螺专业队沿太湖开始查螺。19日,培训镇查螺专业队。当日有63人在查螺。太湖滩有螺环境还有5个,6.5万平方米,内陆环境正在进行巩灭,对药灭环境100%实行筛螺观察效果。检查时,朱振球建议查螺合理分组,增加抽查回合,镇级对不放心的地方要组织力量进行抽查;要有针对性地加强湖滩残存边角和山区灭螺工作,这样坚持数年还是有希望实现控制目标的。根据灭螺药品和机械不足的现实,苏州市血地防办公室随即提供了药物,并与高新区卫生局沈晓秋联系,其同意添置灭螺喷药机。

4月5日,高新区政府在镇湖街道办四楼会议室召开镇湖血防现场协调会,并商讨"十一五"期间螺情控制的目标。出席会议的有高新区管委会副主任徐萍,社会事业局局长徐江枫,财政局副局长蒋存琪,镇湖街道办主任虞美华,建设管理局(水务局)陈宏、绿化办主任谈育闻,区疾控中心苏建林、李乃洪,苏州市血地防办公室朱振球,苏州市疾控中心胡一河、刘永元,镇湖卫生院朱卫明等。

朱卫明代表镇湖汇报了当前行动情况及新的规划期间的防治工作目标。会议围绕结合水利、结合环境整治、结合沿太湖的绿化景观建设,按照不同的环境特点,分别就3号、6号、8号、9号和10号环境的灭螺问题进行了研究安排。徐萍表示,高新区要在2008年达到钉螺面积控制在2000平方米以内的"十一五"规划目标。

与会人员深入现场逐一踏勘了有螺环境。

4月10日下午,高新区社会事业局约请区规划局、环保局和自来水公司有关人员,研究镇湖太湖滩灭螺工作对环境和规划的影响。规划局领导表示,太湖滩的规划设计首先应满足血防工作的需要,先做好血防灭螺工程,在此基础上再做规划设计。

5月16日,省血防检查组到苏州检查血防工作,由无锡市卫生局组织人员,察看高新区镇湖街道的血防工作开展、落实情况,检查组组长、无锡市卫生局疾控处处长陆兵检查后认为,镇湖街道血防资料全面,血防工作符合省血防部门的要求。

5月18日,高新区管委会具体商讨太湖湖滩灭螺工程事宜。出席人员:区社会事业局徐江枫、沈晓秋,环保局副局长张菊明,财政局毛军平,建设管理局(水务局)金健,镇湖街道办副主任周永前、助理顾菊清、卫生院朱卫明,区疾控中心李乃洪,自来水公司相关人员,以及区政府办公室黄海秘书。会议明确了太湖滩5处有螺环境(3号、6号、8号、9号和10号)实施工程灭螺,3号、8号、9号在6月15日前结束,6号、10号在当年年底结束。6号灭螺工程实行招标,其余工程实行议标。会后印发了管委会会议纪要。

7月20日,验收太湖有螺滩3号、8号、9号环境灭螺工程。出席人员有苏州市水利局农水处处长吴岳芳,市血地防办公室朱振球,市疾控中心胡一河、刘永元等。会议由沈晓秋主持,街道办周永前汇报了工程情况。三处环境共有面积21600平方米,均采用覆土、灭螺药物和生石灰粉结合的灭螺形式,填土厚度达到50厘米以上。整个工程达到了设计要求。

8月2日,朱振球、刘永元赴镇湖督查查灭螺工作及环境清理。6台机器正在喷药。他们督察两处现场后建议,适宜的灭螺方法应推荐全水量药浸;环境清理可用些除草剂;太湖滩查灭螺工作与湿地公园建设方案中有关防范钉螺输入及加强钉螺监测的部分要通盘考虑,未雨绸缪。

9月19日,应镇湖邀请,朱振球、胡一河、刘永元现场指导太湖滩11号有螺环境延伸段灭螺工程的设计。高新区疾控中心主任苏建林等偕同调研。

2007年

1月18日,高新区社会事业局、财政局商讨镇湖11号环境工程灭螺经费。区社会事业局徐江枫、社会卫生处陈荣华、区财政局毛军平工程师共同商定工程概算不超过20万元,超过20万的部分由工程实施单位自行承担。灭螺工程整体方案(含经费概算)由镇湖街道向区社会事业局申请,社会事业局报财政局备案。

2月25日,决定镇湖太湖滩11号环境及其延伸段灭螺工程由苏州市枫桥建筑工程有限公司负责实施,要求3月下旬完工。

3月14日,苏州市召开血防巩固性灭螺现场会,评估、抽查镇湖马山村。该处环境为山坡、田和沟,高程不一,植被丰茂,灭螺的效果与环境清理直接有关。据现场评估观察,环境清理的质量为三处现场之最佳。

3月29日,镇湖街道血防查螺培训会举办,60名查螺队员参加了培训。特邀请市疾控中心刘永元讲课,区疾控中心李乃洪、郭锋,镇湖街道卫生院朱卫明、陈进根参加了培训活动。

4月6日上午,镇湖街道召开血防灭螺质量培训会,30名灭螺人员参加灭螺质量培训,邀请刘永元讲课。下午,刘永元带领全体灭螺人员到灭螺现场进行示范、指导。

4月18日,朱振球、刘永元督查镇湖查螺及秀岸村钉螺发现情况,并与周永前商议灭螺工程验收日期及11号环境的灭螺方案。

5月9日,李乃洪、郭锋到镇湖核实有螺条块与面积,指导血防灭螺工作。

5月21日,省卫生厅春季查灭螺工作检查组由镇江市卫生局耿锁龙处长带队来苏,抽查了高新区及镇湖,镇湖周永前汇报了前阶段工作情况,得到了检查组的肯定。

6月14日,在高新区疾控中心二楼会议室,高新区邀请市、区、镇各有关部门商讨将有螺面积压缩到3000平方米目标的实现方案。高新区管委会副主任徐萍、沈晓秋及高新区各有关部门负责人,镇湖周永前、朱卫明、陈进根,苏州市朱振球、刘永元等参加了会议。出席者围绕目标实现与太湖有螺滩剩余滩块灭螺难度问题,充分发表各自看法。徐萍综合大家的看法后指出:第一,太湖6号有螺滩块做石驳岸,与其每年80万,不如一年投入大些。功能是灭螺,不考虑防洪,考虑外观相协调,其高度、造价、施工时间,前后呼应,总体考虑。第二,经费,6号环境一次规划,一次造价,分期到位。湿地公园防患于未然。第三,关于土方的协调,主要由镇湖街道进行,什么时候,什么地方,取土,堆放,预算中不要有土方费用。6号环境当年要完成,水大,9月份开始。10号环境请市牵头协调。

6月20日,苏州市开展灭螺质量现场评估,抽查秀岸村有螺环境。苏州市刘永元、徐海根、朱振球,吴中区华雪涛,高新区郭峰,镇湖相关人员等参加现场评估。现场先进行查螺,每人随机查15框,未查到钉螺;铲土10框筛螺,未筛到活螺。

6月28日,应苏州太湖湿地公园建设指挥部之邀,苏州市血地防办公室朱振球、高新区疾控中心苏建林、李乃洪,镇湖街道周永前,卫生院朱卫明、陈进根,东渚镇副镇长谢敏芳等共同研讨湿地公园与血防监测要注意的问题。指挥部主任罗建民介绍了湿地公园的建设设计。与会各位讨论湿地公园和钉螺监测的关系，朱振球重点介绍了湿地公园监测和钉螺控制的方式、方法。会后，朱振球起草了《苏州太湖湿地公园预防与控制血吸虫病方案提纲》。

7月4日，高新区疾控中心根据市血地防办公室朱振球提供的《苏州太湖湿地公园预防与控制血吸虫病方案提纲》，分别向区社会事业局、苏州太湖湿地公园建设指挥部提出了《关于对苏州太湖湿地公园建设工程施工环境进行卫生调查的建议》（苏高新疾控〔2007〕36号）。该建议认为，按照国务院2006年颁布的《血吸虫病防治条例》第二十三条规定，建设单位在血吸虫病防治地区兴建水利、交通、旅游、能源等大型建设项目，应当事先提请省级以上疾病预防控制机构对施工环境进行卫生调查，并根据疾病预防控制机构的意见，采取必要的血吸虫病预防、控制措施。因此，建议区政府协调有关单位提请省血吸虫病防治研究所，对苏州太湖湿地公园建设工程施工环境进行卫生调查。

8月23日，在镇湖街道办二楼会议室，周永前、朱卫明、李乃洪、朱振球等商议6号环境灭螺方案设计；初定招投标后，10月底开工。

11月14日，镇湖街道讨论太湖滩6号环境灭螺工程，招标43.8万元，要解决如下问题后才能实施6号环境灭螺工程：一是何处取土；二是用电需解决；三是进场有绿化带阻隔，必须经区绿化办同意，移除绿化带后修一条通往6号环境的路。

12月4日上午，高新区管委会、区政府召开镇湖太湖滩6号环境灭螺工程协调会。徐萍主持会议，社会事业局、区疾控中心、镇湖街道、建设管理局（绿化办、水务局）、财政局、太湖度假区东吴工程建设有限公司（灭螺工程中标方）领导和专业人员出席了会议。会议主要解决了土方来源、土方运输方式和灭螺工程超出原招投标规定的范围的处理等问题。

2008年

1月9日，太湖滩6号有螺环境灭螺工程正在施工。周永前汇报，中标工程造价43.87万元，泥土另招标。

2月28日，市、区两级有关同志前往灭螺工程处，因大雪冰冻暂停施工，正在修复挖机待开工。地面高程不一之处，已基本解决。

3月25日，镇湖街道召开血防工作动员大会暨查螺培训会，区疾控中心郭锋讲课，镇湖卫生院陈进根布置查螺工作。54人参加本次培训。

4月10日，朱振球、胡一河和刘永元到镇湖复核今春发现的有螺环境。湿地公园计划查螺20万平方米，巩固性灭螺完成40万平方米。石帆村家前屋后还有少量钉螺。

4月15日，苏州市疾控中心的全体团员28人，在党委书记及团总支的率领下，参加镇湖的春季查螺活动。

4月28日，苏州市血防查螺专业队伍抽查镇湖街道血防查螺工作。

6月19日，市级灭螺质量现场评估在马山村进行。

镇湖太湖滩有螺面积303528平方米，已完成改造环境累计298528平方米，占98.35%。

8月8日，在镇湖召开10号有螺湖滩灭螺工程现场会。高新区分管副主任邢文龙，社会事业局局长曹俊,卫生局沈晓秋,财政、水务等有关部门负责同志及苏州市血地防办公室朱振球、市疾控中心刘永元等出席会议。镇湖街道办主任华建男与会。鉴于10号环境为一条多年失修的石砌大堤,能用的石块大多被人搬走,其特殊的有螺环境非常规方法能解决,市有关同志建议将大堤拆除,使其常年置于水位线以下,达到控制钉螺的目的。邢主任集中现场各位的意见,指出:钉螺主要在镇湖,有螺面积目标要降至3000平方米以下。控制10号环境的钉螺是非常现实的,要测算一下,扒掉已残破的大堤,达到彻底控制钉螺的目标。对内陆要加强日常查螺、巩灭,加强监测。对太湖湿地公园应引起高度重视,防范钉螺出现。

8月29日,6号环境灭螺工程验收。高新区疾控中心苏建林、李乃洪,水务局相关人员,镇湖周永前、朱卫明、陈进根等,以及苏州市血地防办公室朱振球、苏州市疾控中心刘永元等参加了验收。该工程根据2006年专题会议精神,由地质四队测绘,水利设计院设计。2007年9月招投标,分驳岸工程、土方平整和灭螺技术三个方面。1月至3月施工,5月结束。工程总体达到设计要求。

9月4日,省血防研究所黄轶昕主任等专家到镇湖街道调研太湖湿地公园血防工作开展情况。苏州太湖湿地公园指挥部综合部卢建民主任介绍了湿地公园建设过程中有关血防工作的开展情况。卢建民以及区疾控中心苏建林、李乃洪等领导陪同黄轶昕参观了建设中的湿地公园。黄轶昕充分肯定了太湖湿地公园业已开展的防止钉螺引入工作,同时指出:就全国而言,目前湿地公园如何做好血防工作还没有现成经验,要加强监测,防范由引进植物带入钉螺。

11月26日,苏州市疾控中心沈洁主任专程到镇湖街道商讨太湖滩10号有螺环境(防浪堤)的灭螺工作,随行的有胡一河、刘永元等,高新区疾控中心苏建林、李乃洪、归国平和郭锋,镇湖街道党委书记虞美华,分管副主任赵国琴,镇湖卫生院朱卫明、周黎东、陈进根等陪同,在乘船观察防浪堤后,在镇湖街道四楼会议室确定灭螺方法与时间,经研究决定实施小型灭螺工程,即将10号有螺环境(防浪堤)挖低至冬季最低水位以下,使防浪堤浸没在水中8个月以上而达到灭螺的目的,具体灭螺时间定在12月中旬。

12月8日,苏州市血地防办公室朱振球,苏州市疾控中心刘永元,高新区李乃洪、郭峰,镇湖卫生院朱卫明、陈进根,搭挂机船,绕10号有螺环境防浪堤一圈观察。所见之处,芦苇及其根部基本在水线之下,尚有局部高于水线,灭螺队员穿着摸鱼裤正在施工,以排除高于水面的障碍物。

2009年

3月30日,朱振球、刘永元、李乃洪等检查镇湖巩固性灭螺工作及上山村太湖滩查螺现场。

4月16日,在石帆村一村民宅基上年的有螺环境中,今年又查出少量钉螺,灭螺方案为硬化有螺环境。朱振球、刘永元、李乃洪等到现场观察。除太湖滩原6号环境外,金鸡山畔有一定数量的湖滩钉螺。

6月22日,有螺环境完成硬化改造。

8月18日,太湖水位甚高,达高程▽4.25米,超过警戒水位0.75米。现场观察芦苇甚密,分布与原防浪堤相似,但防浪堤堤身均在水下。据观察,内河水位与岸基本相平。

2010 年

1月20日,朱振球、刘永元到镇湖作关于"十一五"规划总结及"十二五"规划设想的调研。高新区疾控中心李乃洪、郭锋,镇湖街道办副主任赵国琴,社会事业办主任王培康,镇湖卫生院朱卫明、周黎东、陈进根等参加。调研围绕实施"十一五"规划,力争将钉螺数量降到历史最低水平,贯彻"十二五"规划,实现无螺目标等问题开展,工作的重点是控制螺情、巩固性灭螺和对湿地公园及外来人口的监测。

4月7日,高新区卫生局局长刘寿林到区疾控中心调研,中心副科长以上干部参加,听取了李乃洪关于春季查灭螺工作进展情况汇报,重点讨论了苏州太湖湿地公园如何开展查螺工作,认为苏州太湖湿地公园管理处要明确1名分管卫生(血防)的人员;提供地形图,制作应查环境图,建立应查环境账册;由镇湖街道社区卫生服务中心根据应查面积组织查螺队伍,进入湿地公园查螺,管理处应提供查螺上的便利。区卫生局在行政上督促,镇湖街道办事处具体实施。

6月17日,市血防部门有关同志检查灭螺进度。镇湖卫生院朱卫明、陈进根介绍春季查灭螺工作进度,3月19日至4月19日开展查螺,共投入400余工。湿地公园组织16人,查螺半个月。4台机器用于巩固性灭螺,搞了两次质量考核筛查,包括马山脚下,均为死螺;已完成巩固性灭螺18万平方米。

7月7日,朱卫明、陈进根参加苏州市2010年血寄地防半年度工作会议,并在会议上交流经验,发言的题目是:镇湖街道2003—2010年上半年血防查灭螺工作情况汇报。

11月12日,苏州市卫生局王烨源、朱振球以及市疾控中心刘永元等检查镇湖血防工作,朱卫明、李乃洪汇报了血防工作的具体做法和经验,镇湖街道办副主任袁清,参与接待并介绍有关情况。王烨源同志在讲话中指出:① 镇湖原有的钉螺不容乐观,如有病原体输入,危害极大。近几年结合太湖大堤兴建,列入改造工程,逐步发生了变化,钉螺已被逐步控制。专业人员认真工作,做出了巨大贡献。苏州市一直把镇湖作为正面典型予以肯定。② 关于湿地公园,一定要重视。引进水生植物与钉螺是一对矛盾。要让管理者掌握血防知识,否则一旦出现问题,损失巨大,要关注。③ 镇湖三面环水,查灭螺不能放松。"十二五"期间要坚持投入,每年开展查灭螺。密切关注外来人员,尤其是疫区人员,要加强对其检疫,巩固防治成果。

附 录

1. 中共中央血防领导小组办公室颁发的《基本消灭血吸虫病暂行标准》、《基本消灭血吸虫病县(市)标准》及《消灭血吸虫病标准》

基本消灭血吸虫病暂行标准

(1958年11月13日全国第五次血吸虫病防治工作会议讨论通过)

1. 在一切可能消灭钉螺的地方,钉螺每平方市尺(0.11平方米)不超过0.05只,在一平方市尺(0.11平方米)内不能有两只钉螺。
2. 粪便全部管理好。
3. 病人、病畜普遍治疗一遍。

基本消灭血吸虫病县(市)标准

(1977年南方十三省、市、区血防工作会议制订)

(一)积极宣传毛主席的《送瘟神》思想,血防工作成为疫区广大干部、群众的自觉行动。

(二)经过反复斗争,百分之九十八以上的有螺面积消灭了钉螺,百分之九十以上的病人和病牛已经治愈,因地制宜搞好管粪和管水。

(三)有一支不脱产的血防队伍,有一套查螺、灭螺、查病、治病等巩固血防成果的制度。

关于《基本消灭血吸虫病县(市)标准》的说明:

为了保证血防工作既高速度又高质量地向前发展,1977年南方十三省、市、自治区血防工作会议制订了《基本消灭血吸虫病县(市)标准》。与会代表一致认为,经过努力,达到这个标准是完全可能的。现对该标准的第二条和考核办法,作如下说明:

(一)关于"百分之九十八的有螺面积消灭钉螺",是指以县为单位,在流行区,通过反复灭螺后,在钉螺繁殖的春季和秋季,经过全面仔细检查,累计查出的有螺面积不超过历史总有螺面积的百分之二。

（二）关于"百分之九十以上的病人和病牛已经治愈"，是指以县为单位，在流行区，百分之九十五以上的应检人口和全部耕牛，经过粪便三送三检（包括镜检加孵化）查出的病人、病牛数加上遗留下来的病人、病牛数不超过累计病人数和病牛数的百分之十。

（三）关于"因地制宜搞好管粪和管水"，是指流行区以生产队或大队为单位，采取粪缸小型集中，搭棚加盖，建造无害化厕所、粪池，结合办沼气池和堆肥发酵等办法，把人、畜粪便统一管理起来，做到粪便不污染水源和不用新粪下田。以一户或几户为单位，采取打灶边井、公用井，建造土自来水和实行饮水消毒等办法，做到饮用水清洁卫生。

（四）关于检查考核的办法。今后流行区县（市）宣布基本消灭血吸虫病时，应先由县（市）委血防领导小组自行检查考核三分之一的公社后，再向省、地委血防领导小组写出书面报告，然后由省、地委血防领导小组在适当的时间组织力量下去进行重点检查考核。检查方法可以采取听汇报、查资料、看现场，并抽查有代表性的社、队了解其病情、螺情和"两管"工作是否达到标准要求，并写出检查考核报告，提出今后巩固工作意见和建议。

中共中央血防领导小组办公室

消灭血吸虫病标准
（1980年12月制订）

全国已有不少流行血吸虫病的县、市上报达到了基本消灭血吸虫病的标准。为了继续向消灭血吸虫病的目标前进，我们参照各地的意见，拟定了消灭血吸虫病的标准，并提出了达到消灭标准后进行巩固工作的意见，供各地试行。在试行过程中，各地可本着从严要求的精神，针对不同的具体情况，另订实施细则。

（一）消灭血吸虫病的标准。

1. 在流行区范围内，每年在适当时机，经过认真普查，连续三年查不到钉螺。

2. 达到基本消灭后，在流行区范围内的应检人口，经过三次（每次三送三检或一次大粪量孵化）、受检率在百分之九十五以上的普查，治好能治的病人，居民粪检阳性率在千分之五以下。流行区范围内的耕牛，经过三次粪便普查，全部病牛治好或处理。

3. 没有新感染的病人、病牛。

（二）检查考核。

1. 凡达到消灭血吸虫病标准的地方，一定要组织力量进行认真严格的检查，确实符合标准，再向上一级血防领导小组做书面报告。

2. 上级血防领导小组接到报告后，要在适当时机，组织力量，进行严格认真的复查。凡符合标准的应作书面批复，予以承认；对尚不符合标准的，应针对存在的问题提出意见和建议。

3. 县、市以上的单位上报或批复县、市级单位消灭血吸虫病时，都应抄送中央血防领导小组备案。

（三）消灭血吸虫病后的巩固工作。

在消灭血吸虫病后相当长的时间内，必须认真做好巩固工作。继续在思想上保持警惕，保留必要的防治机构和专业队伍，保证必要的经费和物质条件，建立必要的观察制度，坚持以下巩固工作。

1. 螺情观察：对引进的水生作物、船只经常停靠可能把钉螺带进的地段，未经改造可能有残存钉螺孳生的环境，定期进行观察，如发现钉螺，及时予以消灭。

2. 传染源观察：对遗留的病人，要定期随访，有条件的要进行治疗。对来自流行区的人、畜，要进行检查，防止传染源输入。发现外来病人、病畜，及时予以治疗。

3. 新感染观察：定期抽查低年龄组的儿童、家畜，观察有无新的感染发生。发现可疑病人，应进行流行病学追踪调查。

4. 继续因地制宜加强粪便和水源管理工作。

中共中央血防领导小组办公室

消灭血吸虫病标准
（1985年12月修订）

1980年制订的《消灭血吸虫病试行标准》，经过各地试行，提出了修改建议，并多次征求了有关专家和防治人员的意见，现作如下修改。

（一）消灭血吸虫病标准：

1. 连续三年没有发现新感染的病人、病畜。

2. 居民粪检阳性率不超过千分之二；病畜全部治愈或处理。

3. 一年以上查不到钉螺。

（二）对消灭标准的几点说明：

1. 连续三年没有发现新感染的病人、病畜，是指每年对十五周岁以下二周岁以上的人群和二岁以下的幼畜，经过粪便检查，均没有发现阳性，如发现阳性，经过流行病学调查，证明确实不是在本地感染的。

2. 居民粪检阳性率不超过千分之二，是指以行政村（大队）为单位，百分之九十五以上的应检居民，经过粪便检查或者先用免疫诊断的方法进行过筛，然后对阳性者再进行粪检，查出的阳性数，加上遗留未治的病人数与应检人数之比；粪便检查，应采取三送三检沉孵结合大粪量一送三检沉孵结合的方法进行。耕牛检查应根据农牧渔业部有关规定进行。

3. 一年以上查不到钉螺，是指经过一年内春秋两季的查螺有利时机，对原有螺区和可疑地区采取多层次、多形式的认真普查，未查出钉螺。

（三）考核验收的步骤与要求：

1. 凡达到消灭血吸虫病的县（市、区），必须对所属的流行乡（镇），组织力量逐个进行认真严格的考核验收，确实符合标准，再向省、市、自治区血防领导部门写出书面报告。

2. 省、市、自治区血防领导部门接到报告后，应在第二年上半年的有利时机，组织由防治技术人员参加的考核验收小组，进行严格认真的检查考核。考核范围应包括重、中、轻不同流行程度的乡（镇）、村，考核的单位可采取随机抽样的方法确定。考核的单位数量可根据流行范围的大小，由各地具体确定。对中、重度流行县（市、区）考核的范围不得少于三分之一的流行乡（镇），对轻度流行县（市、区）应全面进行考核。凡经过考核，符合标准的，应做出书面批复，予以承认；对不符合标准的，应针对存在的问题提出意见与建议,在适当时候可再予复核。

3. 县(市、区)上报省、市、自治区消灭血吸虫病的报告及材料和省、市、自治区考核的结果及对县(市、区)消灭血吸虫病的批复,都应抄报中央血防领导小组备案。

4. 消灭血吸虫病县(市、区)考核验收的具体办法,各省、市、自治区可按上述原则,本着从严要求的精神,针对具体情况,另订实施细则,并报中央血防领导小组备案。

中共中央血防领导小组办公室

2. 血吸虫病防治条例

中华人民共和国国务院令第463号

《血吸虫病防治条例》已经2006年3月22日国务院第129次常务会议通过,现予公布,自2006年5月1日起施行。

总　理　温家宝
二〇〇六年四月一日

第一章　总　则

第一条　为了预防、控制和消灭血吸虫病,保障人体健康、动物健康和公共卫生,促进经济社会发展,根据传染病防治法、动物防疫法,制定本条例。

第二条　国家对血吸虫病防治实行预防为主的方针,坚持防治结合、分类管理、综合治理、联防联控、人与家畜同步防治,重点加强对传染源的管理。

第三条　国务院卫生主管部门会同国务院有关部门制定全国血吸虫病防治规划并组织实施。国务院卫生、农业、水利、林业主管部门依照本条例规定的职责和全国血吸虫病防治规划,制定血吸虫病防治专项工作计划并组织实施。

有血吸虫病防治任务的地区(以下称血吸虫病防治地区)县级以上地方人民政府卫生、农业或者兽医、水利、林业主管部门依照本条例规定的职责,负责本行政区域内的血吸虫病防治及其监督管理工作。

第四条　血吸虫病防治地区县级以上地方人民政府统一领导本行政区域内的血吸虫病防治工作;根据全国血吸虫病防治规划,制定本行政区域的血吸虫病防治计划并组织实施;建立健全血吸虫病防治工作协调机制和工作责任制,对有关部门承担的血吸虫病防治工作进行综合协调和考核、监督。

第五条　血吸虫病防治地区村民委员会、居民委员会应当协助地方各级人民政府及其有关部门开展血吸虫病防治的宣传教育,组织村民、居民参与血吸虫病防治工作。

第六条　国家鼓励血吸虫病防治地区的村民、居民积极参与血吸虫病防治的有关活动;鼓励共产主义青年团等社会组织动员青年团员等积极参与血吸虫病防治的有关活动。

血吸虫病防治地区地方各级人民政府及其有关部门应当完善有关制度,方便单位和个人参与血吸虫病防治的宣传教育、捐赠等活动。

第七条　国务院有关部门、血吸虫病防治地区县级以上地方人民政府及其有关部门对在血吸虫病防治工作中做出显著成绩的单位和个人,给予表彰或者奖励。

第二章　预　防

第八条　血吸虫病防治地区根据血吸虫病预防控制标准,划分为重点防治地区和一般防治地区。具体办法由国务院卫生主管部门会同国务院农业主管部门制定。

第九条　血吸虫病防治地区县级以上地方人民政府及其有关部门应当组织各类新闻媒体开展公益性血吸虫病防治宣传教育。各类新闻媒体应当开展公益性血吸虫病防治宣传教育。

血吸虫病防治地区县级以上地方人民政府教育主管部门应当组织各级各类学校对学生开展血吸虫病防治知识教育。各级各类学校应当对学生开展血吸虫病防治知识教育。

血吸虫病防治地区的机关、团体、企业事业单位、个体经济组织应当组织本单位人员学习血吸虫病防治知识。

第十条　处于同一水系或者同一相对独立地理环境的血吸虫病防治地区各地方人民政府应当开展血吸虫病联防联控,组织有关部门和机构同步实施下列血吸虫病防治措施:

（一）在农业、兽医、水利、林业等工程项目中采取与血吸虫病防治有关的工程措施;

（二）进行人和家畜的血吸虫病筛查、治疗和管理;

（三）开展流行病学调查和疫情监测;

（四）调查钉螺分布,实施药物杀灭钉螺;

（五）防止未经无害化处理的粪便直接进入水体;

（六）其他防治措施。

第十一条　血吸虫病防治地区县级人民政府应当制定本行政区域的血吸虫病联防联控方案,组织乡(镇)人民政府同步实施。

血吸虫病防治地区两个以上的县、不设区的市、市辖区或者两个以上设区的市需要同步实施血吸虫病防治措施的,其共同的上一级人民政府应当制定血吸虫病联防联控方案,并组织实施。

血吸虫病防治地区两个以上的省、自治区、直辖市需要同步实施血吸虫病防治措施的,有关省、自治区、直辖市人民政府应当共同制定血吸虫病联防联控方案,报国务院卫生、农业主管部门备案,由省、自治区、直辖市人民政府组织实施。

第十二条　在血吸虫病防治地区实施农业、兽医、水利、林业等工程项目以及开展人、家畜血吸虫病防治工作,应当符合相关血吸虫病防治技术规范的要求。相关血吸虫病防治技术规范由国务院卫生、农业、水利、林业主管部门分别制定。

第十三条　血吸虫病重点防治地区县级以上地方人民政府应当在渔船集中停靠地设点发放抗血吸虫基本预防药物;按照无害化要求和血吸虫病防治技术规范修建公共厕所;推行在渔船和水上运输工具上安装和使用粪便收集容器,并采取措施,对所收集的粪便进行集中无害化处理。

第十四条　县级以上地方人民政府及其有关部门在血吸虫病重点防治地区,应当安排并组织实施农业机械化推广、农村改厕、沼气池建设以及人、家畜饮用水设施建设等项目。

国务院有关主管部门安排农业机械化推广、农村改厕、沼气池建设以及人、家畜饮用水设施建设等项目,应当优先安排血吸虫病重点防治地区的有关项目。

第十五条　血吸虫病防治地区县级以上地方人民政府卫生、农业主管部门组织实施农村改厕、沼气池建设项目,应当按照无害化要求和血吸虫病防治技术规范,保证厕所和沼气池具备杀灭粪便中血吸虫卵的功能。

血吸虫病防治地区的公共厕所应当具备杀灭粪便中血吸虫卵的功能。

第十六条 县级以上人民政府农业主管部门在血吸虫病重点防治地区应当适应血吸虫病防治工作的需要，引导和扶持农业种植结构的调整，推行以机械化耕作代替牲畜耕作的措施。

县级以上人民政府农业或者兽医主管部门在血吸虫病重点防治地区应当引导和扶持养殖结构的调整，推行对牛、羊、猪等家畜的舍饲圈养，加强对圈养家畜粪便的无害化处理，开展对家畜的血吸虫病检查和对感染血吸虫的家畜的治疗、处理。

第十七条 禁止在血吸虫病防治地区施用未经无害化处理的粪便。

第十八条 县级以上人民政府水利主管部门在血吸虫病防治地区进行水利建设项目，应当同步建设血吸虫病防治设施；结合血吸虫病防治地区的江河、湖泊治理工程和人畜饮水、灌区改造等水利工程项目，改善水环境，防止钉螺孳生。

第十九条 县级以上人民政府林业主管部门在血吸虫病防治地区应当结合退耕还林、长江防护林建设、野生动物植物保护、湿地保护以及自然保护区建设等林业工程，开展血吸虫病综合防治。

县级以上人民政府交通主管部门在血吸虫病防治地区应当结合航道工程建设，开展血吸虫病综合防治。

第二十条 国务院卫生主管部门应当根据血吸虫病流行病学资料、钉螺分布以及孳生环境的特点、药物特性，制定药物杀灭钉螺工作规范。

血吸虫病防治地区县级人民政府及其卫生主管部门应当根据药物杀灭钉螺工作规范，组织实施本行政区域内的药物杀灭钉螺工作。

血吸虫病防治地区乡（镇）人民政府应当在实施药物杀灭钉螺7日前，公告施药的时间、地点、种类、方法、影响范围和注意事项。有关单位和个人应当予以配合。

杀灭钉螺严禁使用国家明令禁止使用的药物。

第二十一条 血吸虫病防治地区县级人民政府卫生主管部门会同同级人民政府农业或者兽医、水利、林业主管部门，根据血吸虫病监测等流行病学资料，划定、变更有钉螺地带，并报本级人民政府批准。县级人民政府应当及时公告有钉螺地带。

禁止在有钉螺地带放养牛、羊、猪等家畜，禁止引种在有钉螺地带培育的芦苇等植物和农作物的种子、种苗等繁殖材料。

乡（镇）人民政府应当在有钉螺地带设立警示标志，并在县级人民政府做出解除有钉螺地带决定后予以撤销。警示标志由乡（镇）人民政府负责保护，所在地村民委员会、居民委员会应当予以协助。任何单位或者个人不得损坏或者擅自移动警示标志。

在有钉螺地带完成杀灭钉螺后，由原批准机关决定并公告解除本条第二款规定的禁止行为。

第二十二条 医疗机构、疾病预防控制机构、动物防疫监督机构和植物检疫机构应当根据血吸虫病防治技术规范，在各自的职责范围内，开展血吸虫病的监测、筛查、预测、流行病学调查、疫情报告和处理工作，开展杀灭钉螺、血吸虫病防治技术指导以及其他防治工作。

血吸虫病防治地区的医疗机构、疾病预防控制机构、动物防疫监督机构和植物检疫机构应当定期对其工作人员进行血吸虫病防治知识、技能的培训和考核。

第二十三条　建设单位在血吸虫病防治地区兴建水利、交通、旅游、能源等大型建设项目,应当事先提请省级以上疾病预防控制机构对施工环境进行卫生调查,并根据疾病预防控制机构的意见,采取必要的血吸虫病预防、控制措施。施工期间,建设单位应当设专人负责工地上的血吸虫病防治工作;工程竣工后,应当告知当地县级疾病预防控制机构,由其对该地区的血吸虫病进行监测。

第三章　疫情控制

第二十四条　血吸虫病防治地区县级以上地方人民政府应当根据有关法律、行政法规和国家有关规定,结合本地实际,制定血吸虫病应急预案。

第二十五条　急性血吸虫病暴发、流行时,县级以上地方人民政府应当根据控制急性血吸虫病暴发、流行的需要,依照传染病防治法和其他有关法律的规定采取紧急措施,进行下列应急处理:

(一)组织医疗机构救治急性血吸虫病病人;

(二)组织疾病预防控制机构和动物防疫监督机构分别对接触疫水的人和家畜实施预防性服药;

(三)组织有关部门和单位杀灭钉螺和处理疫水;

(四)组织乡(镇)人民政府在有钉螺地带设置警示标志,禁止人和家畜接触疫水。

第二十六条　疾病预防控制机构发现急性血吸虫病疫情或者接到急性血吸虫病暴发、流行报告时,应当及时采取下列措施:

(一)进行现场流行病学调查;

(二)提出疫情控制方案,明确有钉螺地带范围、预防性服药的人和家畜范围,以及采取杀灭钉螺和处理疫水的措施;

(三)指导医疗机构和下级疾病预防控制机构处理疫情;

(四)卫生主管部门要求采取的其他措施。

第二十七条　有关单位对因生产、工作必须接触疫水的人员应当按照疾病预防控制机构的要求采取防护措施,并定期组织进行血吸虫病的专项体检。

血吸虫病防治地区地方各级人民政府及其有关部门对因防汛、抗洪抢险必须接触疫水的人员,应当按照疾病预防控制机构的要求采取防护措施。血吸虫病防治地区县级人民政府对参加防汛、抗洪抢险的人员,应当及时组织有关部门和机构进行血吸虫病的专项体检。

第二十八条　血吸虫病防治地区县级以上地方人民政府卫生、农业或者兽医主管部门应当根据血吸虫病防治技术规范,组织开展对本地村民、居民和流动人口血吸虫病以及家畜血吸虫病的筛查、治疗和预防性服药工作。

血吸虫病防治地区省、自治区、直辖市人民政府应当采取措施,组织对晚期血吸虫病病人的治疗。

第二十九条　血吸虫病防治地区的动物防疫监督机构、植物检疫机构应当加强对本行政区域内的家畜和植物的血吸虫病检疫工作。动物防疫监督机构对经检疫发现的患血吸虫病的家畜,应当实施药物治疗;植物检疫机构对发现的携带钉螺的植物,应当实施杀灭钉螺。

凡患血吸虫病的家畜、携带钉螺的植物,在血吸虫病防治地区未经检疫的家畜、植物,一律不得出售、外运。

第三十条 血吸虫病疫情的报告、通报和公布,依照传染病防治法和动物防疫法的有关规定执行。

第四章 保障措施

第三十一条 血吸虫病防治地区县级以上地方人民政府应当根据血吸虫病防治规划、计划,安排血吸虫病防治经费和基本建设投资,纳入同级财政预算。

省、自治区、直辖市人民政府和设区的市级人民政府根据血吸虫病防治工作需要,对经济困难的县级人民政府开展血吸虫病防治工作给予适当补助。

国家对经济困难地区的血吸虫病防治经费、血吸虫病重大疫情应急处理经费给予适当补助,对承担血吸虫病防治任务的机构的基本建设和跨地区的血吸虫病防治重大工程项目给予必要支持。

第三十二条 血吸虫病防治地区县级以上地方人民政府编制或者审批血吸虫病防治地区的农业、兽医、水利、林业等工程项目,应当将有关血吸虫病防治的工程措施纳入项目统筹安排。

第三十三条 国家对农民免费提供抗血吸虫基本预防药物,对经济困难农民的血吸虫病治疗费用予以减免。

因工作原因感染血吸虫病的,依照《工伤保险条例》的规定,享受工伤待遇。参加城镇职工基本医疗保险的血吸虫病病人,不属于工伤的,按照国家规定享受医疗保险待遇。对未参加工伤保险、医疗保险的人员因防汛、抗洪抢险患血吸虫病的,按照县级以上地方人民政府的规定解决所需的检查、治疗费用。

第三十四条 血吸虫病防治地区县级以上地方人民政府民政部门对符合救助条件的血吸虫病病人进行救助。

第三十五条 国家对家畜免费实施血吸虫病检查和治疗,免费提供抗血吸虫基本预防药物。

第三十六条 血吸虫病防治地区县级以上地方人民政府应当根据血吸虫病防治工作需要和血吸虫病流行趋势,储备血吸虫病防治药物、杀灭钉螺药物和有关防护用品。

第三十七条 血吸虫病防治地区县级以上地方人民政府应当加强血吸虫病防治网络建设,将承担血吸虫病防治任务的机构所需基本建设投资列入基本建设计划。

第三十八条 血吸虫病防治地区省、自治区、直辖市人民政府在制定和实施本行政区域的血吸虫病防治计划时,应当统筹协调血吸虫病防治项目和资金,确保实现血吸虫病防治项目的综合效益。

血吸虫病防治经费应当专款专用,严禁截留或者挪作他用。严禁倒买倒卖、挪用国家免费供应的防治血吸虫病药品和其他物品。有关单位使用血吸虫病防治经费应当依法接受审计机关的审计监督。

第五章 监督管理

第三十九条 县级以上人民政府卫生主管部门负责血吸虫病监测、预防、控制、治疗和疫情的管理工作,对杀灭钉螺药物的使用情况进行监督检查。

第四十条 县级以上人民政府农业或者兽医主管部门对下列事项进行监督检查:
（一）本条例第十六条规定的血吸虫病防治措施的实施情况；
（二）家畜血吸虫病监测、预防、控制、治疗和疫情管理工作情况；
（三）治疗家畜血吸虫病药物的管理、使用情况；
（四）农业工程项目中执行血吸虫病防治技术规范情况。

第四十一条 县级以上人民政府水利主管部门对本条例第十八条规定的血吸虫病防治措施的实施情况和水利工程项目中执行血吸虫病防治技术规范情况进行监督检查。

第四十二条 县级以上人民政府林业主管部门对血吸虫病防治地区的林业工程项目的实施情况和林业工程项目中执行血吸虫病防治技术规范情况进行监督检查。

第四十三条 县级以上人民政府卫生、农业或者兽医、水利、林业主管部门在监督检查过程中,发现违反或者不执行本条例规定的,应当责令有关单位和个人及时改正并依法予以处理；属于其他部门职责范围的,应当移送有监督管理职责的部门依法处理；涉及多个部门职责的,应当共同处理。

第四十四条 县级以上人民政府卫生、农业或者兽医、水利、林业主管部门在履行血吸虫病防治监督检查职责时,有权进入被检查单位和血吸虫病疫情发生现场调查取证,查阅、复制有关资料和采集样本。被检查单位应当予以配合,不得拒绝、阻挠。

第四十五条 血吸虫病防治地区县级以上动物防疫监督机构对在有钉螺地带放养的牛、羊、猪等家畜,有权予以暂扣并进行强制检疫。

第四十六条 上级主管部门发现下级主管部门未及时依照本条例的规定处理职责范围内的事项,应当责令纠正,或者直接处理下级主管部门未及时处理的事项。

第六章 法律责任

第四十七条 县级以上地方各级人民政府有下列情形之一的,由上级人民政府责令改正,通报批评；造成血吸虫病传播、流行或者其他严重后果的,对负有责任的主管人员,依法给予行政处分；负有责任的主管人员构成犯罪的,依法追究刑事责任：
（一）未依照本条例的规定开展血吸虫病联防联控的；
（二）急性血吸虫病暴发、流行时,未依照本条例的规定采取紧急措施、进行应急处理的；
（三）未履行血吸虫病防治组织、领导、保障职责的；
（四）未依照本条例的规定采取其他血吸虫病防治措施的。

乡(镇)人民政府未依照本条例的规定采取血吸虫病防治措施的,由上级人民政府责令改正,通报批评；造成血吸虫病传播、流行或者其他严重后果的,对负有责任的主管人员,依法给予行政处分；负有责任的主管人员构成犯罪的,依法追究刑事责任。

第四十八条 县级以上人民政府有关主管部门违反本条例规定,有下列情形之一的,由本级人民政府或者上级人民政府有关主管部门责令改正,通报批评;造成血吸虫病传播、流行或者其他严重后果的,对负有责任的主管人员和其他直接责任人员依法给予行政处分;负有责任的主管人员和其他直接责任人员构成犯罪的,依法追究刑事责任:

(一)在组织实施农村改厕、沼气池建设项目时,未按照无害化要求和血吸虫病防治技术规范,保证厕所或者沼气池具备杀灭粪便中血吸虫卵功能的;

(二)在血吸虫病重点防治地区未开展家畜血吸虫病检查,或者未对感染血吸虫的家畜进行治疗、处理的;

(三)在血吸虫病防治地区进行水利建设项目,未同步建设血吸虫病防治设施,或者未结合血吸虫病防治地区的江河、湖泊治理工程和人畜饮水、灌区改造等水利工程项目,改善水环境,导致钉螺孳生的;

(四)在血吸虫病防治地区未结合退耕还林、长江防护林建设、野生动物植物保护、湿地保护以及自然保护区建设等林业工程,开展血吸虫病综合防治的;

(五)未制定药物杀灭钉螺规范,或者未组织实施本行政区域内药物杀灭钉螺工作的;

(六)未组织开展血吸虫病筛查、治疗和预防性服药工作的;

(七)未依照本条例规定履行监督管理职责,或者发现违法行为不及时查处的;

(八)有违反本条例规定的其他失职、渎职行为的。

第四十九条 医疗机构、疾病预防控制机构、动物防疫监督机构或者植物检疫机构违反本条例规定,有下列情形之一的,由县级以上人民政府卫生主管部门、农业或者兽医主管部门依据各自职责责令限期改正,通报批评,给予警告;逾期不改正,造成血吸虫病传播、流行或者其他严重后果的,对负有责任的主管人员和其他直接责任人员依法给予降级、撤职、开除的处分,并可以依法吊销有关责任人员的执业证书;负有责任的主管人员和其他直接责任人员构成犯罪的,依法追究刑事责任:

(一)未依照本条例规定开展血吸虫病防治工作的;

(二)未定期对其工作人员进行血吸虫病防治知识、技能培训和考核的;

(三)发现急性血吸虫病疫情或者接到急性血吸虫病暴发、流行报告时,未及时采取措施的;

(四)未对本行政区域内出售、外运的家畜或者植物进行血吸虫病检疫的;

(五)未对经检疫发现的患血吸虫病的家畜实施药物治疗,或者未对发现的携带钉螺的植物实施杀灭钉螺的。

第五十条 建设单位在血吸虫病防治地区兴建水利、交通、旅游、能源等大型建设项目,未事先提请省级以上疾病预防控制机构进行卫生调查,或者未根据疾病预防控制机构的意见,采取必要的血吸虫病预防、控制措施的,由县级以上人民政府卫生主管部门责令限期改正,给予警告,处5000元以上3万元以下的罚款;逾期不改正的,处3万元以上10万元以下的罚款,并可以提请有关人民政府依据职责权限,责令停建、关闭;造成血吸虫病疫情扩散或者其他严重后果的,对负有责任的主管人员和其他直接责任人员依法给予处分。

第五十一条　单位和个人损坏或者擅自移动有钉螺地带警示标志的,由乡(镇)人民政府责令修复或者赔偿损失,给予警告;情节严重的,对单位处1000元以上3000元以下的罚款,对个人处50元以上200元以下的罚款。

第五十二条　违反本条例规定,有下列情形之一的,由县级以上人民政府卫生、农业或者兽医、水利、林业主管部门依据各自职责责令改正,给予警告,对单位处1000元以上1万元以下的罚款,对个人处50元以上500元以下的罚款,并没收用于违法活动的工具和物品;造成血吸虫病疫情扩散或者其他严重后果的,对负有责任的主管人员和其他直接责任人员依法给予处分:

(一)单位未依照本条例的规定对因生产、工作必须接触疫水的人员采取防护措施,或者未定期组织进行血吸虫病的专项体检的;

(二)对政府有关部门采取的预防、控制措施不予配合的;

(三)使用国家明令禁止使用的药物杀灭钉螺的;

(四)引种在有钉螺地带培育的芦苇等植物或者农作物的种子、种苗等繁殖材料的;

(五)在血吸虫病防治地区施用未经无害化处理粪便的。

第七章　附　则

第五十三条　本条例下列用语的含义:

血吸虫病,是血吸虫寄生于人体或者哺乳动物体内,导致其发病的一种寄生虫病。

疫水,是指含有血吸虫尾蚴的水体。

第五十四条　本条例自2006年5月1日起施行。

3. 血吸虫病控制和消灭标准

前　言

本标准修订 GB15976-1995《我国控制和消灭血吸虫病标准》。

与 GB15976-1995 相比,本标准主要做了如下修改：

增加了血吸虫病、急性血吸虫病、感染性钉螺的定义；

对疫情控制、传播控制和传播阻断三个阶段防治目标的指标进行了修订,增加了血吸虫病消灭标准的指标；

增加了附录,包括居民粪便检查、家畜粪便检查和钉螺检查的方法及对相关防治档案资料的要求。

本标准的附录 A、B、C 为规范性附录,附录 D 为资料性附录。

本标准实施之日起,GB15976-1995 废止。

本标准由中华人民共和国卫生部提出并归口。

本标准起草单位：中国疾病预防控制中心寄生虫病预防控制所、复旦大学公共卫生学院、安徽省寄生虫病防治研究所、江西省寄生虫病防治研究所、中南大学湘雅医学院、四川省疾病预防控制中心、云南省大理白族自治州血吸虫病防治办公室。

本标准主要起草人：姜庆五、张世清、林丹丹、汪世平、吴晓华、尹治成、王秀芬、周晓农。

本标准历次版本发布情况：GB15976-1995 首次发布。

血吸虫病控制和消灭标准

1. 适用范围

本标准规定了控制和消灭血吸虫病工作的定义、要求和考核方法。

本标准适用于我国流行血吸虫病的省、自治区、直辖市防治血吸虫病四个阶段目标的考核。

2. 规范性引用文件

下列文件中的条款通过本标准的引用而成为本标准的条款。凡是注日期的引用文件,其随后所有的修改单(不包括勘误的内容)或修订版均不适用于本标准,然而,鼓励根据本标准达成协议的各方研究使用这些文件的最新版本。凡是不注日期的引用文件,其最新版本适用于本标准。

WS261-2006 血吸虫病诊断标准

3. 术语和定义

WS261-2006 确立的以及下列术语和定义适用于本标准。

3.1 血吸虫病 schistosomiasis japonica

由血吸虫寄生于人体内所引起的疾病。在我国特指日本血吸虫（*Schistosoma japonicum*）寄生于人和哺乳动物所引起的疾病。

3.2 急性血吸虫病 acute schistosomiasis

由于人在短期内一次感染或再次感染大量尾蚴而导致出现发热、肝脏肿大及周围血液嗜酸粒细胞增多等一系列的急性症状。潜伏期大多为 30d~60d，平均约 41.5d。

3.3 感染性钉螺 infected *Oncomelania snail*

含有血吸虫胞蚴、尾蚴的钉螺。

4. 要求

4.1 疫情控制

4.1.1 居民血吸虫感染率降至 5% 以下。

4.1.2 家畜血吸虫感染率降至 5% 以下。

4.1.3 不出现急性血吸虫病暴发。

4.1.3.1 以行政村为单位，2 周内发生急性血吸虫病病例（包括确诊病例和临床诊断病例，下同）少于 10 例；

4.1.3.2 同一感染地点 1 周内连续发生急性血吸虫病病例少于 5 例。

4.1.4 已建立以行政村为单位，能反映当地病情、螺情变化的档案资料。

4.2 传播控制

4.2.1 居民血吸虫感染率降至 1% 以下。

4.2.2 家畜血吸虫感染率降至 1% 以下。

4.2.3 不出现当地感染的急性血吸虫病病例。

4.2.4 连续 2 年以上查不到感染性钉螺。

4.2.5 已建立以行政村为单位，能反映当地病情、螺情变化的档案资料。

4.3 传播阻断

4.3.1 连续 5 年未发现当地感染的血吸虫病病例。

4.3.2 连续 5 年未发现当地感染的血吸虫病病畜。

4.3.3 连续 2 年以上查不到钉螺。

4.3.4 已建立以行政村为单位，能反映当地病情、螺情变化的档案资料，并有监测巩固方案和措施。

4.4 消灭

达到传播阻断标准后，连续 5 年未发现当地感染的血吸虫病病例和病畜。

5. 考核方法

5.1 居民粪便的检查

在血吸虫感染季节 1 个月后，以行政村为单位，对 90% 以上 6 岁~65 岁常住居民进行检查，计算发现的感染人数与检查人数之比的百分值。如直接采用粪便检查，则血吸虫感染率计算公式见式（1）：

$$居民血吸虫感染率 = \frac{粪便检查阳性人数}{粪便检查人数} \times 100\% \quad (1)$$

如采用血清免疫学方法进行过筛,然后对所有血清学检查阳性者再进行粪便检查,则血吸虫感染率计算公式见式(2):

$$居民血吸虫感染率 = \frac{粪便检查阳性人数}{粪便检查人数} \times \frac{血清学检查阳性人数}{血清学检查人数} \times 100\% \quad (2)$$

在计划达到"疫情控制"标准的行政村,对应检居民采用改良加藤氏厚片法(一粪三检)进行粪便检查,见附录A1。

在计划达到"传播控制"和"传播阻断"标准的行政村,先采用血清免疫学方法检查,阳性者再采用尼龙绢集卵孵化法(一粪三检)进行粪便检查,见附录A2。

5.2 家畜粪便的检查

在血吸虫感染季节1个月后,以行政村为单位,对当地最主要的家畜传染源每种至少调查100头,不足100头全部检查。家畜血吸虫感染率计算公式见式(3):

$$家畜血吸虫感染率 = \frac{家畜检查阳性数}{家畜检查数} \times 100\% \quad (3)$$

不同种类家畜血吸虫感染率应分别计算。家畜粪便检查采用塑料杯顶管法(一粪三检),按附录B执行。

5.3 钉螺的检查

在春、秋两季执行,对全部历史有螺环境和可疑有螺孳生的环境按附录C方法进行检查。

5.4 档案资料的建立

以行政村为单位,建立并保存能反映当地血吸虫病情、螺情逐年动态变化以及达到各个防治阶段标准的各种图账、卡、册、报表等血吸虫病防治资料。档案资料内容参阅附录D。对因行政区划变动需要调整的有关档案资料,由上一级卫生行政部门和血防业务机构协调解决。

附录A 居民粪便检查
（规范性附录）

A1 改良加藤厚涂片法

置尼龙绢片(80目/25.4mm～100目/25.4mm)于受检粪样上,用软性塑料刮片在尼龙绢片上轻刮,粪便细渣即由绢片微孔中露至绢片表面。将定量板(3cm×4cm×2.5mm,板中圆孔孔径为3.5mm,刮平后,孔中可容粪量41.7mg)放在载玻片中部,以刮片从尼龙绢片上刮取细粪渣填入定量板的中央孔中,填满刮平。小心提起定量板,粪样即留在载玻片上。取一张经甘油-孔雀绿溶液浸渍24h以上的亲水性玻璃纸(30mm×30mm),盖在粪便上,用橡皮塞或另一块载玻片覆于玻璃纸上轻压,使粪便均匀展开至玻璃纸边缘。编号后置于25℃室温、相对湿度75%下过夜,镜检。每份粪样需做3张涂片,以镜检检出的每张涂片虫卵数平均值乘以24即为1g粪便中的虫卵数(EPG)。

A2 尼龙绢集卵孵化法

取受检者粪样约30g,先置于40目/25.4mm~60目/25.4mm的铜丝筛中,铜丝筛置于下口夹有铁夹的尼龙绢(260目/25.4mm)袋口上,淋水调浆,使粪液直接滤入尼龙绢袋中,然后移去铜丝筛,继续淋水冲洗袋内粪渣,并用竹筷在袋外轻轻刮动助滤,直到滤出液变清。取下夹于袋底下口的铁夹,将袋内沉渣淋入三角烧瓶。而后加做沉淀镜检,在烧瓶中吸取沉渣3滴~4滴放在载玻片上,抹成涂片,涂面应占载玻片面积的2/3。涂片的厚度以透过涂片尚能看清印刷字体为标准,将涂片置于低倍显微镜下检查。全片镜检时间不少于2min,每份粪便检查三张涂片,镜检时应仔细识别血吸虫虫卵和其他蠕虫卵。然后将盛有粪便沉渣的三角烧瓶加水至离瓶口1cm处,放入孵化室(箱)或在室温下孵化。一定时间后取出烧瓶,观察毛蚴。一般需观察2次~3次,观察时间随温度高低而不同。温度高时毛蚴孵出较早;温度低时毛蚴孵出迟。气温超过30℃时,第1次观察可在0.5h~1h后进行,阴性者可在4h后观察第2次,8h后观察第3次,3次均为阴性者,判作阴性结果;气温在26℃~30℃时,可在孵化后4h开始观察,阴性者8h及12h再观察1次;气温20℃~25℃时,则可在8h后观察第1次,12h后观察第2次;如利用自然气温孵化,一昼夜之间的气温悬殊,可在操作后的次晨再观察1次;一般室温在25℃以上时,可利用自然气温孵化,无需加温。

观察毛蚴时,应将烧瓶向着光源,并衬以黑色背景。要注意毛蚴与水中原生动物的区别。如有怀疑,可用毛细吸管吸出,在显微镜下鉴别。

附录B 家畜粪便检查——塑料杯顶管法
(规范性附录)

取一定量的粪样(牛、马属50g,猪30g,羊、犬10g)放入搪瓷杯中,加少量pH值为7.2~7.6的清水,用竹筷进行搅拌,搅拌均匀后经20目/25.4mm铜筛注入塑料顶管杯中,经静置20min第1次换水,再经20min第2次换水,然后倾去上清液,加清水至近杯口。安上塑料盖,加清水至近颈口。将顶管注满水,然后在玻璃试管的颈口处铺上一层非常薄的棉花,迅速倒置插入塑料盖的颈口内。将塑料顶管杯置孵化箱(或室)内孵化。塑料顶管杯置25℃±3℃的条件下孵化时,孵化1h、3h和5h各观察毛蚴一次,阴性者12h再观察一次。观察毛蚴时,应将烧瓶向着光源,并衬以黑色背景。如有怀疑,可用毛细吸管吸出,在显微镜下鉴别。

附录C 钉螺调查
(规范性附录)

C1 调查方法
C1.1 系统抽样调查法

调查时每隔一定距离设框(点)查螺,框(点)的面积为0.1m²(约1平方市尺),框(点)距离根据面积大小和钉螺密度决定。河道、沟渠、塘等环境一般每隔5m或10m检查1框;江湖洲滩、田地等可采用纵横系统抽样(棋盘式抽样),线距和点距可采取为10m~50m,最大不能超过50m。系统抽样调查结果用于钉螺和感染性钉螺密度计算。

C1.2 环境抽样调查法

根据环境生态特点及钉螺栖息习性,寻找可疑环境进行设框调查。在系统抽样未查出钉螺时,针对复杂可疑环境用该法进行补充调查,以最大限度地发现钉螺或感染性钉螺。

C1.3 全面细查法

适用于血吸虫病传播阻断达标的考核。调查时不设框,全面搜索钉螺是否存在,查出钉螺后采用系统抽样法进行钉螺密度调查。

C2 钉螺的死活鉴别

采用敲击法进行钉螺死活的鉴别。将现场捕捉的钉螺置于厚玻片或硬物上,用小铁锤轻击使之破碎,如见钉螺有收缩反应为活螺,反之为死螺。

C3 感染性钉螺检测

采用压碎法进行感染性钉螺的检测。将钉螺置于载玻片上,另用一张较厚的玻片将钉螺轻轻压碎,然后在螺体上加一滴脱氯清水,将钉螺置于解剖镜下,用解剖针拨开外壳,撕碎钉螺肝脏,发现血吸虫尾蚴、子胞蚴即为感染性钉螺,感染早期的钉螺有时可检获母胞蚴。

附录 D 血吸虫病防治档案资料
(资料性附录)

D1 基础资料

是指将各类原始数据过录于有关表、卡,绘制成有关统计图,形成反映血吸虫病防治工作信息的图账资料。

D1.1 血吸虫病检查治疗分户登记表

此表是记录流行区人群历年检查、治疗的分户账册,每年按时将查病、治病的原始信息过录于本表,并以行政村为单位装订成册,妥善保管。应逐步将此表进行微机化管理。

D1.2 血吸虫病病人名册

本表记录全部血吸虫病病人名单。

D1.3 急性血吸虫病病例个案调查卡

凡确诊为急性血吸虫病病例,治疗结束后均应填写此卡一式二份,除自留存档外,应按照《中华人民共和国传染病防治法》要求上报省级血吸虫病防治机构。

D1.4 晚期血吸虫病病例个案登记卡

凡确诊为晚期血吸虫病病例,均应填写此卡,及时补充复查复治记录。新发晚期血吸虫病病例还应及时上报省级血吸虫病防治机构。

D1.5 查、灭螺记录卡

凡发现有活螺的环境均应建立此卡,原则上每个环境一张卡。此卡记录各个环境逐年查、灭螺工作情况,反映钉螺分布的动态变化。

D1.6 血吸虫病流行示意图

以乡、县为单位绘制反映血吸虫病流行程度及范围的示意图,并注明流行乡、行政村位置。

D1.7 钉螺现状分布示意图

以乡、县为单位绘制反映钉螺分布范围的示意图,并注明感染性钉螺分布的具体位置,有螺环境和螺点多的内陆地区,可以行政村为单位绘制。

D2 汇总资料

对各类基础资料逐年进行整理,形成能够反映血吸虫病疫情动态变化的资料。

D2.1 人群查、治血吸虫病汇总表

此表反映逐年人群血吸虫病检查、治疗进展情况,其数据从血吸虫病检查治疗分户登记表汇总获得。

D2.2 家畜查、治血吸虫病汇总表

此表反映逐年家畜血吸虫病检查、治疗进展情况。

D2.3 查、灭螺汇总表

此表反映逐年钉螺面积、钉螺及感染性钉螺分布及动态变化情况,其数据从查、灭螺记录卡汇总获得。

4. 中共江苏省委血地防领导小组办公室颁发的《消灭血吸虫病考核实施细则(试行)》

江苏省消灭血吸虫病县(市、区)考核实施细则(试行)

(1987年1月制订)

根据中央制订的《消灭血吸虫病标准》,从我省当前防治工作的实际情况出发,统一全省考核的要求和做法,提出考核的实施细则如下:

一、考核的目的:

主要是检查防治工作的效果和质量,总结经验和教训,考核其是否符合"达标"要求。这是转入监测之前必须履行的一项手续。

二、考核的指标:

(一)近3年没有发现新感染的病人、病畜(主要指没有15岁以下病人和2岁以下病畜)。

(二)以村为单位,居民粪检阳性率不超过2‰,病畜全部治愈或处理。

(三)近3年没有查到钉螺。

三、考核条件:

对每个县(市、区)的考核,应事先具备以下条件:

(一)已经螺情、病情和图账资料的清理,对发现的问题做了补课。

(二)县(市、区)对各流行乡(镇、场)已进行了考核,符合"达标"要求。

四、考核前的准备:

不论考核与被考核单位,都要做好充分准备,参加考核的人员和被考核的单位都要进行思想教育和业务培训,统一认识和做法,认真搞好有关资料和器材的准备,安排好外来人员的膳宿交通工具等。由于各地情况不同,具体考核事宜由省、市考核小组和被考核单位商定。

五、考核的范围:

重、中度流行县(市、区)考核3～5个流行乡(镇、场),轻度流行县(市、区)考核3个流行乡(镇、场),每个流行乡(镇、场)考核3个村。

在确定考核乡(镇、场)、村时,应由省、市负责采取分层随机抽样方法,在重、中、轻度流行乡(镇、场)、村中抽样,也可挑选原来流行较重和近年工作基础较差的乡(镇、场)、村。

六、考核的步骤:

由省、市联合进行考核,以市为主组织考核小组。一般上半年考核螺情,下半年考核病情,可结合当地查螺、查病工作一起进行。

七、考核的内容和方法：

（一）螺情考核：考核以行政村为单位，要按图账资料，逐条逐块认真细查。着重检查历史有螺环境、复杂环境、可疑地段和相邻交界处。查螺要按环境、条块做好记录。如查到活螺，要仔细调查有螺面积、钉螺密度、钉螺感染率等情况。

一个村的考核查螺，按应查环境，要用足工，保证查螺质量。

（二）病情考核：以行政村为单位，对7周岁以上的人群全面普查，受检率不得低于在本县范围内应查人数的90%。

具体做法：对无史人群，先用皮试过筛，皮试阳性者做粪检；对有史人群，可直接粪检，也可用免疫诊断过筛，阳性者再做粪检，但最后均以粪检为准（粪检三检率不低于95%）。一个行政村的居民阳性率，是指该村粪检阳性人数与实检人数（包括免疫诊断人数）之比。对耕牛的检查，可由畜牧部门与血防部门共同负责，采用"3送6检孵化法"检查考核乡的全部耕牛。"粪阳"病人、病牛应做粪便虫卵计数。

（三）图账资料考核：可采用抽样核对的方法，检查其螺情、病情和历史图账是否齐全正确。

八、考核人员的组织：

参加考核的人员应以本县（市、区）人员为主，适当抽调外县的力量。

螺情考核，每个村的查螺人员不少于12人（本县8人，外县4人），本村应组织相应的人员配合查螺；病情考核，也应按2:1的比例配备人员，以查病的方法和任务确定抽调医务人员和不脱产的化验人员。不论查螺和查病，都要挑选认真负责、技术熟练的防治干部、医务人员和不脱产的专业队人员参加，分成若干小组，划片包干，分工负责，保质保量，按时完成。

九、考核的经费：

由市和被考核的县（市、区）在血防经费中安排。

十、考核总结工作：

考核结果，考核小组要及时进行小结，凡符合"达标"要求的县（市、区）可转入监测，凡不符合"达标"要求的，要提出建议，在适当的时候进行复核。"达标"后对外暂不宣布。

附：考核汇总表三张，一式三份，分别报省、市委血地防领导小组办公室。

中共江苏省委血地防领导小组办公室

江苏省消灭血吸虫病县（市、区）考核实施细则（试行）

（1993年3月修订）

根据卫生部制订的《消灭血吸虫病标准》，结合我省防治工作的实际情况以及17个县（市）的考核实践，对我省原有考核实施细则修订如下：

（一）考核的目的

检查防治工作的效果和质量，总结经验和教训，考核其是否符合"达标"要求。这是转入监测之前必须履行的一项手续。

（二）考核的标准

1. 近年普查没有查到钉螺或偶尔发现个别有螺环境，镜检钉螺无阳性，并于当年灭光。

2. 近五年内没有当地新感染的病人和病牛,病牛全部治愈或处理,以村为单位,居民粪检阳性率不超过千分之二,在查到病人的自然村内查不到钉螺。

3. 有健全的血防机构和相应的防治队伍,血防图账资料完善、可靠。

4. 血防工作纳入当地社会经济发展规划,政府有一位领导分工负责,并有一套巩固监测措施,做到机构不撤,队伍不散,经费不减,工作不停。

(三) 考核的条件

接受考核县(市)区,应事先具备以下条件:

1. 已经螺情、病情和图账资料的清理,对发现的问题做了补课。

2. 县(市)区对各流行乡(镇)已进行了考核,符合"达标"要求。

(四) 考核前的准备

不论考核与被考核单位,都要做好充分准备,参加考核的人员和被考核的单位都要进行思想教育和业务培训,统一认识和做法,认真搞好有关资料和器材的准备,安排好外来人员的膳宿交通工具等。由于各地情况不同,具体考核事宜由省、市考核小组和被考核单位商定。

(五) 考核的范围

重、中、轻流行县(市)区考核3个流行乡(镇),每个流行乡(镇)考核1个村。

在确定考核乡(镇)、村时,应由省、市负责采取分层随机抽样的基础上,推选原来流行较重和近年工作基础较差的乡(镇)、村。

(六) 考核的步骤

由被考核县(市)区,逐级申报,由省、市联合进行考核,以市为主组织考核小组。一般上半年考核螺情,下半年考核病情,可结合当地查螺、查病工作一起进行。

(七) 考核的内容和方法

1. 螺情考核:考核以行政村为单位,要按图账资料,逐条逐块认真细查。着重检查历史有螺环境、复杂环境、可疑地段和相邻交界处。查螺要按环境、条块做好记录,如查到活螺,要仔细调查有螺面积、钉螺密度、钉螺感染率等情况。

每个行政村要按应查环境,安排足够的劳动工日,保证查螺质量。

2. 病情考核:以行政村为单位,对7足岁以上的人群全面普查,受检率不得低于在本县范围内应查人数的90%。

具体做法:对无史人群,先用皮试过筛,皮试阳性者做环试,环试阳性者(>3%)做粪检;对有史人群,可直接粪检,也可用免疫诊断过筛,阳性者再做粪检,但最后均以粪检为准。一个行政村的居民阳性率,是指该村粪检阳性人数与实检人数(包括免疫诊断人数)之比。对耕牛的检查,可由畜医站与血防站共同负责,粪检考核乡的全部耕牛。"粪阳"病人、病牛应做粪便虫卵计数。

3. 图账资料考核:可采用抽样核对的方法,检查其螺情、病情和历史图账是否齐全正确。

(八) 考核人员的组织

参加考核的人员应以本县(市、区)人员为主,适当抽调外县的力量。

螺情考核,每个村的查螺人员不少于12人(本乡8人,外乡4人),本村应组织相应的人员配合查螺;病情考核,也应按2∶1的比例配备人员,以查病的方法和任务确定抽调医务人员和不脱产的化验人员。不论查螺和查病,都要挑选认真负责、技术熟练的防治干部。对参加考核的医务人员和不脱产的专业队人员,应分成若干小组,划片包干,分工负责,保质保量,限时完成。

(九)考核的经费

由市和被考核的县(市、区)在血防经费中安排,省给予适当安排。

(十)考核总结工作

考核结束,考核小组要及时进行小结,凡符合"达标"要求的县(市)区可转入监测;凡不符合"达标"要求的,要提出建议,在适当的时候再进行考核。"达标"后对外暂不宣布。

江苏省人民政府血地防领导小组办公室

5. 苏州市人民政府办公室会议纪要

〔2001〕4号

为了解决吴中区镇湖镇沿太湖有螺湖滩的灭螺问题，7月13日，市政府顾九生副秘书长根据市委、市政府领导意见，召集市卫生局、农业局、财政局、水利局、血地防办、吴中区政府、省太湖渔管会的负责同志，在吴中区镇湖镇召开了灭螺现场办公会。

会议由市血地防办公室主任宋伟君主持。与会同志冒着酷暑踏勘了镇湖镇沿太湖有螺湖滩现场，听取了市和吴中区血防部门前阶段工作的汇报，对灭螺方案进行了认真的讨论和研究，确定了灭螺工程经费的筹集办法，会议形成了以下意见：

一、原则同意市、区血防部门制订的镇湖镇太湖有螺湖滩血防综合治理方案。鉴于镇湖镇沿太湖有螺湖滩钉螺密度较高、分布范围广、周围遍布水产，有螺环境复杂，包括芦苇滩、沙石滩和芦苇沙石滩等多种地貌，要消灭钉螺，应遵循科学、合理、可行的原则，主要采用综合治理环境，辅以药物杀灭的办法，兼顾其他方式灭螺。一些新的灭螺方法，要在现场试行成功后再推行。为了防止阳性钉螺的出现，要加强试行粪便和饮用水管理，严格控制疑似病人（传染源）和钉螺的接触，形成综合治理方案。整个治理力争两到三年内完成。

二、根据《江苏省血吸虫病防治管理条例》的规定，镇湖镇太湖有螺湖滩的综合治理方案，应在吴中区政府的统一领导下，由镇湖镇政府具体实施。吴中区政府要加强检查督促。省太湖渔管会要积极配合。市和吴中区的血防卫生部门要进一步加强灭螺技术指导。

三、根据血防工作"综合治理、科学防治"方针，有关部门要积极参与镇湖镇的灭螺工作。水利部门要在8月底前完善改造钉螺孳生环境工程的设计，加强工程质量监理。农业部门要加强家畜的监测、饲养家禽生物防治钉螺的研究。卫生部门要从阻断血吸虫病传播出发，加强对流动人员、当地村民的病情监测和健康教育。市和吴中区血防部门要充分听取各方面意见，完善综合治理方案，并列出治理的时间表，实行目标管理。

四、多渠道解决灭螺工程经费。根据初步测算，灭螺工程所需经费约175万元，数额较大，各级和各部门都要分担一些。吴中区和镇湖镇承担比为37%；省太湖渔管会承担8%；苏州市承担55%，其中市财政局25%、市水利局10%、市农业局5%、市血地防办15%。所需经费分今明两年到位。市级经费由市血地防办统一扎口使用；市财政局负责对经费使用的监督。

出席会议的有：市血地防办主任宋伟君，市农业局副局长张献民，市财政局副局长李冬川，市水利局处长陈江红，吴中区政府副区长吴文祥、政府办公室副主任陆育新，省太湖渔管会副主任耿心礼，市和吴中区卫生部门、镇湖镇的有关负责同志。

苏州市人民政府办公室整理
二〇〇一年七月二十三日

主题词:卫生　防疫　会议纪要	
抄送:市委办公室,市人大常委会办公室,市政协办公室,市卫生局、农业局、水利局、财政局,吴中区政府,省太湖渔管会。	
苏州市人民政府办公室	二○○一年七月二十六日印发
打印:沈宏方　　　　校对:张季峰　　　　共印:二十五份	

6. 关于印发《镇湖太湖有螺滩血防综合治理方案》的通知

苏府血组〔2001〕7号

吴中区政府：

根据市政府办公室〔2001〕4号《会议纪要》精神和市政府领导的批示，现将《镇湖太湖有螺滩血防综合治理方案》印发给你们，请抓住有利时机，积极实施。

苏州市人民政府血地防领导小组
二〇〇一年八月八日

抄报：省血地防办、市委办公室、市人大常委会办公室、市政府办公室、市政协办公室
抄送：市卫生局、农业局、水利局、财政局，省太湖渔管会

镇湖太湖有螺滩血防综合治理方案

钉螺是传播血吸虫病的唯一中间宿主，只要有其存在，就可能造成新的流行和相关的危害。为了切实控制钉螺的蔓延，杜绝其传播疾病，保护人民健康、改善环太湖旅游和投资环境，特制订镇湖太湖有螺滩血防综合治理方案。

一、基本情况

今春，镇湖镇沿太湖的马山、石帆、杵山、上山四个村查出了钉螺，有螺面积82600平方米，经反复检测，未发现阳性钉螺。经现场踏勘，以自然区段划分可分为11处，沿岸有螺区域长度约6510米，另有独立在湖中的两条避风、防风有螺大堤长约1800米，需要灭螺的面积约298520平方米，有螺环境主要是芦苇滩、沙石滩和芦苇沙石滩三种类型，具有钉螺密度较高、分布范围广、环境复杂、周围遍布水产、灭螺难度大的特点。

二、总体目标

镇湖镇太湖有螺滩血防综合治理工作，必须在各级政府的统一领导下，坚持"综合治理、科学防治"方针，会同太湖渔管会，水利、农业、卫生等部门协作完成。综合治理要以发展经济、保护太湖水资源、减少对水产养殖的影响为原则。计划用两年完成灭螺，再用两至三年巩固，尽最大可能消灭钉螺，控制扩散。

三、灭螺对策及计划安排

（一）灭螺对策。以改造环境为主结合药物灭螺，在科学有效的前提下兼顾其他形式的灭螺。为防止钉螺向周围扩散，先灭两端环境复杂、难度最大的，再向中间推进。

（二）灭螺总体安排。11处有螺环境中，其中7处约220520平方米有螺环境（占总灭螺面积的73.38%），主要采用土埋的形式，如迁土、填土、挖池养殖水产等方法，以彻底改变钉螺孳生环境，其余4处约78000平方米有螺环境，可采用喷洒药物、降低密度，逐步

灭净。其灭螺方法的适用程度还有待现场试验后,有选择地进行。灭螺药物采用世界卫生组织推荐的氯硝柳胺。

(三)灭螺的具体安排(详见附表、图)。

1. 彻底改变钉螺孳生环境:

(1)今冬明春,将1号避风港两端筑堤坝,大堤外侧硬化,吸太湖淤泥吹喷覆盖于2号马山石厂河滩及内河,将有螺环境填土至高程(吴淞零点)4.0米,约可造田60亩(约4万平方米)。施工前,在有螺土表撒氯硝柳胺5克每平方米。在冬季常年最低水位时,将10号防浪大堤的乱石块推向两侧太湖水中,以降低0.5米为准,使其常年置于水位线以下。

(2)两年内对4号、5号、6号、8号有螺芦苇滩分期实施土埋灭螺,即把芦苇滩外侧1/2挖50厘米深度,在有螺土表撒氯硝柳胺5克每平方米,覆盖于内侧1/2。此为最彻底改造钉螺孳生环境的有效办法。

2. 控制钉螺繁殖、扩散,降低密度:

鉴于3号、7号、9号、11号有螺湖滩为沙石滩加芦苇滩,在5年内对这些地区实施化学灭螺为主的灭螺方法。药物有氯硝柳胺,也可在有螺土表撒生石灰。具体方法还可采用部分土埋的方法,以控制钉螺繁殖、扩散,并可开展饲养鸭子的生物控制钉螺方式。

四、传染源监测及粪水管理

(一)传染源监测。对有螺的四个村,在两年内用综合查病的方法,以行政村为单位进行一次血吸虫病普查,同时对渔船民及外来人员实行监测,观察患病率和是否有新感染的血吸虫病人,发现病人作个案调查并及时给予治疗。

(二)粪水管理。结合区、镇总体规划,优先考虑无害化粪池的推广以及自来水的普及,有效阻断血吸虫病传播途径,巩固血防成果。

五、保障措施

(一)加强血防综合治理的领导。做好血防查灭螺是各级政府的职责,也是贯彻江泽民同志"三个代表"重要思想的具体体现。区、镇两级政府领导要亲自抓,并建立相应的组织网络。对血防工作的长期性、经常性和反复性,要有足够的认识。要在综合治理过程中对方案不断优化和完善。要建立责任制,加强检查督促,务必在规定的期限内达到预期指标,根据实绩兑现奖励。

(二)加强部门协作。要协调各级、各部门关系,充分发挥太湖渔管会,水利、农业、卫生等部门的作用。要积极争取财政和有关部门的支持,筹集工程所需的经费,并加强对经费使用的管理和监督,加强工程的质量监理。

(三)精心组织,分段实施。鉴于灭螺工程涉及多村、多环境和多种方法,要在区、镇政府的统一领导下实施,适宜招投标的用招投标;适宜人员现场操作的组织相应人员。要指定各村负责同志和卫生院专业人员,作为工程的负责人和指导者,熟悉方案要求,认真组织调配力量,确保按时完成灭螺任务。

(四)遵循科学,防管并举。在血防科学理论的指导下,进行血防健康教育,发动干部群众自觉参与防治工作,开展识螺报螺;在灭螺的同时,切实抓紧来往于血吸虫病疫区的本地和外来流动人员的管理,加强有螺区周围人群的粪便管理,尽最大可能杜绝血吸虫病疑似病人进入有螺环境,防范阳性钉螺的出现。

吴中区镇湖镇沿太湖区域灭螺方法及概算

有螺区编号	村名	小地名	环境特点	灭螺面积 长×宽	灭螺面积 m²	灭螺方法	经费概算 项目	经费概算 内容	经费(万元)	灭螺目标
1号	马山	避风港堤岸	沙石、芦苇滩	800×20	16000	挖掘拆除，吹填埋外侧石驳岸	挖土工程 外侧石驳岸	33800m³ 800×2×90元	19.130 14.400	2年内实施，彻底消灭
2号	马山	马山闸至避风港堤岸入口	芦苇滩	1000×5	5000	土堰撒药覆盖	水泥板 药费 清理 土埋人工	5000×3×5 40kg×42元/kg 0.5元/m²×5000m² 1元/m²×5000m²	7.500 0.168 0.250 0.500	2年内实施，彻底消灭
3号	马山	避风港堤岸入口至牛眼睛	芦苇、岩滩	800×60	48000	喷撒药物撒生石灰粉	药费 人工 石灰	720kg×42元/kg×5年 5天×3人×3次×50×5年 10吨×5年	15.120 1.125 1.750	至少连续5年，达到控制
4号	马山	牛眼睛至马肚里闸止	芦苇滩	1600×80	128000	1. 挖外侧1/2土50cm，埋内侧1/2 2. 药物杀灭	实施前喷撒药物清环	1280kg×42元/kg×5年（每年5g/m²×2次） 0.5元/m²×128000m²×5年	26.880 32.000	1. 2年内实施，土埋，彻底消灭 2.5年内实施，彻底消灭
5号	石帆	大堤下石帆闸止	芦苇滩	400×50	20000	1. 挖外侧1/2土50cm，埋内侧1/2 2. 药物杀灭	实施前喷撒药物清环	200kg×42元/kg×5年（每年5g/m²×2次） 0.5元/m²×20000m²×5年	4.200 5.000	1. 2年内实施，土埋，彻底消灭 2.5年内实施，彻底消灭
6号	石帆	大堤下	芦苇、沙石滩	960×37	35520	1. 挖外侧1/2土50cm，埋内侧1/2 2. 药物杀灭	实施前喷撒药物清环	355kg×42元/kg×5年（每年5g/m²×2次） 0.5元/m²×35520m²×5年	7.500 8.880	1. 2年内实施，土埋，彻底消灭 2.5年内实施，彻底消灭
7号	杵山	杵山脚下	芦苇、沙石滩	500×30	15000	土埋喷杀	土方 药费	10000×8.5 150kg×42元/kg×5年	8.500 3.150	至少连续5年，达到控制

续表

有螺区编号	村名	小地名	环境特点	灭螺面积 长×宽	灭螺面积 m²	灭螺方法	经费概算 项目	经费概算 内容	经费（万元）	灭螺目标
8号	上山	新房子到新盛闸止	芦苇滩	500×20	10000	1. 挖外侧1/2土50cm，埋内侧1/2 2. 药物杀灭	实施前喷撒药物清环	100kg×42元/kg×5年（每年5g/m²×2次）0.5元/m²×10000m²×5年	2.100 2.500	1. 2年内实施土埋，彻底消灭 2. 5年内实施，彻底消灭
9号	上山	新盛闸至防浪坝入口处	芦苇滩	250×40	10000	氯硝柳胺石灰实验	试验清环	15000元×5年 0.5元/m²×10000m²×5年	7.500 2.500	至少连续5年，达到控制
10号	上山	防浪坝	芦苇滩	1000×6	6000	挖地清除，（留大坝标志）	就地拉平至枯水线下	6000m²×4元/m²	2.400	2年内实施，彻底消灭
11号	上山	上山脚下	芦苇、沙石滩	500×10	5000	喷杀	药费 人工	75kg×42元/kg×5年 2天×3×3×50元×5年	1.575 0.450	至少连续5年，达到控制
总计					298520				175.078	

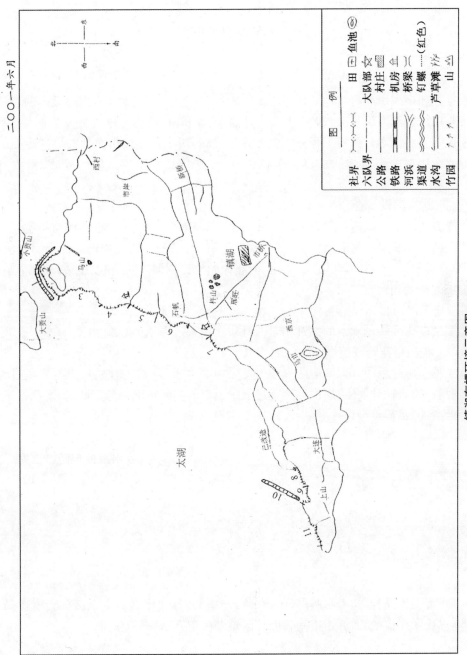

镇湖有螺环境示意图

7. 关于太湖滩四号有螺环境灭螺工程的验收意见

苏府血办〔2004〕10号

根据苏州市人民政府血地防领导小组〔2001〕7号通知关于太湖有螺滩灭螺的总体规划及苏州市虎丘区人民政府〔2004〕1号文件要求,苏州市、高新虎丘区血防专业人员共同设计了灭螺实施方案。灭螺工程经2个月施工,已告竣工。苏州市血地办会同高新区社会事业局组织有关部门、有关人员,于2004年4月9日对工程进行了验收,验收意见如下。

一、灭螺方案设计合理

灭螺方案采用了改造钉螺孳生环境和药物灭螺相结合的方法,考虑和控制了药物灭螺对水产的毒性及对环境的污染,关键技术设计科学,采用了传统和创新的灭螺方法;并在太湖马肚里闸出入口两侧建造石驳岸,防止太湖滩钉螺向内陆扩散、迁移,兼顾了水利、防洪大堤的护坡和航运便利。

二、施工工期和工程范围

施工工期为太湖枯水期的二月初至四月初。工程范围达到方案要求。

三、工程质量监督规范

在工程实施过程中,市、区血防专业人员采用有效手段,对工程质量进行了全过程跟踪,各项指标符合设计要求;还根据工程进展中出现的实际情况,修订和完善了原方案。

综上所述,工程符合设计要求。

苏州市血地防办公室
二〇〇四年四月十二日

抄送:苏州市卫生局、苏州市水利局、苏州市疾控中心,苏州市高新虎丘区社会事业局、高新虎丘区疾控中心,苏州市高新虎丘区镇湖街道办、镇湖卫生院

8. 关于环湖大道建设有关血防问题的建议的函

苏府血办〔2004〕18号

苏州高新区、虎丘区管委会：

苏州高新区、虎丘区将于近期在沿太湖原太湖大堤的基础上修建环湖大道。大道设计为公路四级，黑色沥青路面，路面宽度9米，路基总宽12米。大道总长25千米，在镇湖境内的大道长度18千米。目前通安、东渚太湖滩暂未发现钉螺；镇湖太湖滩原有钉螺绵延分布10余千米，面积近30万平方米，灭螺任务艰巨。现就镇湖境内环湖大道建设与血防有关问题建议如下：

一、结合土建改造钉螺孳生环境

鉴于土埋钉螺改造钉螺孳生环境是最有效的灭螺手段，建造大道需要大量的土方填埋和堆放，土方填埋和堆放之处可彻底杀灭钉螺，达到建路和灭螺一举两得的功效。

1. 改造马山村三号有螺环境。三号环境是钉螺密度高、环境复杂的有螺地段，本次又有新修建的大道在此通过。除环湖大道覆盖以外，大道外侧至太湖边尚有约2万平方米的有螺面积，拟全部堆土1米以上。

2. 改造环湖大道内侧有螺环境。在施工放样时，对放样范围内的原有螺地段进行药物灭螺，然后覆以生土。

3. 在就近、方便、不增加工作量的前提下，对一些适宜挖土的有螺环境，在施工时将其挖除，也可施药堆埋压实。

二、严格控制血吸虫病传染源

镇湖地区的钉螺目前是阴性，只要血吸虫病源传入，即可引起血吸虫病的流行，后果十分严重。在抓紧灭螺的同时，务必严格控制血吸虫病传染源的输入；万一有输入，必须采取十分严格的措施予以控制。

1. 对施工人员全面检疫。要求中标施工单位服从高新区卫生部门的管理；要求施工单位所有人员必须接受检疫，证实为健康者方能参与工作。检疫证实为血吸虫病者，必须就地接受治疗，服完正规疗程后方能参与工作；拒绝接受治疗者，不得参与施工。

2. 加强施工人员的卫生管理。要求施工单位每百人配一名专（兼）职医卫人员，负责施工队伍的卫生管理和健康教育，对患病者做好登记，督促就诊。要求施工单位在居住地和施工场地建造临时厕所，定期进行消毒处理。对粪便导致污染及造成危害者，依据《传染病防治法》给予处罚。

3. 加强卫生服务和依法管理。工程所在地各级医疗、疾控机构，要及时为施工人员进行血防检疫；对查出的血吸虫病病人立即治疗。医卫工作者要认真学习《传染病防治法》，提高警惕性，对施工队伍患者要详细询问病史，根据流行病学特点有针对性地进行查治，为保护施工人员健康和杜绝血吸虫病传入而努力工作。各医防机构要加强施工人员的健康教育,指导其保持环境整洁和粪便处理;一旦发现可疑疫情,立即采集样本并同时报告上级疾控机构和卫生行政部门。

三、加强工程建设和血防工作的领导

1. 在苏州高新区、虎丘区的领导下,加强对工程建设和血防工作的领导,力求通过工程建设,兼顾血防灭螺。

2. 充分发挥水利和卫生部门作用,明确专人,定期协商,联合攻关。

3. 水利工程技术和卫生专业人员要深入现场,指导工程的开展,严格操作规程,讲究工程质量,确保施工之处灭净钉螺。

二〇〇四年十月十三日

抄送:市政府办公室,市水利局、市卫生局

9. 关于环湖大道建设清基土处理方案

根据高新区的部署,太湖大堤拟建成新的环湖大道,大道拓宽的部分主要在原大堤的内侧。建造环湖大道路基的质量要求施工时必须清除新建环湖大道基础的表层土,鉴于镇湖街道的待清基的表层土绝大部分是有螺土的特点,为了防止钉螺扩散,保证工程顺利进展,特制订本方案。

一、集中处理清理路基的有螺土

为了有效控制建造环湖大道过程中钉螺的扩散和蔓延,要求把清理路基0.5~0.8米的全部有螺土和部分可疑有螺土,集中移运到原有钉螺的太湖有螺湖滩3号环境,通过有效的处理,既控制清理路基泥土中的钉螺,又消灭3号环境的钉螺。全力避免环湖大道建成、钉螺扩散的不良后果出现。

二、3号太湖滩环境处理方案

1. 3号太湖滩有螺环境分布。3号环境自马山石场到牛眼睛,以现有连接石场与太湖的河道为界,分北侧和南侧。经现场测量核实,3号有螺环境北侧长175米,宽60米,有螺面积10500平方米;3号有螺环境南侧长295米,宽60米,有螺面积17700平方米。

2. 修筑石驳岸硬化环境。在3号环境南侧太湖滩沿水线,建造295米长的防水墙,高度为1.3米。石驳岸建造时间以冬季为适宜。筑成后,将墙外侧的太湖滩有螺土挖至枯水位以下,使之全部淹没于太湖水面下,即形成钉螺不能生存的环境;把有螺土移至墙内的3号环境。墙内的全部环境都是适宜的堆土环境。

3. 清基土的处理和运送。待清基的路段及土方,事先要作药物常规处理。运送过程要做到装载合理,不得随处抛洒。如有乱堆乱放,引起钉螺扩散的,要追究肇事者的责任。

4. 土埋结合药物处理有螺环境。要求土埋前清理环境,人工割除全部芦苇、杂草。对3号环境覆土前每平方米撒生石灰粉2.5千克,做到均匀分布,然后平均覆土1米。覆土后要平整夯实压紧。整个工程结束后,对该环境土表用氯硝柳胺8克/米^{2}喷洒一次,喷水量不少于每平方米1千克,以土壤表面1厘米以上潮湿为宜。

5. 质量控制。为了监督和衡量工程质量,在撒粉覆土前,投放200只活钉螺,用塑料纱网分成10袋,每袋分装20只活钉螺,用1米长的塑料线扎口,并用竹竿延伸至覆盖土表面,作为标记。覆盖泥土后间隔30天、60天、90天分别挖土取螺,带回室内鉴别钉螺的死活。

附:生石灰撒粉法加土埋灭螺效果观察

2004年2月至5月,市与高新区疾控中心选择镇湖石帆有螺面积35000平方米和50平方米的太湖滩,前者作有螺环境土埋0.5米加2次生石灰、撒粉2.5千克/米^{2}灭螺应用现场,后者作空白对照。覆盖泥土前,每组投放 200 只活钉螺,用塑料纱网分成 10 袋,每袋装 20 只活螺,用 1 米长的塑料线扎口,竹竿延伸至土表。应用组堆土撒粉后平整压实。覆盖泥土后间隔 30、60、90 天分别挖土取螺,鉴别钉螺的死活。观察 30、60、90 天的结果为,生石灰撒灰加土埋方法组的钉螺死亡率分别为:100%(60/60)、100%(60/60)和 97.50%(78/80),单纯土埋组的钉螺死亡率分别为 31.67%(19/60)、61.67%(37/60)和 62.50%(50/80)。

苏州市血地防领导小组办公室
二〇〇四年十一月

10. 吴县今冬血防工作初步意见
1957.11.22

我县血防工作,几年来初步掌握了流行情况并取得了一些经验,自农业发展纲要40条下达后,更加鼓舞了热情与消灭血吸虫病的信心,在这个基础上,因此从1956年到1957年的两年来,全县灭螺面积达60万平方米;治疗病人有5265人,加上以前的要近万人;皮内反应试验有236878人。全县各乡钉螺分布,河沟浜全部经过了粗查;粪管工作,不少地区粪缸小型集中,搭棚加盖,宣传教育,使群众能知道血防及其重要性。又对联诊医生和知识青年进行了医务力量的训练,达337人,训练灭螺骨干达6688人,从这些成绩中既取得一定的经验,也有些缺点和教训,这对于指导今后血防工作起到一定的作用。

甲、流行情况:

根据现有的资料,全县有螺面积2309380平方米,推算全县病人70386人,感染率为12.9%。病情、螺情主要集中在沿阳澄湖岸和太湖边的乡,同时在这些地区的病人也比较多,其次是运河两岸(由望亭到唯亭、斜塘、甪直、陆墓、蠡口等),除以上经过粗查地区,今后尚需更进一步调查,以求了解得更深更透。

根据全县病情、螺情,按轻、重感染及地理形势情况,全县划成6片(块)。

全县编组划块情况

级数	编组划块	地 区	乡 名
轻	1	运河以东、湘城以西、边境地带	黄埭、北桥、东桥、渭塘、浒关镇全部,湘城、太平、保安、望亭一部
一般	2	运河支流、通安、金墅河以西湖山地区	光福、镇湖、东渚等乡
一般	3	尹山湖、独墅湖以南,周围水网地区	郭巷、车坊
重—超重	4	运河以西,金墅河以东之三角地带	通安、望亭乡
重—超重	5	陆墓运河两岸(发源地)	陆墓、黄桥乡全部、蠡口乡一部
重—超重	6	阳澄湖边周围及湖心和澄湖、沙湖三角地带	浒泾、湘城、唯亭、跨塘、斜圹、甪直、淞南、胜浦等乡

全县螺情分布情况

螺情面积	乡 名
31万以上/米²	胜浦、浒泾
21万~30万/米²	跨塘
6万~20万/米²	淞南、唯亭、湘城、通安、陆墓、光福、斜塘、黄桥
5万以下/米²	东渚、太平、渭塘、保安、东桥、望亭、黄埭、蠡口、车坊、郭巷、北桥、浒关、甪直、镇湖(无)

从以上情况看,全县血吸虫病的流行,各乡只是轻重不同,病人是集中和散在性的,这对于消灭血吸虫病和减少新感染起到决定性作用。

乙、查螺工作:

1. 组织人员:全县组织79个查螺队,每队3人,由各乡自己产生,需在26日前找到。对象:知青、青年医工,政治条件要好。身体健康,能做艰苦工作,有责任心。内有一人能画简单地图和统计调查面积。这个人必须与联诊主任一起来经过学习,其他人员由联诊主任和学习过的人员回去传授。各人每月补贴20~22元,由县发给。思想领导由各乡负责,分配人数见下表。

各乡查螺队分配情况

分配队数	人数	乡 名	注
1	3	东渚、镇湖、浒关、甪直	每乡1队,计3人
2	6	光福、太平、渭塘、东桥、车坊、郭巷、北桥	每乡2队,计6人
3	9	湘城、保安、黄埭、蠡口	每乡3队,计9人
4	12	淞南、浒泾、望亭	每乡4队,计12人
5	15	跨塘、通安、黄桥	每乡5队,计15人
6	18	唯亭、胜浦、陆墓	每乡6队,计18人

镇湖、光福各加一个队。

2. 查螺方法:采取机械抽样,即相隔一定的距离,在相同的部位,检查一定的面积。

(1)河道的支流及主流。河岸、湖岸,每隔10米一框,调查1平方米的地面,先用绳子尺测量距离,钉下竹签,固定检查点,打框地点为水面上钉螺密度较高的水平线。

(2)沟渠(进出水沟、灌溉沟)。每隔5米检查一框,打框地点:如沟里面有水为沟的两边,如沟里面无水为沟底。

(3)田、地。每隔10米抽查一框,框在四边。田中央沿对角线每隔10米抽样。

(4)池塘。每隔5米抽查一框,如(1)点。

(5)芦、草滩地及洼地。每隔10米检查一框,纵横机械抽样法,检查数片或数块,每框为一市尺(约33厘米)见方,如芦、草滩图样:

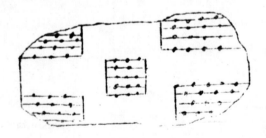

芦、草滩地图样

查到钉螺后再钉标签,框内钉螺应全部用筷子捉入预制的纸袋中,标明调查地点,记录框号及钉螺只数,无螺框应在表上画一个"○"记号。

3. 绘图和记录：

绘制简图。以每一个农业社为单位一张，图上必须有图例标明，画好后应复印两份（一份送乡，一份留社里，一份送县血吸虫病防治站存查）。

附图例样：

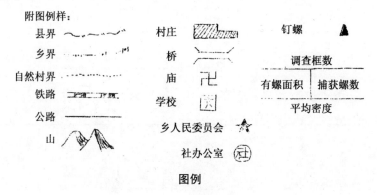

图例

每张地图要附有调查钉螺原始记录表及整理表。

调查钉螺原始记录表

××乡××自然村____河、沟、池、田、滩。长____米，岸高____米，面积____平方米
河沟能否通船____水深____米，滩入水时期____月____日，农作物____调查地点自____至____
调查方法每隔____米检查面积____平方米，落框在水面上_____平方米

框号	捕获螺数	备 注
		（可写明××屋后或××水沟旁，如田内发现钉螺可注明田的四至）

调查日期：　　年　月　　日　　　　　　　　　　　　　　　　　调查人

此表以每一环境一张，如表格内框号不够填，可再记第二张或第三张。

在查螺结束后应将每一相同环境的装订在一起便于统计，然后再将一个社的调查材料装订成册，上面附一张整理表，然后再用白纸做封面，上面应写明乡、社名称，调查日期，调查人姓名。

吴县____乡____社各种环境内的钉螺分布和长度整理表

环境	钉螺有无	调查条块数			长度、面积			平均密度					平均密度			调查年月
		总计	调查条数	发现钉螺条或块数	总计	调查数	发现钉螺长度、面积	调查点数	有螺框数	检获活螺数	平均活螺密度	一框中最多钉螺数	观察螺数	阳性螺数	阳性率	
河道																
灌溉沟																
芦滩																
湖荡																

续表

环境	钉螺有无	调查条块数		长度、面积		平均密度					平均密度			调查年月
		总计	调查数	总计	调查数	调查点数	有螺框数	检获活螺数	平均活螺密度	一框中最多钉螺数	观察螺数	阳性螺数	阳性率	
			发现钉螺条或块数		发现钉螺长度、面积									
池塘														
水田														
水旱田														

报告日期　　年　月　日　　　　　　　　　　　　　　　　　　报告人

填表说明：

（1）河道、灌溉沟、湖荡、池塘不分大小，按条或个计数填入，芦滩不分大小填块数，旱田、水田、水旱田在条数或块数项内可不填。

（2）长度指河道、灌溉沟的总长度，须标明计算单位。

（3）调查数指已调查钉螺的条数、块数、长度或面积。

（4）如尚在其他环境内发现钉螺，则填入空行。

（5）调查方法在备注中说明。

4. 标签：

凡查到钉螺地区，插上红头竹签，100米以内插一根，100米以上2根。指示方向：规定由东向西，由南向北，便于今后查考和灭螺。按要求来说，应边查钉螺边规划灭螺方法、时间、人工等，待今后联诊医工会议上布置。

5. 查螺注意点：

（1）钉螺分布：钉螺分布极不均匀，可能相隔2~3米的2个地方，一处钉螺很多，一处完全没有。它的栖息处：

① 近水带河沟边，沟底，水上1米及水下1米最多，目前只能观察水上分布。

② 杂草丛生的灌溉沟或浅水洼地、芦滩，常年积水的小秧田，小码头。

③ 在雨后，可在草茎上、树干上发现。

④ 在天气很冷和很热的季节，钉螺喜欢潜伏在草根旁、树叶或瓦砾片下，或土缝里，牛脚印窝里。

故如不仔细查就不容易发现。

（2）捕捉钉螺：用竹钳或筷子夹，捉到后不要直接放在手掌中察看，不要在雨后或早晨露水未干时捕捉，以防感染。

6. 时间和质量：

（1）从现在起到12月底完成。

（2）有关质量问题，一定要按照以上规格标准。如有漏查，就将影响今后的灭螺和掩盖了感染源。

丙、治疗病人：

今冬全县各乡以当地医务力量治疗血吸虫病病人，有以下几处：陆墓、湘城、甪直、亭南、唯亭、金市、通安、望亭、斜塘、北桥、黄埭等联合诊所，他们都有经过多批治疗的医务力量，问题在于如何发动病员去治疗。各联合诊所主动在联诊会议上报的治疗数据如下：

各联合诊所在联诊会议上报的治疗数据

联诊名称	治疗时间			地点
	1957年12月	1958年1月	1958年2月	
陆墓	30人	30人	30人	陆墓镇
湘城	60人	60人	60人	湘城镇
甪直	80人	100人	100人	甪直镇
唯亭	40人	40人	40人	唯亭镇
通安	40人	40人	40人	通安镇
望亭	40人	40人	40人	望亭镇
斜塘	50人	50人	50人	斜塘镇
北桥	30人	30人	30人	北桥镇
黄埭	35人	35人	35人	黄埭镇
金市	30人	30人	30人	金市镇
亭南	30人	30人	30人	后戴区
合计	465人	485人	485人	

当前生产季节较闲，联诊业务清淡，要求各乡镇能抓紧安排春季前治疗3~4批，各乡分配数如下：

治疗任务意见

联诊名	乡名	治疗任务意见	联诊名	乡名	治疗任务意见	备注
湘城联诊	沺泾 湘城 太平 渭塘	100人 50人 30人	唯亭联诊 亭南联诊	跨塘 唯亭	70人 140人	
			黄埭联诊	黄埭 蠡口	35人 80人	
斜塘联诊	斜塘 车坊 郭巷	130人 20人	望亭联诊	望亭 保安 东桥 浒关	100人 20人	
北桥联诊	北桥	90人	金市联诊	镇湖 通安 东渚 光福	190人 20人	
陆墓联诊	陆墓 黄桥	60人 30人				
甪直	淞南 胜浦 甪直	100人 50人 30人	通安联诊			
合计		790			655	

丝虫病治疗：

车坊、郭巷、尹山联诊，门诊进行治疗各100人，在春季前完成。

丁、最后意见：

1. 有关粪管工作，拟今后贯彻。

2. 当前以上工作，如钉螺查不清，绘图不明确，标签没有钉好，这不仅是浪费国家的资金，同时影响今冬明春的结合兴修水利灭螺及明年春天3—4月份大规模灭螺运动的效果，关系今后消灭血吸虫病问题。

3. 查螺工作是一项仔细的工作，如有疏忽漏查，比不查还要影响大。因此对于各乡所分配的医工、知青，必须抓紧领导，及时检查和督促，选择对象要慎重，要有做艰苦工作的精神。

11. 关于镇湖太湖芦滩灭螺工作现场办公会议纪要

吴政办阅〔2001〕6号

5月17日,区政府(筹)召集区卫生、防疫、血地防办等部门到镇湖镇就该镇芦滩灭螺工作进行现场办公。会上,区卫生防疫站、血地防办就镇湖镇太湖芦滩钉螺情况及灭螺初步方案做了具体汇报,大家就太湖芦滩灭螺方案进行了研究协商。现将会议主要精神纪要如下:

一、镇湖镇太湖芦滩钉螺情况及灭螺初步方案

今年4月上旬,在太湖芦滩中发现较大面积的钉螺,经组织专业队进行复查核实,有螺面积约8万平方米,分布在镇湖马山村、石帆村、杵山村、上山村4个自然村的太湖芦滩中。

发现钉螺后,卫生血防部门随即对沿湖居民进行血吸虫病监测,共查4000人次,其中外来人员66人次,无血吸虫病病人查出;同时对芦滩钉螺进行检查,共解剖钉螺342只,无阳性钉螺发现,这说明芦滩钉螺目前尚未对当地居民造成危害。但是,由于从血吸虫病疫区来的外来人员较多、当地农村粪便和生活污水管理尚不完善,血吸虫病流行的潜在威胁依然存在。

查实钉螺以后,血防专业人员多次到现场分析螺情,制订灭螺方案,并开展灭螺试点工作。根据太湖芦滩三种环境特点(水草芦苇型、石块型、芦苇石块型),设想采用两种防制方法:一是采用传统的药物灭螺、土埋灭螺的方法,采用该方案的难点是清理环境、搬移土石方需大量人力和财力;且太湖水体中虾、蟹、鱼类养殖较多,不宜使用大量药物灭螺。二是从保护太湖水资源环境出发,在不能采用药物防制的地方,拟采用养鸭结合灭螺的生物防制方法进行灭螺。由于有螺芦滩面积较广、分布阵线较长、环境复杂,根据现有的技术力量、药物资金等情况,设想分步分阶段进行,具体方案由区灭螺领导小组制订。

二、近期工作要求

与会成员就芦滩钉螺情况及初步灭螺方案设想、可行性操作办法等问题展开了热烈的讨论,初步统一了思想,达成了共识。区政府筹备组吴文祥副组长对灭螺工作提出了要求。最后,区委副书记、区政府筹备组薛峰组长做了重要讲话。他指出:

1. 思想上要高度重视。改革开放20多年来,吴中大地两个文明建设取得了丰硕的成果,经济高度发达,人民安康富裕,这次发现大面积螺情,思想上要高度重视,绝不能让灭绝多年的血吸虫病在吴中大地复苏。

2. 组织上要狠抓落实。区政府筹备组决定成立灭螺工作领导小组,由区政府筹备组副组长吴文祥任领导小组组长,区卫生局张伟民局长、镇湖镇党委杨伟根书记任领导小组副组长,区财政局柯菊明局长、镇湖镇政府李金兴镇长、区卫生局陆增林副局长、防疫站王金元站长、血防办公室沈云新主任、镇湖镇政府张雪金副镇长、马山村支部书记王三根、石

帆村支部书记张进根、杵山村支部书记郁建芳、上山村支部书记郁良荣等为领导小组成员,并明确具体工作人员,一抓到底,抓紧抓好。

3. 工作上要调查研究。镇湖太湖芦滩连年发生大面积钉螺,经与会专家分析,由太湖上游漂浮物带来。具体原因何在?区卫生部门要查原因,找依据,以对症下药,防螺灭螺。

4. 卫生部门要尽快制订具体方案,将药物防治与生物防治结合起来。具体做好以下几方面工作:

(1) 用生物防治的方法。方案的制订,规模大小,技术上把关由血防办负责;围网养鸭的具体问题,如围网事宜、养鸭技术、方法、市场等由镇里负责。要立足灭螺,探索与镇农业产业化调整结合起来的新路子。

(2) 整个芦滩灭螺所需经费由卫生防疫部门与镇湖共同测算后,报区政府审批。

(3) 有关灭螺工作事宜请卫生防疫部门迅速与省渔管会取得联系,争取工作上的支持。

5. 各有关部门及镇要落实责任。区卫生防疫要对周围群众身体健康加强监测,且要做好灭螺效果监测;血防办要在灭螺过程中把好业务技术关。方案确定后,具体实施由镇里负责。总之,在"科学防治、综合治理"方针指导下,积极探索高效、低毒的灭螺方法,构筑起强有力的屏障,拒瘟神于门外。

附:出席会议人员名单。

薛　峰　区政府筹备组组长
吴文祥　区政府筹备组副组长
陆育新　区政府(筹)办公室副主任
张伟明　区卫生局局长
张凤娣　区卫生局党委书记
陆增林　区卫生局副局长
王金元　区卫生防疫站站长
沈云新　区血防办公室主任
杨伟根　镇湖镇党委书记
李金兴　镇湖镇政府镇长
张雪金　镇湖镇政府副镇长

主题词:血地防　会议　纪要

分送:区委秦兴元书记、区人大(筹)陈祥男主任、区政府(筹)薛峰区长、区政协(筹)陈忠南主席、区政府(筹)吴文祥副区长、区财政局、区卫生局、区防疫站、区血防办、镇湖镇

共印:25 份

苏州市吴中区人民政府办公室(筹)　　　　　　　　　　　　2001 年 5 月 28 日

12. 关于印发《镇湖街道冬春季太湖滩血防灭螺工程实施方案》的通知

苏虎府〔2004〕1号

镇湖街道办事处：

根据苏州市人民政府血地防领导小组下发的苏府血办〔2001〕7号《关于印发〈镇湖镇太湖有螺滩血防综合治理方案〉的通知》的精神，以及市、区有关领导的意见，现将《镇湖街道冬春季太湖滩灭螺工程实施方案》(简称《方案》)发给你们，并提出以下要求,请认真贯彻执行。

一、加强领导、保证工程质量。镇湖街道办事处作为工程实施单位,由行政一把手负总责,要对《方案》进行认真研究,负责制订实施细则、设计施工图纸、分项目招标施工队伍(签订经济合同)等工作,并要派员监督工程质量,确保整个工程符合灭螺要求。

二、分步到位,合理科学使用经费。灭螺工程预算经费由省、市血地防办和区政府共同承担,分步到位。工程开工下达30%,工程中期下达30%,工程完成后,经省、市、区有关人员验收合格,按照审计确认的该工程实际支出下达余下款项。

三、抓紧时间、限期完成。开展血防灭螺工作必须抓住冬春季枯水期的有利时段,积极组织实施。原则上2004年春节前应完成招投标,工程队进驻开工;2004年2月底完成整个工程,3月份组织检查验收。

四、正确处理灭螺与水利等方面的关系。应主动与水利等部门沟通,使灭螺工程不影响防洪和航行。在实施药物巩固性灭螺时,要向广大群众做好宣传工作,注意安全,不能影响水生生物。

附件：苏州高新区镇湖街道冬春季太湖滩灭螺工程实施方案

苏州市虎丘区人民政府(章)
二〇〇四年一月十五日

主题词：血防　工程　方案

抄送：市血地防领导小组办公室,区人大、政协办公室,党政办、社会事业局、建设局、农发局

附件：

苏州高新区镇湖街道冬春季太湖滩灭螺工程实施方案

根据苏州市政府血地防领导小组下发的苏府血办〔2001〕7 号《关于印发〈镇湖镇太湖有螺滩血防综合治理方案〉的通知》精神及 2003 年苏州市血吸虫病业务技术方案要求，为更好地控制和消灭钉螺，降低太湖芦滩钉螺密度，防止其向内陆继续扩散蔓延，巩固内陆有螺环境的灭螺成果，市、区、街道有关部门于 2003 年 12 月 29 日研究决定对太湖滩 4 号有螺环境区域（即牛眼睛至马肚里闸）实施血防灭螺工程。

一、实施时间：2004 年 1 月—2004 年 2 月。

二、灭螺工程项目：该灭螺工程分成 2 个项目，其一是对太湖滩 4 号有螺区域（即牛眼睛至马肚里闸，长度 700 米，平均宽度 50 米，有螺面积 35000 平方米）实施"生石灰撒粉法加土埋灭螺"，其二是在与太湖滩 4 号有螺区域相连的马肚里闸实施"马肚里闸延伸石驳岸硬化环境"。

三、灭螺的具体方法：

（一）生石灰撒粉加土埋灭螺：苏州市疾病预防控制中心专家现场试验发现，生石灰撒粉加土埋的方法是较为理想的灭螺方法，并且无污染，不影响太湖水产养殖及水资源。太湖芦苇滩的第 4 号有螺环境适宜采用撒生石灰粉再加土埋的灭螺方法，并于冬春季枯水期实施效果最好。

1. 清理环境，人工割除全部芦苇、杂草。

2. 先在距太湖大堤 20 米范围内的有螺滩上均匀播撒生石灰粉（1.5 千克每平方米），然后再对距太湖大堤 20 米以外范围的有螺滩进行挖土，首先将其挖至 15 厘米深，并将所有挖出的土覆盖于近太湖大堤侧的 20 米范围内的有螺滩上（包括其中实际勘察中发现的 15 个水潭），要求该 20 米范围的滩地内除少数几个比较大的水潭外，其余环境均要覆盖平整。在挖土前需注意以下几点：① 可在清理环境后，在距太湖大堤 20 米处做好明显标记，使之与其他环境划清界限，以便于更好地控制挖土的范围；② 如果 20 米范围内有与太湖相通的水潭，不能覆盖以上所挖出的土，以免造成钉螺向太湖扩散。

3. 在完成上一步挖土和覆土工作后，对近太湖大堤侧的 25 米范围内的土表上再均匀播撒一次生石灰粉（1.5 千克每平方米），并夯实压紧。然后对近太湖大堤侧的 25 米范围外的滩地进行再一次挖土工作，要求至少再挖 35 厘米深（挖土方不少于 5000 方），然后再将所挖出的土全部均匀覆盖于近太湖侧的 25 米范围内，并要求将该范围内的所有水潭全部填平（包括与太湖相通的水潭）。若填水潭所需土方不够，可继续挖土填埋，直至将所有的水潭全部填平压紧。

4. 工程结束后，由镇湖街道灭螺专业队对该环境用灭螺药物进行巩固性灭螺工作，以巩固灭螺效果。

5. 质量控制：随着工程的进展，将包装好的活钉螺一同覆盖于第一层覆土中，并设置识别标记，于工程完成后的 1 个月、2 个月分别观察覆土的钉螺死活情况。

（二）马肚里闸延伸石驳岸硬化环境：对马肚里闸的两侧延伸石驳岸硬化环境，以提高上述工程的灭螺效果，消除因太湖与内陆水系相通而造成的钉螺向内陆扩散的危害。

1. 要求驳岸在不影响水道的情况下从闸两侧向外形成喇叭口形延伸，每侧延伸长度50米，即先向外延伸25米，然后沿太湖湖岸再延伸25米。

2. 驳岸下端宽1米，上端宽0.5米，高1.5米（其中驳岸石基0.5米），驳岸表面光滑平整，不留缝隙。

3. 具体工程设计及预算应由具有资格的专业水利工程设计单位承担。

四、经费预算：

（一）生石灰撒粉加土埋灭螺工程：人工清理环境1.8万元，土方费用10.2万元，生石灰费用及撒生石灰人工2.1万元，巩灭药费及人工1.6万元，总费用15.7万元。

（二）马肚里延伸石驳岸硬化环境工程预算5.6万元。

以上两项工程经费预算总额为21.3万元。

13. 专题会议纪要

苏高新管纪〔2006〕19号

2006年4月5日至5月17日,管委会副主任徐萍多次主持召开专题会议,研究镇湖血防工程建设有关事宜。其中,4月5日的镇湖街道现场办公会上,市卫生局朱振球以及市疾控中心刘永元、胡一河等领导应邀参加会议。经慎重研究,会议就2006年我区血防工程建设工作做出具体部署,现将三次会议的主要内容纪要如下。

会议指出,自区划调整以来,我区加大了对血吸虫病防治工作的投入,特别是加大工程灭螺经费的投入,取得良好效果,全区有螺面积已大为减少。按照苏府血组〔2001〕7号《关于印发〈镇湖街道太湖有螺滩血防综合治理方案〉的通知》和《苏州市预防控制血吸虫病中长期规划(2005—2015年)》精神,结合我区工程灭螺的总体进度安排,2006年我区将对镇湖街道范围内太湖有螺滩3号、6号、8号、9号、10号、11号环境实施工程灭螺。

会议认为,此次灭螺工程在实施过程中必须体现四个原则,即血吸虫病防治要求应作为景观规划的重要内容;灭螺工程与生态保护工程相结合;治理与预防相结合;沿湖灭螺与内陆灭螺相结合。具体要求如下:

一、作业方法。3号有螺环境采用土埋方法处理;6号有螺环境采用石驳岸加盖土的方法处理;8号、9号有螺环境采用挖土、移位、土埋的方法处理,即挖去水面以上土壤,移到太湖大堤旁,并做土埋处理;10号有螺环境采用挖土方法处理,并在该地块醒目处树立航行警示标记;11号有螺环境(三洋角附近)采用挖土方法处理。

二、实施主体。镇湖街道为灭螺工程的实施主体。镇湖街道应成立灭螺工程建设的组织指挥机构,严格按照工程规范化操作。区卫生、建设(水务、绿化)、规划、环保等部门积极配合灭螺工程的实施。

三、进度要求。3号、8号、9号有螺环境立即着手实施,6月15日前竣工;6号、10号、11号有螺环境10月份开始实施,12月底前竣工。区疾控中心负责灭螺工程的血防技术指导和质量验收。

四、工程经费。镇湖灭螺工程由区财政出资,同时由社会事业局向上争取专项指标。工程所需土源从我区太湖围堰取土工程中无偿获取,水务部门应为施工单位取土提供便利,土方运费从灭螺工程项目资金中列支。血防工程与内陆查灭螺工作总支出不得突破年初预算(80万元)。此工程经国家审计决算,经费超出年初预算部分结转入下一年度财政预算。

五、其他事项。为巩固灭螺成果,镇湖街道应同时抓紧制定和落实内陆地区的灭螺方案。

参加会议的还有:社会事业局(卫生局)徐江枫、沈晓秋、陈荣华、苏建林、李乃洪,财政局蒋存琪、毛军平,建设局(水务局、绿化办)陈宏、谈育闻、金健,环保局张菊明,规划分局刘锋、何炜,镇湖街道虞美华、周永前、顾菊清、朱卫明,新宁自来水公司陶伟峰。

二〇〇六年五月十九日

抄报:市卫生局
抄送:工委、管委会领导,社会事业局、财政局、建设局、环保局、规划分局、镇湖街道

签发:徐　萍　　　　　　　　　　　　　　　　　　　校对:黄海
苏州高新区党政办公室整理

14. 镇湖公社基本消灭血吸虫病申请报告

县委、县卫生局、县血防领导小组：

在伟大领袖毛主席"一定要消灭血吸虫病"的光辉思想指引下，我公社广大干部、贫下中农、革命医务人员、红卫兵小将，在上级党委、革委会的正确领导下，与血吸虫病反复斗争三年。对照县血防领导小组关于消灭血吸虫病的三条标准，我公社基本消灭血吸虫病。

一、我公社位于太湖之滨，三面环水，仅东面与东渚公社相邻，共13个大队，129个生产队，人口18021人，劳动力有8000人，耕地面积148579亩（约9904公顷）。无产阶级文化大革命前，一直认为是无螺无病地区。在中共（70）2号、（70）49号文件精神指示下，在上级党委的正确领导下，1970年我公社在血防工作方面取得了一些成绩。

① 我们大力宣传毛主席的光辉"送瘟神"思想，利用各种会议、黑板报和敬请毛主席语录，以及上级领导对血防工作的指示，学校里教唱《送瘟神》歌曲，做到家喻户晓，人人明白。通过这些宣传，有力地批判和肃清了血防战线上的流毒，从而大大地激发了全体干部、群众对毛主席无产阶级革命卫生路线的深厚感情。我们成立了公社、大队各级血防领导小组，建立了血防专业队伍。

② 1970年秋季，发动全公社干部、贫下中农、红卫兵小将8000余人，对所有河浜、沟渠、田地、山区1255631平方米，进行普查钉螺。结果在市岸大队第五生产队的一条排水沟50平方米和沟边的一块桑地100平方米查到钉螺。虽然钉螺经压片检查找不到毛（尾）蚴，但我们认为这是个祸根，因此用药物五氯酚钠进行灭螺三次。

③ 1970年查病方面：对全公社进行皮试和粪检1200人，检查结果有4个病人（有2个是外地人，还有2个经常在外地工作的人员），对4个病人已用枫杨叶治疗过。

④ 进行全公社粪坑集中，搭棚加盖，陈粪施肥，马桶不下河洗刷。

二、1971年血防工作情况

在1970年的基础上，1971年进行了巩固工作。在4、5月份和夏季，我们又突击两次大搞血防。特别是夏季，我们结合夏季爱国卫生运动，掀起了大搞血防卫生工作高潮，对全公社所有河沟、渠道、田块、山区进行全面复查钉螺。对市岸大队第五生产队1970年查到钉螺的地方，进行重点复查，结果没有查到钉螺。查病方面，我们对与东渚公社交界的两个大队（市岸、西村）进行大便普查，共检3838人次，检查到一个病人（外地嫁来的）。同时去年还加强了粪管、水管工作。

三、1972年血防工作情况

今年是消灭血吸虫病的最后一年。在上级党委的正确领导下，狠狠地抓了这项工作。多次召开了血防工作会议，进行了具体部署。特别是金山会议后，在全社掀起了大搞血防工作的新高潮。5、6月份又对全公社所有血吸虫病怀疑对象进行大便化验工作。查到4个病人,在"6.26"以前用锑273、846治疗。又发动红卫兵小将对重点地区进行查螺。粪管、水管工作基本上是好的。但有回潮现象,准备在"6.26"后,结合爱国卫生运动,对重点大队粪管、水管工作,卫生队抽出一定人力定期巡查。在农村大搞血防工作,使血防工作不间断巩固和发展。

对外来人员、死角边缘地区的血防教育工作,特别是本公社贡山林场人员、渔民、运输人员进行粪检。凡到外地运来的水花生、水浮莲等水面作物,都进行严格检查。

要继续做好血防巩固工作,健全一套巩固制度,坚持反复斗争,像江西余江县那样,每年要搞查螺、灭螺和查病、治病工作。

  此致
  革命敬礼

            吴县镇湖公社党委、革委会(印章)
            吴县镇湖公社血防领导小组
            一九七二年六月二十三日

镇湖公社钉螺面积数、血吸虫病病人数汇总表   1972-06-23

大队名称	钉螺面积(平方米)				血吸虫病病人数				备注
	1970年	1971年	1972年	小计	1970年	1971年	1972年	小计	
市岸	150	-	-	150			1	1	外地嫁来
上山							2	2	外地工作
杵山							1	1	运输
西村							1	1	
大连					1			1	外地读书
新桥					1			1	同上
市桥					1			1	外地工作
市镇					1	1		2	外地人员
合计	150			150	4	1	5	10	

报 告

吴县镇湖公社市岸大队有11个生产队，总户数277户，总人口1280人，耕地面积1300亩（86.658公顷），原有螺面积150平方米，1个病人。

在毛主席的"送瘟神"的光辉思想指引下，大队党支部、革委会遵照毛主席"一定要消灭血吸虫病"的伟大教导，深入发动群众，打了一场围歼血吸虫病的人民战争。现全大队基本上没有钉螺和血吸虫病病人，基本消灭了血吸虫病。

1970年3月份，在公社革委会的正确领导下，大队党支部、革委会组织大队干部认真学习了毛主席"一定要消灭血吸虫病"的伟大教导和毛主席的"六二六"指示，明确了血防和革命、生产的关系。认识到消灭血吸虫病是毛主席的伟大号召，抓紧不抓紧血防工作是一个群众观点问题、战备观点问题、归根到底是两条路线斗争问题。于是大队党支部把血防工作提到议事日程上来研究、讨论。我们遵照毛主席关于"什么都要搞群众运动，没有群众运动是不行的"伟大教导，举办了生产队干部、贫下中农、卫生员、红卫兵学习班四期，共200人左右。学习了毛主席关于血防工作的一系列指示，宣传毛主席的"送瘟神"光辉思想，通过忆苦思甜、回忆对比，提高了他们对血防工作的认识，纠正了少数人认为本地没有钉螺，血防工作没啥搞头的错误思想。我们大造革命舆论，在社员会上教唱了毛主席的光辉诗篇《送瘟神》二首，许多社员都会唱这两首歌。我们大写墙头标语，使毛主席的"送瘟神"光辉思想家喻户晓，人人皆知。大家决心消灭血吸虫病，送走"瘟神"，落实毛主席关于"一定要消灭血吸虫病"的指示。

1970年4月份，我们组织生产队干部、贫下中农、卫生员、红卫兵400多人，深入河滩、阴沟、田岸边，深挖细找，认真搜索可能隐藏的"敌人"。经过大家三天奋战，在5队的水沟里找到了阴性钉螺。有螺面积150平方米。我们立即向公社党委、公社医院汇报，用556（五氯酚钠）药粉连续治三次。在1970年下半年，我们又组织200余人复查钉螺，未发现活钉螺，看到几只螺壳。1971年和今年，我们又进行了四次复查，均未发现钉螺。

为了彻底消灭血吸虫病，今年全大队人人都化验了大便，发现第十一生产队的一名女社员（从外地嫁来的）有血吸虫病，公社就组织集体治疗，目前正在治疗中。

在灭螺、查病人的同时，我们加强了对粪便的管理工作。全大队，队队粪坑小型集中、粪便集体管理。有的队还配备了清洁员倒马桶。倒马桶基本做到不下河，巩固血防成果。目前，毛主席的"送瘟神"光辉思想在我们大队越来越深入人心，群众性的血防卫生运动正在向纵深发展。我们决心以毛主席指引的"除四害根本精神，是清洁卫生，人人振奋，移风易俗，改造国家"的方向，搞好血防卫生工作，提高人民的健康水平，做出更大的成绩，为毛主席争光。

市岸大队革委会
1972年6月21日

镇湖公社基本消灭血吸虫病申请附表

镇湖公社各大队晚期、夹杂症病人名单及情况

生产队	病人姓名	年龄	性别	何时患血吸虫病	何时曾经治疗	什么药物	现在不能治疗原因	今后打算
上山10队	周建元		男	1972年		273加846		
上山10队	周玉生		男	1972年		273加846		
市岸11队	潘根娣		女	1971年	神经	273加846		
杵山4队	郁水龙		男	1972年		273加846		
市镇	陈建刚		男	1970年		枫杨		
公社	丁树荣		男	1970年		枫杨		
西村	姚金娣		女	1972年		273加846		
市镇	周伟福		男			273加846		

镇湖公社市岸大队查治病验收记录

基本情况　　　　　　　　　　　1972年7月18日

总人数	应检数	三送三检人数	阳性数	最近一次治疗数	累计病人数	夹杂症、晚期病人数	治疗人数	锑273	6.5疗法	846	中西结合	中草药	合计	下降%	耕牛总数	化验数	累计数	病牛数	治疗数	治疗药物	现有病牛
						1	1														

最近一次普查后治疗情况（表头跨列：锑273 / 6.5疗法 / 846 / 中西结合 / 中草药 / 合计）

验收情况

生产队	总人数	应检数	三份三检人数	阳性数	最近一次治疗数	累计病人数	夹杂症晚期病人	治疗数	下降比率%	备注
11										

验收意见：该病人潘根娣是外地嫁来的，去年治过，大队无账。

参加验收人数：
组长签名：顾青山

镇湖公社市岸大队查螺灭螺验收记录　　1972年7月18日

基本情况	累计有螺面积(m²)						现在有螺面积(m²)						备注
	河	沟渠	田	芦草滩	山区	合计	河	沟渠	田	芦草滩	山区	合计	
		1				150	-					-	

验 收 情 况

生产队	抽查环境(注明数量,有螺填有,无螺填无)								查出钉螺			
	河(条)	沟(条)	田(块)	竹园(个)	茭白圹	鱼池	石驳岸	坟	交界处	有螺点	总面积	钉螺只数	最高密度
5		1								无			

镇湖公社市岸大队粪水管理验收记录　　1972年7月18日

生产队	厕所(粪缸)只数	集中几点	棚盖是否完整	陈粪天数	清洁员是否固定	公私用粪处理	水井数	是否吃用井水	是否吃井水	牛粪管理			
										是否开牛粪潭	是否调教好牛	是否路上有牛粪	是否牛粪不下河
5	12	2	有棚无盖	无	固定	50%对比	3	用	井水	无			

验收意见:本大队基本上一个样,但今后打算计划较好,我们提出一定要加固,以符合标准。

参加验收人数:6

组长签名:顾青山

镇湖公社市岸大队思想发动验收情况记录　　1972年7月18日

谈会和访问群众的要求:1. 对毛主席《送瘟神》光辉思想学习、运用情况。
　　　　　　　　　　2. 血防领导班子、专业队伍活动情况以及巩固制度执行情况。
　　　　　　　　　　3. 血吸虫病基本消灭以后怎么办?
　　　　　　　　　　4. 环境布置情况(《送瘟神》诗篇上墙等情况)。

座谈会扼要记录:
　　大队支委一起到5队开了一个小型会议;看来本大队暂只有一个病人,1970年找到2只钉螺,但当作重病区抓。
　　党支部在大小队干部会议上,把《送瘟神》二首诗篇的歌曲多次教唱,并且上墙。
　　今年搞几次查灭螺:今年已搞了三次,100多人次,找不到一只钉螺。而且他们决心今后还要坚持查螺,发现即灭。
　　对粪管工作表示一定要加强组织,健全起卫生员、清洁员队伍。

验收意见:该大队对血防工作的宣传教育工作做得较好,能抓住重点,并做出今后打算计划。根据省的三条标准,就是粪管上要加工、补课,符合基本送走瘟神标准。

参加座谈会人数:10

参加验收人数:6

组长签名:顾青山

15. 关于镇湖街道2005年血防查灭螺工作意见

钉螺是传播血吸虫病的唯一中间宿主,只要其存在,就有可能造成新的流行和相关疾病的危害。为了切实控制钉螺的蔓延、杜绝其传播疾病,保护人民健康,改善环太湖旅游和投资环境,街道政府根据苏州高新区疾控中心制订的《苏州高新区2005年镇湖街道灭螺技术方案》的要求,对镇湖街道血防查灭螺工作形成以下工作意见:

一、基本情况

2003年有螺面积48.9万平方米,2004年有螺面积24.5万平方米,2005年有螺面积12.5万平方米,经过3年积极有效的灭螺,有螺面积逐年减少,钉螺密度明显下降。但由于镇湖街道是钉螺的重灾区,根据上级布置的2005年血防查螺面积90万平方米、巩固性灭螺面积100万平方米的任务要求,并且,根据苏州市人民政府血防领导小组的苏府血组〔2001〕7号《关于印发〈镇湖镇太湖滩血防综合治理方案〉的通知》精神,需要实施太湖滩6号、10号有螺环境血防工程。因此2005年镇湖街道的血防工作非常艰巨。

二、具体目标

镇湖血防综合灭螺工作,在街道办事处的统一领导下,坚持"综合治理、科学防治"方针,会同水利、农业、卫生等部门协作完成。灭螺工作结合当地实际情况,要以发展经济、保护太湖水资源、减少对水产养殖的影响为原则,按上级业务部门的要求及方案开展血防工作,尽最大努力,消灭钉螺,控制扩散。

三、2005年灭螺计划和经费预算

3月15日市、区疾控中心及卫生院看现场、定方案,街道办于3月中旬组织实施查灭螺,具体工作委托卫生院负责业务技术培训,并组织相关人力开展工作。春季查螺于2005年3月上旬到4月下旬实施,秋季查螺于10月中旬至10月下旬实施,灭螺工作于3月20日开始。首先组织参加灭螺专业队人员进行业务技术培训,然后开展喷杀灭螺工作。2005年预算经费为78.2万元。

四、保障措施

1. 加强血防查灭螺的领导,做好血防查灭螺工作是各级政府的职责,也是贯彻胡锦涛在全国血吸虫病防治工作会议上做出的重要指示的具体体现。镇湖街道办领导亲自抓,并建立相应的组织网络,对血防工作的长期性、经常性和反复性有充分的认识,在实施过程中对方案不断优化和完善,并建立责任制,加强检查督促频率,要求灭螺工作按照上级的目标任务按期完成,根据实绩兑现奖励。

2. 精心组织、分步实施,鉴于灭螺工作涉及多村、多环境和多种方法,要在上级领导的统一领导下,由专业技术人员和相关部门互相协作,各村指定一名村干部,作为血防的责任人,会同街道卫生院专业技术人员做好辖区内的血防灭螺工作。

3. 加强宣传工作,在血防科学理论的指导下,进行血防健康教育,发动群众自觉参与防治工作。在灭螺的同时,切实做好往来于血吸虫病疫区的本地和外来流动人员的查病工作,加强有螺区周围人群的粪便管理,尽最大力量杜绝血吸虫病病人、疑似病人进入有螺环境,防止阳性钉螺的出现。

4. 加大经费的投入,确保灭螺顺利开展。由于镇湖区域是钉螺的重灾区,村级、街道经济薄弱,加上钉螺为两栖螺类,它可以通过游动、随物漂流、人畜携带等多种途径迁移到其他地方造成扩散(已反复出现小螺点),所以镇湖街道的血防工作任务艰巨,形势比较严峻。希望上级领导部门加强对血防工作的投入,并完善各级政策措施,坚持不懈地开展综合治理,有效控制血吸虫病的传播和流行。争取到2008年有螺面积控制在2000平方米以下。

苏州高新区镇湖街道办事处
二〇〇五年三月二十日

16. 2005年苏州高新区镇湖街道有螺环境灭螺技术方案

根据区党政办印发的《2005年苏州高新区、虎丘区血吸虫病、寄生虫病和地方病防治工作意见》和我中心制订的《苏州高新工区、虎丘区2005年血寄地防工作业务方案》的要求,为了更有效地对现有有螺环境实施灭螺,特制订本方案。

一、基本情况

2005年春季镇湖街道共发现有螺条块23个,有螺面积达125742平方米,比去年同期下降了50.6%,分布在马山、上山、石帆、西村、山旺、秀岸、新桥7个行政村。其中内陆17个条块,55222平方米(包括河道水潭6个条块,3298平方米;旱地4个条块,664平方米;田沟渠6个条块,26260平方米;山坡1个条块,25000平方米);太湖滩6个条块,70520平方米。

二、内陆有螺环境灭螺

(一)灭螺时间:于2005年5—8月实施两次以上灭螺。

(二)灭螺方法和要求:根据不同的环境类型,采取以下三种灭螺方法:

1. 沟渠和部分田采用全水量浸杀的方法,有5个条块,25750平方米(有螺编号:11、12、14、15、17)。用氯硝柳胺灭螺2次,首次灭螺在5月10号开始,全水量浸杀一次。待20~30天后,开展第二次全水量浸杀。通过两次有效灭螺,灭螺效果要求土表查不到活钉螺,土层筛检钉螺死亡率在90%以上。

(1)药物采用50%氯硝柳胺每立方米水6克浸杀法,先称取药粉,后加少量水配制母液。沟渠投药可采用机口投药。根据水泵一分钟出水量,相应计算用药剂量,用塑料管放在桶内利用倒虹吸原理,把药物投到水中,有效灭螺持续3天以上。

(2)在灌水前,所有沟渠要清理杂草,河滩泥土铲除2厘米深以上。用药后,每天对沟渠表面喷杀1次,连续喷杀3天。

(3)灭螺的注意事项:① 堵漏洞:河道、沟渠灌水后要防止有药水体流出,造成周围水源污染。② 防止毒害:对周围有水产养殖环境的灭螺应密切注意,防止水产受到毒害。

(4)质量控制:每一个灭螺区域投放2~5袋活螺,每袋(规格为8厘米×10厘米)包装50只,相隔2~3天观察一次,方法是把钉螺放入盛清水的瓷盘2小时后观察其死活,并做记录后再包装好投放原处,连续2次。

2. 旱地(荒地、山坡)和树林采用喷杀的方法,有5个条块,25664平方米(有螺编号:10、16、18、20、23)。用50%氯硝柳胺喷杀2~3次。每次间隔15天。达到土表查不到活钉螺,土层钉螺死亡率90%以上。

(1)喷药前先清理环境表面的杂草。

(2)采用50%氯硝柳胺6克每平方米喷杀法。先计算面积和用药量,再配制2%溶液,使用农用喷雾机均匀喷洒。

（3）质量控制：① 水量：每平方米喷水量不少于1千克,以土壤表面2厘米深潮湿为宜。② 喷杀前每一个灭螺区域投放2~5袋活螺,每袋（规格为8厘米×10厘米）包装50只,灭螺后7天,观察其中钉螺的死亡率;用铲土筛检的方法,观察其中钉螺的死亡率。

3. 河道和水潭采用铲草皮沿边药浸和喷杀的方法,有7个条块,3808平方米（有螺环境编号：7、8、9、13、19、21、22,对其中可用全水量浸杀的环境采用全水量浸杀的方法灭螺）。用50%的氯硝柳胺铲草皮沿边药浸一次,间隔7~10天,用喷洒的方法再施药一次。达到土表查不到活钉螺,土层筛检钉螺死亡率90%以上。

（1）施药方法：先清理树枝杂草,然后用农用喷雾机在船上均匀喷洒河道沿水线以上2米的环境,药物用量6克每平方米,配制2%溶液后,混合均匀喷洒。

（2）铲草皮：将喷洒药物后的杂草泥土铲入河道水线以下,铲土厚度10厘米。铲土程序：先铲近水环境,后逐步铲离水远的环境。

（3）质量控制：① 铲草皮必须达到10厘米厚度,小树杂草清理干净,做到表面光滑,不留死角。② 水量同上。③ 铲草皮沿边浸杀灭螺时,每灭螺区投放2~5袋活螺,每袋（规格为8厘米×10厘米）包装50只,3~7天后观察其钉螺的死亡率,评估灭螺质量,然后放回原处,观察其长期效果（30天后）。

三、太湖有螺环境灭螺

（一）药物灭螺（有螺环境编号：2、3、4、5）

1. 灭螺时间：2005年6月中旬到7月中旬。

2. 灭螺方法：

（1）清理环境：喷药前先清除环境表面的杂草。

（2）用50%氯硝柳胺6克每平方米喷杀灭螺,喷雾机使用农用4匹柴油机,先计算面积和用药量,再配制2%的母液,然后混合均匀喷洒,喷洒时水量务必要充足,以使有螺泥土的土壤表面2厘米深潮湿为宜（一般配制成0.2%浓度喷洒25平方米有螺面积）,根据面积的大小计算出来的药量一定要在所计算的有螺面积内使用完全,不能多余,以保证药物的浓度,从而能够保证最大限度地杀灭钉螺。

3. 注意事项：灭螺过程中,要防止灭螺药物氯硝柳胺对水生生物的毒害,注意天气预报,尽量做到施药后至少2天内无雨。

4. 质量控制：

（1）跟踪监测：每一个灭螺区域投放2~5袋活螺,每袋包装50只,然后相隔3天观察一次,观察方法同上。要求其土表钉螺死亡率70%以上。

（2）自然环境钉螺监测：对喷杀的有螺环境,用药前后进行灭螺效果观察,捕捉钉螺100只以上,鉴别钉螺死亡方法同上。

（3）土层筛查监测：灭螺工作完成后,对灭螺地段土层进行筛查钉螺,观察其死亡情况,土层筛查钉螺死亡率达60%。

（二）工程灭螺

1. 时间安排：2005年4月到2005年6月,对太湖滩有螺区域的5号环境12550平方米有螺面积（长251米、宽50米）实施血防灭螺工程。

2. 工程方案：

（1）太湖滩外侧筑251米长的石驳岸。

（2）在有螺滩上均匀播撒生石灰粉（2千克每平方米），然后依照工程设计要求覆土，再均匀播撒石灰粉（1.5千克每平方米），并压实。

（3）工程结束后，由镇湖街道灭螺队对该环境用灭螺药物进行巩固性灭螺工作，以保证灭螺工程效果的巩固。

3. 质量控制：随着工程的进展，将10包活钉螺（每包20只）放置在盖土前，并在投放处做明显标记，分别观察覆土1个月、2个月、3个月后的钉螺死活情况。

（三）土埋灭螺

1. 灭螺时间：2005年6月上旬到7月上旬，对3号环境尚存的4000平方米有螺环境实施土埋灭螺。

2. 灭螺方法：先在有螺滩外侧距水线外1米筑1米高的土围，将内部水抽干，在湖滩上均匀播撒石灰粉（2千克每平方米），然后再盖土1米高。

3. 质量控制：随着工程的进展，将5包活钉螺（每包20只）放置在盖土前，并在投放处做明显标记，分别观察覆土1个月、2个月、3个月后的钉螺死活情况。

苏州高新区疾病预防控制中心

二〇〇五年四月二十九日

17. 关于太湖滩三处有螺环境血防工程灭螺质量验收评价通报

苏高新社〔2006〕132号

镇湖街道办事处：

2006年7月20日，区管委会邀请苏州市血地防办公室、苏州市水利局、苏州市疾病预防控制中心领导和专家，以及区卫生、财政、建设（水务、绿化）、环保、规划等相关部门人员，对镇湖街道太湖有螺滩3号、8号和9号三处血防工程的灭螺质量进行了现场评估验收，对工程质量和效果验收结果评价如下。

一、灭螺工程的基本情况

本次验收的血防灭螺工程是指：《关于印发〈镇湖镇太湖有螺滩血防综合治理方案〉的通知》（苏府血组〔2001〕7号）中确定的3号（剩余部分）、8号和9号三处有螺环境的血防灭螺工程。根据区党政办苏高新管纪〔2006〕19号《专题会议纪要》要求，灭螺工程由镇湖街道组织实施。通过工程招投标，由中标单位苏州鸿源市政建设有限公司承担工程施工，施工要求按区疾病预防控制中心和镇湖街道卫生院制订的灭螺工程技术方案进行。该工程于2006年6月9日开工，7月2日竣工。

二、验收结果评价

1. 灭螺工程方案设计合理，可行性好，施工符合要求。三处灭螺工程采用了土埋灭螺结合撒生石灰粉灭螺的方法，改造钉螺的存在环境，达到消灭钉螺的目的。避免了使用化学灭螺药物对水生生物的毒害和对环境的污染，同时，在太湖大堤外侧增加泥土的覆盖厚度，有利于营造自然生态环境和保护太湖大堤。3号有螺环境的外围做土坝，内侧撒生石灰粉（1.5千克每平方米），而后覆盖无螺土0.5米以上，最上层再覆盖生石灰粉（1千克每平方米），平整压实；8、9号有螺环境先覆盖生石灰粉（1.5千克每平方米），然后，将外侧有螺土挖至内侧约25米内，将外侧深部泥土覆盖在内侧，表层再覆盖生石灰粉（1千克每平方米），平整压实，上述施工过程均符合灭螺工程方案设计要求，施工工期和工程范围基本符合工程方案的要求。

2. 工程灭螺质量监督规范，达到了预期的灭螺效果。在工程的实施过程中，市、区、街道血防专业人员采取较为科学的方法，对工程的灭螺质量进行全过程质控，7月17日区疾病预防控制中心组织有关人员对太湖滩三处灭螺工程进行灭螺效果观察，土表设框查螺未发现钉螺，土层筛螺未发现活钉螺，灭螺工程前投放在土表的考核用钉螺11包220只，全部死亡，说明近期灭螺效果良好；镇湖街道聘请苏州联合工程顾问有限公司为工程监理公司，对工程质量实施监督，保证了工程质量。

3. 鉴于钉螺生态的特性，镇湖街道要进行较长时间的巩固监测和必要的巩固性灭螺，以巩固灭螺成果。

综上所述，工程符合血防灭螺技术方案要求，达到了应有的灭螺效果，对于工程质量应按规范要求由有关部门组织验收。

苏州高新区社会事业局
二〇〇六年八月八日

抄报:市血地防办公室,徐萍副主任
抄送:区财政局、建设局、环保局、规划分局,区疾病预防控制中心,镇湖街道卫生院

18. 苏州太湖湿地公园预防和控制血吸虫病方案

苏州太湖湿地公园以紧邻太湖的镇湖街道境内的游湖为基地,规划总用地面积4.6平方千米。湿地公园定位为一个生态基础良好,以湿地生命为主要生态环境特征的场所,是一个为多样化生物提供栖息,生态环境良好、完善的场所,是一个与环太湖生态旅游带紧密相连的游览场所,是一个为紧邻城镇居民提供湿地生态景观、生态科学教育、湿地生态过程展览演示、休闲度假的场所,是一个促进新农村建设发展,与镇湖及周边密切联系,并相互促进、共同发展的场所。

钉螺是血吸虫病唯一的中间宿主,是一种雌雄异体、卵生、水陆两栖的淡水螺。血吸虫的幼虫——尾蚴,在其体内无性增殖,使其可以感染包括人在内的哺乳类动物。我国的钉螺主要分布在水网和湖沼地区。钉螺常栖息于潮湿、有草、腐殖质多的泥岸。钉螺的生态需求与湿地公园的特征是一致的,换言之,湿地即典型的钉螺适宜孳生地。

为了预防和控制太湖湿地公园出现钉螺,防范血吸虫病的流行,特拟订《苏州太湖湿地公园预防和控制血吸虫病方案》。

1. 镇湖境内的钉螺孳生条件及其钉螺分布
1.1 适宜的孳生条件

1.1.1 气温:本地区年平均气温15.7℃;极端最高气温39.2℃(1992年7月29日),极端最低气温−9.8℃(1958年1月16日)。年平均日照时数1937小时,无霜期约240天。

1.1.2 降水:多年平均降水量1149.3mm,多年平均蒸发量996.5mm;最大年降水量1554mm(1957年),最大年蒸发量1236.5mm(1971年);最小年降水量574.5mm(1934年),最小年蒸发量793.0mm(1980年)。降水年内分配不均匀,主要集中于每年的5—9月,占全年降水量的60%以上。

1.1.3 高程:平原地区高程在3.5~5.5m(镇江吴淞基面,下同),区内大部分为农业用地和农村居民点,区内地下水位埋藏较浅。太湖景观大道顶高程7.2m、宽17m。游湖内部塘(河)底高程为1.5m左右,局部深至−0.5m。

1.1.4 作物与植被:大部分为农业用地和农村居民点,主要种植水稻、水果、茶叶、苗木和水产养殖,沿河道、鱼塘有大量的原生态植被,特别是茂密的芦苇林,形成独特的太湖生态景观。

1.1.5 水系分布:东侧以大新河江、游湖为界与东渚相连,南、西、北三侧紧靠太湖,片内主要骨干河道有长三江、马山新江、大新河江、上市河、西京港等18条,河道长约30km,其中大新河江、马山新江、石帆港、大寨河、长三江、上市河等与太湖相通,河道水流由西向东,自北向南,引太湖水入镇区。游湖总面积5.4km^2,其中河道和鱼塘约4.86km^2,

农田 $0.54km^2$,2001 年游湖成为太湖环湖大堤内的内湖,西南角向西与太湖连通。

1.2 近五年的钉螺分布

1.2.1 时间分布:镇湖街道自 2002 年行政区划调整入我区后,于 2003 年开始了大规模的螺情普查,随着工程改造和药物灭螺工作的大力开展,整个螺情呈快速下降趋势,截至 2007 年上半年,有螺面积已缩减 90% 以上。

1.2.2 各村分布:镇湖街道 10 个行政村除西京、三湖外均曾有钉螺。

1.2.3 自然地域分布:

1.2.3.1 太湖滩:2003 年太湖滩查出有螺面积 $278320m^2$,划分为 10 个条块;2004 年太湖滩有螺面积为 $150320m^2$,减少为 9 个条块;2003 年有螺面积 $70520m^2$,减少为 6 个条块;2006 年有螺面积 $58600m^2$,减少为 5 个条块;2007 年有螺面积 $31000m^2$,减少为 2 个条块。

1.2.3.2 河道:2003 年为 $10872m^2$,分为 8 个条块;2004 年为 $20580m^2$,分为 3 个条块;2005 年 $3258m^2$,分为 5 个条块;2006、2007 年河道未发现钉螺。

1.2.3.3 沟渠:2003 年为 $1177m^2$,分为 5 个条块;2004 年为 $70m^2$,1 个条块;2005 年 $750m^2$,分为 4 个条块;2006 年 $320m^2$,分为 3 个条块;2007 年 $1575m^2$,分为 2 个条块。

1.2.3.4 田块:2003 年为 $105312m^2$,分为 7 个条块;2004 年为 $35906m^2$,分为 2 个条块;2005 年 $25510m^2$,分为 3 个条块;2006 年 $1960m^2$,分为 2 个条块;2007 年未发现。

1.2.3.5 山坡:2004 年首先在马山发现钉螺,有螺面积 $20000m^2$;2005 年在原条块向西、向南延伸,有螺面积 $25000m^2$;2006 年在原条块东侧发现有螺面积 $5000m^2$;2007 年未发现。

1.2.3.6 其他面积:2003 年为 $73853m^2$,分为 6 个条块;2004 年为 $27706m^2$,分为 8 个条块;2005 年 $704m^2$,分为 4 个条块;2006 年 $1226m^2$,分为 3 个条块;2007 年 $3100m^2$,1 个条块。

1.2.4 分布特点:2003 年年初,镇湖街道整个有螺条块呈现以太湖滩和与太湖滩直接连通的河道为中心分布。随着太湖滩灭螺环境改造工程的逐年开展,各有螺条块被逐渐分隔,呈点带状零星分布,至 2007 年年底太湖有螺滩还剩余 2 个条块 $31000m^2$。河道有螺条块的分布以与太湖相通的河道为主,均为靠近闸口的河岸两侧及其延伸区域。内陆有螺条块除马山东、西、南侧山脚螺点较为固定外,其余条块呈零星散在分布,无明显相邻延伸扩散特征。

1.2.5 钉螺扩散的主要形式:钉螺迁移扩散的方式有主动扩散和被动扩散。主动扩散主要是幼螺浮于水面随水流扩散或成螺伸张腹足,倒悬水面游动,主动扩散相对距离较近。被动扩散方式较多,如钉螺可附在船底或植物的断茎、残叶等载体上漂流扩散,也会随人的生产活动而扩散,如可随打鱼的渔网或捕虾的虾蒲,移种的芦苇、茭白等水生植物,移植苗木附带的泥土等造成扩散,被动扩散相对距离较远。此外,开闸灌溉亦可引起有螺滩地的钉螺随水扩散进入内陆湖沼。

1.3 钉螺控制现状

1.3.1 太湖滩螺情控制:2003 年查出太湖滩 $278320m^2$,2004 年改造有螺环境(4 号)1 处 $128000m^2$,2004 年对太湖滩 5 号环境进行了驳岸固化结合土埋灭螺,连同太湖环湖驳岸整修,减少了有螺环境 $79800m^2$,2005 年太湖环湖大堤改造减少了有螺面积 $11900m^2$(7 号),2006 年至 2007 年年初,又对太湖滩 3、8、9、11 - 2 号环境进行了土埋灭螺,共改造有螺环境27600m²。目前仅剩余太湖滩6号环境(26000m²)和10号环境(防浪坝5000m²),预期将于今年下半年进行驳岸固化结合土埋灭螺工程,这样,至2008年太湖滩沿岸螺点将全部消灭,螺情基本得到控制。

1.3.2 河道钉螺控制:2003年查出河道有螺面积10872m²,主要集中于与太湖相通的河道及其小支流,经氯硝柳胺药物喷洒、筑坝浸杀等灭螺措施,局部曾于2005年有过复现,但经过近两年的巩固性灭螺工作,未再查出历史螺点复现或延伸。

1.3.3 沟渠、田块钉螺控制:2003年查出沟、田有螺面积合计106489m²,全部采取氯硝柳胺浸杀的方法,结合部分废弃沟渠填埋改造、明改暗、开新填旧等措施,至今年仅发现2处新沟渠螺点1575m²,全部为内陆沟渠,与河道不相连通。

1.3.4 新螺点的发现:经过多年的连续工程改造和药物灭螺工作,有螺面积快速减少,螺情得到了有力的控制,但每年仍有散发的新螺点被发现。虽然新发螺点呈散在零星分布,且钉螺密度很低,但对我区的血吸虫病防治工作仍然存在威胁。

1.3.5 血防中长期规划:根据《苏州市预防控制血吸虫病中长期规划(2006—2015年)》,至2008年年末,全市有螺面积压缩至3000m²以内。我区要切实加强血吸虫病防治工作,全区有螺面积压缩至2000m²以内,最终达到市政府明确的预防控制血吸虫病中长期规划目标。

1.4 灭螺的原则

灭螺工作应以改变环境为主,辅以药物杀灭,要全面规划,因时因地制宜。

1.4.1 环境清理:环境清理是保证药物灭螺质量的前提条件。每次喷药前须彻底清除环境内的农作物、灌木、杂草、陈年腐叶和瓦砾碎砖,使土表完全裸露,清理出的草叶等需妥善处理,防止夹杂钉螺引起扩散。亦可使用除草醚等除草剂,但喷药前仍要将枯草清理干净,露出土表后方可喷药。

1.4.2 药物喷洒:喷洒灭螺适用于不能采用浸杀法的环境,如旱地、荒地、竹林等,本法对喷洒前环境清理要求很高,灭螺前必须进行彻底的环境清理。药物采用50%的氯硝柳胺6g/m²,灭螺3次以上,每次灭螺间隔7~10d。喷洒前应先确定灭螺范围,原则上为有螺环境的基础上向四周各延伸10~20m。

1.4.3 药物浸杀:药物浸杀适用于有少量积水或水位能控制的沟、积水潭、田,要保证沟、潭内水流不流通,药物采用50%氯硝柳胺,药量为6g/m³水,灭螺2次,首次灭螺后20~30d,开展第二次。浸杀时应注意同时结合铲草皮及药物喷洒。

1.4.4 环境改造:通过改造钉螺孳生环境消灭钉螺是灭螺工作中最行之有效的方法。根据实际情况,环境改造可采取筑石驳岸土埋、水改旱、结合农田建设改造沟渠、结合水产养殖水淹、盖土、沙埋螺等方法,灭螺效果较好。

2. 湿地公园存在钉螺的可能性分析

2.1 适宜的孳生环境:根据钉螺的生态学特点,钉螺常栖息于潮湿、有草、腐殖质多的泥岸。钉螺的生活需要适当的水分,含水30%的湿地最适宜其生活;20℃~25℃的温度适宜钉螺的生活和繁殖;最适合钉螺的照度为3600~3800LX;钉螺的主要食物是腐败的植物,包含原生动物、藻类、苔藓、草本种子植物等,食源宽泛;草是钉螺生存的重要条件之一;微酸性、微碱性和中性的土壤都适于钉螺生存。而湿地公园半干半湿的水生环境、原生态的植物、适宜的温湿度条件均使其成为钉螺孳生的良好场所。湿地公园内湖处设置的生态湿地净化区种植芦苇、设置生态浮床，其养分充足的浅层土壤、相对稳定的水位等为钉螺的孳生提供了充足的条件。可以说，如不加控制，一旦钉螺进入湿地公园地区，必定可以生存、繁殖、扩散。

2.2 近年内有螺环境的影响：根据湿地公园引、排水的规划，目前遗留的太湖滩6号环境位于公园主引水口之一长三江石帆港闸的北侧，直接距离仅几百米之遥；与马山新江交错的辅助河道马肚里港2003、2004年均曾有钉螺，灭螺后2005年曾复现；三洋港闸距离年内刚改造的11-2号有螺环境亦仅有几百米距离，虽然土埋灭螺近期效果尚可，但很难保证若干年后钉螺没有复现可能。

2.3 公园建设土方采集的影响：经了解，湿地公园建设用土方来自于镇湖街道马山与大、小贡山之间的地块。而2004、2005、2006年分别在马山的西、南、东南侧山坡和马山石矿的上游地块发现过钉螺，累计有螺面积达到50000m^2，且此处曾发现山区光壳钉螺，其生存能力较之普通水网肋壳钉螺更强。虽经药物灭螺今年未查出有螺，但如土方采集时带入残存钉螺或螺卵，土方未经处理直接使用亦有可能将钉螺引入公园。

2.4 公园规划划入历史有螺环境：根据湿地公园的规划，涉及市桥村的两个历史有螺条块，历史有螺面积9800m^2。此处两个条块是2004年春季发现，分布在稻田及其沟渠中，当年采用沟渠铲草皮沿边浸杀结合喷洒、稻田机口投药浸杀的灭螺方法，第二年后未再发现钉螺，但沟渠未曾改造。虽灭螺效果较好，但无法保证公园改造中有残存钉螺带入。

2.5 钉螺发现的特殊规律：根据钉螺的繁殖生长规律，孵出的幼螺在我们这个地区只需2个月左右就可发育为成螺，5年内可繁殖10代，零星的个体钉螺往往需要一定的时间才会繁殖到一定的种群密度。由于钉螺本身较小，而目前查螺又仅能依靠人肉眼识别，低密度的钉螺往往会被查漏；而有些环境非常复杂，无论步行涉水或乘船查螺都无法靠近，就会造成漏查。这些因素势必影响园内钉螺的及时发现和控制。

2.6 游湖周边环境的查螺：自2003年以来，整个镇湖街道每年都会在春季开展普查工作。其中市桥村应查86个条块面积117927m^2，游湖应查24个条块面积103000m^2，每年均进行了全部普查。虽经连续五年的监测未在游湖及周边环境发现钉螺，但由于钉螺发现的特殊规律的存在，尚不能将"暂未查出钉螺"代表为"完全没有钉螺"，游湖范围仍有钉螺存在的可能性。

3. 当前应采取的预防和控制措施

3.1 加强游湖环境查螺：按照湿地公园建设范围界限区，在今年的秋季查螺及明年初的春季查螺工作中，对河、沟、渠、塘等应查环境及芦滩等钉螺易孳生的重点环境进行逐一排查，仔细查螺，尤其是要以水线以上约33厘米的范围作为重点，此外还应对规划中的公园引、排水河道进行查螺，力争查清整个拟建公园的环境情况。

3.2 强化历史有螺条块的灭螺工作：对2004年发现的市桥村2个历史有螺条块，由于环境尚未改变，今年下半年及明年年初再进行2~3次的强化巩固性灭螺，灭螺方法仍采用沟渠铲草皮沿边浸杀结合喷洒、稻田机口投药浸杀的灭螺方法，环境清理及灭螺质量要求参照《苏州高新区、虎丘区有螺环境灭螺技术方案》的要求。

3.3 处理来自历史有螺村的土方：追踪拟建公园的取土土方来源，如为明确的来自有螺（含历史有螺）环境的土方，必须采用氯硝柳胺进行药物处理或生石灰定量处理，且必须将有螺土埋在需堆放地的最底层，将确定的无螺土土方堆放在其上方并压实，无螺土堆土厚度应达 0.5m 以上。

3.4 加强湿地公园上游的有螺环境灭螺：争取年内开始太湖滩 6 号有螺环境的改造工程，筑石驳岸固化后将有螺地块全部按要求土埋，防止钉螺向周围扩散；加强与湿地公园规划引水河道相错的分支河道的历史有螺条块的巩固性灭螺，防止历史有螺条块的螺情复现；年内对刚改造结束的 11-2 号环境及其周边，扩大范围进行氯硝柳胺药物强化灭螺，在环境彻底清理的条件下喷洒 2~3 次，巩固土埋灭螺效果。

3.5 加强镇湖境内其他有螺环境的灭螺工作：对年内发现的有螺条块，下半年仍需按照《2007 年苏州高新区镇湖街道有螺环境灭螺技术方案》的要求，进行两次以上的灭螺工作。对历史有螺环境，在明年开展春季查螺之前进行巩固性灭螺工作。

4. 水利、农林、卫生等相关部门的职责

水利、农林、卫生等部门应当按照国务院颁布的《血吸虫病防治条例》和 2004 年卫生部、发改委、农业部、水利部、林业局等六部委印发的《血吸虫病综合治理重点项目规划纲要（2004—2008 年）》（卫疾控发〔2004〕357 号）等法规和文件的要求，结合湿地公园建设工程做好血吸虫病防治工作。

4.1 水利部门应参照水利部编制的《水利血防技术导则》（SL/Z 318-2005），在设计公园水利规划时应有水利血防规划项目，要采取小型沟渠硬化、涵闸建设、建阻螺拦螺设施等水利血防措施，以期能有效控制钉螺蔓延和疫情传播。

4.2 农林部门应根据农业、林业血吸虫病防治技术规范，考虑公园自然生态系统本身的功能，避免对生态系统的破坏，把改造钉螺孳生地同植树造林、农田水利基本建设、农业综合开发、水产养殖、农业结构调整等有机结合起来；要加强管理和监测，防止在植物和水产品的引入过程中以及水产养殖等渔业生产过程中出现钉螺的扩散蔓延；必要时，还需在一些重点地区建设防止钉螺扩散设施，设立警示标志。

4.3 卫生部门要加强螺情监测，对公园范围内可能孳生钉螺的环境进行扩大查螺，对发现的螺点要采取有效的灭螺措施，控制钉螺扩散；在公园工程建设人员和周边地区居民中开展血吸虫病查、治病措施，防止出现阳性钉螺和急性感染病人；根据公园游览区域的面积，设计与功能相配套的卫生厕所，将粪便无害化处理，防止污染环境；开展多种形式的健康教育，使公园工程建设人员和周边地区居民以及将来的游客普遍接受血防知识教育，引导和帮助他们建立健康的生产、生活方式，提高群众的防病意识和自我保护能力；制定疫情应急预案，成立疫情应急处理技术指导小组，发生疫情时，开展流行病学调查，积极救治病人，落实各项措施，及时扑灭疫情，评估疫情控制效果。

苏州高新区疾病预防控制中心
二〇〇七年八月五日

19. 2003年以来镇湖卫生院灭螺专业队员名单

2003年
队　　长：张卫明
记　　工：陈伯林
送燃料药：陈宝根
灭螺组长：周金元
组　　员：尤才根、陆阿大、邢平忠、秦仲达
灭螺组长：姚木根
组　　员：龚留元、范阿三、马祖国、范建根
清环组长：陈炳根
组　　员：朱宝兴、曹兴泉、吴和根、顾梅云、周雪英、陈秀英、陈芳英、陈金娥、陆雪珍、陈林娣等

2004年
队　　长：张卫明
记　　工：陈伯林
送燃料药：陈宝根
灭螺组长：周金元
组　　员：尤才根、陆阿大、邢平忠、秦仲达
灭螺组长：姚木根
组　　员：龚留元、范阿三、马祖国、范建根
清环组长：陈炳根
组　　员：朱宝兴、曹兴泉、吴和根、顾梅云、周雪英、陈秀英、陈芳英、陈金娥、陆雪珍、陈林娣等

2005年
队　　长：张卫明
记　　工：陈伯林
送燃料药：陈宝根
灭螺组长：周金元
组　　员：尤才根、陆阿大、邢平忠、秦仲达
灭螺组长：姚木根

组　　员：龚留元、范阿三、马祖国、范建根
清环组长：陈炳根
组　　员：朱宝兴、曹兴泉、吴和根、徐才法、顾梅云、周雪英、陈芳英、陈金娥、陆雪珍、陈林娣等

2006年

队　　长：张卫明
记　　工：陈伯林
送燃料药：陈宝根
灭螺组长：周金元
组　　员：尤才根、陆阿大、徐才法
灭螺组长：周秋根
组　　员：曹兴泉、马福全、夏秋生
灭螺组长：姚木根
组　　员：龚留元、范阿三、范建根
清环组长：陈炳根
组　　员：朱宝兴、吴和根、邢平忠、杨水法、陈宝金、周雪英、陈芳英、顾梅云、陆雪珍、陈林娣等

2007年

队　　长：张卫明
记　　工：陈伯林
送燃料药：陈宝根
灭螺组长：周金元
组　　员：尤才根、陆阿大、徐才法、秦仲达
灭螺组长：周秋根
组　　员：曹兴泉、马福全、夏秋生、邢平忠
灭螺组长：姚木根
组　　员：龚留元、范阿三、范建根、姚兴才
清环组长：陈炳根
组　　员：朱宝兴、陈宝金、吴和根、杨水法、周雪英、陈芳英、顾梅云、陆雪珍、夏仁宝、陈林娣等

2008年

队　　长：张卫明
记　　工：陈伯林
送燃料药：陈宝根
灭螺组长：周秋根

组　　员：曹兴泉、马福全、夏秋生
灭螺组长：尤才根
组　　员：陆阿大、徐才法、朱宝兴
灭螺组长：秦仲达
组　　员：陈炳根、陈金福、邢平忠
灭螺组长：姚木根
组　　员：龚留元、范建根、姚兴才
清环组长：吴和根
组　　员：郁火根、范阿三、杨水法、周雪英、陈芳英、顾梅云、陆雪珍、夏仁宝、陈金娥、陈林娣等

2009年
队　　长：张卫明
记　　工：陈伯林
送燃料药：陈宝根
灭螺组长：周秋根
组　　员：曹兴泉、马福全、夏秋生
灭螺组长：尤才根
组　　员：陆阿大、徐才法、朱宝兴
灭螺组长：秦仲达
组　　员：陈炳根、陈金福、邢平忠
灭螺组长：姚木根
组　　员：龚留元、范建根、姚兴才
清环组长：周水兴
组　　员：单桂元、马仕根、张金生、周水菊、姚春全、周雪英、陈芳英、顾梅云、陆雪珍、陈林娣、陈金娥、夏仁宝、郁火根等

2010年
队　　长：张卫明
记　　工：陈伯林
送燃料药：陈宝根
灭螺组长：周秋根
组　　员：曹兴泉、马福全、夏秋生
灭螺组长：尤才根、
组　　员：陆阿大、徐才法、朱宝兴
灭螺组长：秦仲达
组　　员：陈金福、陈炳根、邢平忠
灭螺组长：姚木根

组　　　员：龚留元、范建根、姚兴才

清环组长：周水兴

组　　　员：单桂元、姚春全、马仕根、周雪英、顾梅云、陆雪珍、陈金娥、夏仁宝、郁火根、陈林娣等

2011 年

队　　　长：张卫明

记　　　工：陈伯林

送燃料药：陈宝根

灭螺组长：周秋根

组　　　员：曹兴泉、马福全、夏秋生

灭螺组长：尤才根、

组　　　员：朱宝兴、徐才法、陈金福

灭螺组长：姚木根

组　　　员：郁火根、龚留元、范建根、姚兴才

清环组长：周水兴

组　　　员：陈炳根、单桂元、张金生、马仕根、姚春全、周雪英、顾梅云、陆雪珍、顾勤芳、陈林娣等

20. 1997—2011年镇湖解剖钉螺数统计表

年 份	解剖钉螺数	阳性钉螺数	备 注
1997	376	-	
1998	-	-	
1999	430	-	
2000	0		
2001	515		
2002	512		
2003	11765	-	
2004	7224	-	
2005	748	-	
2006	2081	-	
2007	642	-	
2008	123	-	
2009	29	-	
2010	-	-	
2011	5	-	
2012	74	-	
总计	24450	-	

21. 马山村灭螺工程协议

马山村灭螺工程的协议

甲方：镇湖镇人民政府

乙方：镇湖机水站

为了保证群众的健康，在马山村避风港两侧修筑灭螺工程，经双方协商，本着平等互利的原则，甲方将此工程交乙方施工，总金额式拾捌万叁仟元正，有关事宜如下：

一、工程量：

1. 挡土墙380米； 2. 基坑回填、墙后覆土1150米^3；
3. 挖防浪墙、滩地29267米^3。（详见施工图）。

二、工程要求和时间：

1. 质量要求、用料等见施工图，按图施工，不得随意变更图纸，如变更需征得甲方同意，方可变更。质量不符要求，甲方有权责令其停工，返工等经济损失自负，现场质量监督由镇建筑公司和甲方。
2. 施工期间的安全等均由乙方负责，与甲方无关。
3. 施工时间自2001年12月25日至2002年2月25日结束。

三、付款方式：

开工先付12万元，然后视情付款，余款待工程结束验收合格一次性付清。

地址：镇湖镇西华东路　电话：(0512) 6911002　邮编：215161

四、本协议一式四份，甲方执二份，乙方执一份，镇财政执一份，经双方签字后生效。

甲方：（代表）

乙方：（代表）

二○○一年十二月二十五日

地址：镇湖镇西华东路　　电话：(0512) 6911002　　邮编：215161

22. 重点灭螺工程设计报告

吴中区镇湖镇马山村灭螺工程

一、基本概况

苏州市吴中区位于苏州城区南侧,是2001年吴县撤市建区后设立的。地跨东经119°55′—120°54′,北纬30°56′—31°33′之间,位于太湖之滨的东端,东与昆山交界,南与吴江相连,是太湖水网平原区的一部分,地势低平,水网稠密,湖荡众多,河流纵横,低山丘陵岛屿分布在西南太湖沿岸或孤立于太湖之中,东部地区以半高田平原、圩区为主。吴中区下辖15个乡镇和两区一场(开发区、度假区、良种场),总面积826.4平方千米(不含太湖水面),其中丘陵山地面积约为167.68平方千米,总耕地面积40.37万亩(约2.691万公顷)。

镇湖镇马山村位于吴中区西北部,西侧和北侧临太湖,村东侧有马山港套闸,西为马山石场,北侧太湖边有一条避风港,避风港内侧是太湖大堤,防浪堤外侧抛石防护,避风港两侧及防浪堤外侧芦苇丛生。当地经济以农业、水产养殖业、手工刺绣业为主。

2001年6月在避风港两侧及防浪堤外侧发现有一定数量钉螺分布。得知这一情况后,市、区领导非常重视,指示有关部门迅速制订方案,及时实施,保证群众的健康。2001年10月市血地防办委托我院对此项工作制订相关的工程措施。

二、实施工程的必要性

众所周知,钉螺是血吸虫的寄生体。血吸虫病对人体的危害是寄生在人体内,吸食人体营养,危害人体的健康,甚至导致死亡。20世纪60年代,在各级政府和广大人民群众的努力下,太湖地区的钉螺已基本灭绝,终于消除了长期压在群众心头的阴影。由于近年来太湖水质的恶化,钉螺死灰复燃,当地人民群众的健康面临威胁。当地水产养殖是村经济的支柱产业,大部分家庭都有人员从事与水产相关的工作,长时间地接触受钉螺污染的水源,感染上血吸虫的机会相当大。当地的养殖业以虾、蟹为主,大部分运往外地销售,疫区范围也会扩大。另外,钉螺吸附在浮游植物上,随水流漂移,更会加大防治难度。

针对这种情况,本着对人民负责的态度,各级领导非常重视,要求有关部门必须及时、有效地处理,保障人民群众的生命健康不受威胁。

三、工程措施

钉螺是一种两栖生物,喜好生存在芦苇滩地、水陆交界处,不能长时间生存在水下。为保护当地自然环境,尽量少用化学药剂,而达到消灭钉螺的目的,针对钉螺的习性,制订以下几种工程措施:

第一种方法:在发现钉螺的河岸边,修筑浆砌石护坡或楼板护坡,将河岸硬化封闭,使钉螺丧失生存环境。

第二种方法:挖除避风港的外堤,使水陆交替变为长期淹没在水下,改变钉螺的生存环境;内堤滩地上覆盖 50~80 厘米厚的土层,将受钉螺污染的土层埋深,使钉螺窒息死亡。

第一种方法投资比较大,根据经验须投资 45 万元左右;而且地形复杂,施工难度比较大,防治比较彻底。第二种方法简便易行,可采用水上挖掘机施工,投资在 20 万元左右。对上述两种方法比较后,经市、区两级血防部门同意,综合两种方法,东侧滩地挖除至最低水位下,西侧采用浆砌石挡墙硬化河岸,避风港外堤挖除至最低水位下。

施工前先清除芦苇杂草,由血防部门喷洒杀灭药剂。东侧从马山套闸西侧至钻孔 T341-3 位置采用人工降低滩地至▽2.2 米高程,钻孔位置 T341-3 至马山采石场河岸砌筑浆砌石挡墙,硬化河岸,挡墙后滩地覆土 50~80 厘米。考虑挡墙施工及现场实际地形,需要填筑围堰。东侧围堰顶宽 1 米,顶高程▽3.5 米,边坡 1:2;采石场西侧围堰考虑挖掘机通道,需顶宽 5 米,顶高程▽3.5,边坡 1:2。太湖枯水位一般为▽2.5 米,故防浪堤挖除至▽2.2 米。最后挖掘机退场后,用抓斗式挖泥船挖除剩余土方。

考虑施工会对当地水产养殖产生影响,当地水产大约在 11 月中旬收获,太湖枯水期一般为当年的 11 月至次年的 4 月底,故开工时间确定在 11 月底,明年 2 月底完工。

四、工程投资和资金筹措

(一)投资概算(见附表)。

(二)资金筹措。

工程资金由苏州市血地防办公室根据市政府办公室〔2001〕4 号会议纪要精神筹措。

五、环境评价

实施本工程后不仅改善了当地的水源环境质量,而且对整个太湖水源也是一种保护。当地的水产养殖业比较发达,消灭钉螺不仅是对从业人员身体健康的保障,而且有利于防止钉螺的扩散和血吸虫病的流行。

六、经济效益评价

灭钉螺是血吸虫病防治的一项重要内容,属于社会公益工作,本身并不产生经济效益,对国民经济的贡献是间接的,故不做经济效益评价。

单价分析表

项目编号:1.1.1　　　项目名称:挖除防浪堤

项目单价:341.69 元　　　　　　　　　　　　　　　　　　　　单位:100m³

序号	项目名称	单位	数量	动态单价	动态价合计	预算单价	预算价合计	价差合价
一	直接工程费				293.71		293.71	
（一）	直接费				222.08		275.94	53.86
	【人工】	工日	1.200	17.57	21.08	22.04	26.45	5.36
机械	【机械小计】				165.22		213.72	48.50
机械用材	第一类费用	元	70.805	1.00	70.81	1.35	95.59	24.78
	人工	工日	1.440	17.57	25.30	22.04	31.74	6.44
	柴油	kg	34.560	2.00	69.12	2.50	86.40	17.28
（二）	其他直接费	元/%	1.500	222.08	3.33	222.08	3.33	
（三）	现场经费	元/%	6.500	222.08	14.44	222.08	14.44	
（四）	工料机差价调整	元			53.86			
二	间接费	元/%	8.000	239.85	19.19	239.85	19.19	
三	计划利润	元/%	7.000	259.04	18.13	259.04	18.13	
四	税金	元/%	3.220	331.03	10.66	331.03	10.66	
五	合计				341.69		341.69	

单价分析表

项目编号:1.1.6　　　项目名称:围堰土方
项目单价:418.69 元　　　　　　　　　　　　　　　　　　　　　　单位:100m³

序号	项目名称	单位	数量	动态单价	动态价合计	预算单价	预算价合计	价差合价
一	直接工程费				360.63		360.63	
(一)	直接费				267.77		339.20	71.43
	【人、工】	工日	0.500	17.57	8.79	22.04	11.02	2.24
机械	【机械小计】				240.95		310.14	69.19
机械用材	第一类费用	元	87.574	1.00	87.57	1.35	118.22	30.65
	人工	工日	2.540	17.57	44.63	22.04	55.98	11.35
	柴油	kg	54.370	2.00	108.74	2.50	135.93	27.19
(二)	其他直接费	元/%	1.500	267.77	4.02	267.77	4.02	
(三)	现场经费	元/%	6.500	267.77	17.41	267.77	17.41	
(四)	工料机差价调整	元			71.43			
二	间接费	元/%	8.000	289.20	23.14	289.20	23.14	
三	计划利润	元/%	7.000	312.34	21.86	312.34	21.86	
四	税金	元/%	3.220	405.63	13.06	405.63	13.06	
五	合计				418.69		418.69	

单价分析表

项目编号:1.1.7　　项目名称:5-7t 羊脚碾压实(三四类)土
项目单价:338.74 元　　　　　　　　　　　　　　　　　　　　　　单位:100m³

序号	项目名称	单位	数量	动态单价	动态价合计	预算单位	预算价合计	价差合价
一	直接工程费				291.25		291.25	
(一)	直接费				219.73		273.67	53.94
	【人、工】	工日	3.900	17.57	68.52	22.04	85.96	17.43
机械	【机械小计】				125.76		162.27	36.51
机械用材	第一类费用	元	40.202	1.00	40.20	1.35	54.27	14.07
	人工	工日	1.380	17.57	24.25	22.04	30.42	6.17
	柴油	kg	29.520	2.00	59.04	2.50	73.80	14.76
	电	kW·h	3.780	0.60	2.27	1.00	3.78	1.51
(二)	其他直接费	元/%	1.500	219.73	3.30	219.73	3.30	
(三)	现场经费	元/%	6.500	219.73	14.28	219.73	14.28	
(四)	工料机差价调整	元			53.94			
二	间接费	元/%	8.000	237.31	18.98	237.31	18.98	
三	计划利润	元/%	7.000	256.29	17.94	256.29	17.94	
四	税金	元/%	3.220	328.17	10.57	328.17	10.57	
五	合计				338.74		338.74	

单价分析表

项目编号:1.2.1　　　项目名称:C15 盖顶

项目单价:43393.15 元　　　　　　　　　　　　　　　　　单位:100m³

序号	项目名称	单位	数量	动态单价	动态价合计	预算单价	预算价合计	价差合价
一	直接工程费				37241.12		37241.12	
(一)	直接费				28553.53		34956.83	6403.30
	【人、工】	工日	319.000	17.57	5604.83	22.04	7030.76	1425.93
材料	425#水泥	t	29.767	280.00	8334.76	310.00	9227.77	893.01
	黄沙	t	72.518	32.00	2320.58	55.00	3988.49	1667.91
	碎石	t	131.840	30.00	3955.20	42.00	5537.28	1582.08
	水	m³	118.540	0.50	59.27	0.32	37.93	-21.34
	板枋材三等、枕木	m³	1.770	1100.00	1947.00	1300.00	2301.00	354.00
	其他材料费	元	4876.690	1.00	4876.69		4876.69	
	【材料小计】				21493.50		25969.16	4475.66
机械	【机械小计】				1455.19		1956.90	501.71
机械用材	第一类费用	元	377.931	1.00	377.93	1.35	510.21	132.28
	人工	工日	29.120	17.57	511.64	22.04	641.80	130.17
	柴油	kg	165.400	2.00	330.80	2.50	413.50	82.70
	电	kW·h	391.391	0.60	234.83	1.00	391.39	156.56
(二)	其他直接费	元/%	1.500	28553.53	428.30	28553.53	428.30	
(三)	现场经费	元/%	6.500	28553.53	1855.98	28553.53	1855.98	
(四)	工料机差价调整	元			6403.30			
二	间接费	元/%	8.000	30837.81	2467.02	30837.81	2467.02	
三	计划利润	元/%	7.000	33304.83	2331.34	33304.83	2331.34	
四	税金	元/%	3.220	42039.48	1353.67	42039.48	1353.67	
五	合计				43393.15		43393.15	

单价分析表

项目编号:1.2.2　　　项目名称:C10 浆灌砌块石直线型挡土墙

项目单价:28168.72 元　　　　　　　　　　　　　　　　　　单位:100m³

序号	项目名称	单位	数量	动态单价	动态价合计	预算单价	预算价合计	价差合价
一	直接工程费				24636.83		24636.83	
（一）	直接费				15788.03		23373.79	7585.76
	【人工】	工日	232.300	17.57	4081.51	22.04	5119.89	1038.38
材料	块石	t	171.290	28.00	4796.12	55.00	9420.95	4624.83
	425#水泥	t	14.160	280.00	3964.80	310.00	4389.60	424.80
	黄沙	t	41.525	32.00	1328.80	55.00	2283.88	955.08
	碎石	t	31.910	30.00	957.30	42.00	1340.22	382.92
	水	m³	21.764	0.50	10.88	0.32	6.96	-3.92
	其他材料费	元	48.650	1.00	48.65		48.65	
	【材料小计】				11106.55		17490.26	6383.71
机械	【机械小计】				600.04		763.71	163.67
机械用材	第一类费用	元	124.915	1.00	124.92	1.35	168.64	43.72
	人工	工日	15.050	17.57	264.43	22.04	331.70	67.27
	柴油	kg	105.350	2.00	210.70	2.50	263.38	52.68
（二）	其他直接费	元/%	1.500	15788.03	236.82	15788.03	236.82	
（三）	现场经费	元/%	6.500	15788.03	1026.22	15788.03	1026.22	
（四）	工料机差价调整	元			7585.76			
二	间接费	元/%	8.000	17051.07	1364.09	17051.07	1364.09	
三	计划利润	元/%	7.000	18415.16	1289.06	18415.16	1289.06	
四	税金	元/%	3.220	27289.98	878.74	27289.98	878.74	
五	合计				28168.72		28168.72	

单价分析表

项目编号:1.2.3　　　　项目名称:C15 岸乙墙及挡土墙底板直线型

项目单价:29278.57 元　　　　　　　　　　　　　　　　　　　　单位:100m³

序号	项目名称	单位	数量	动态单价	动态价合计	预算单价	预算价合计	价差合计
一	直接工程费				25234.83		25234.83	
(一)	直接费				18627.89		23744.59	5116.70
材料	【人、工】	工日	114.600	17.57	2013.52	22.04	2525.78	512.26
材料	425#水泥	t	29.767	280.00	8334.76	310.00	9227.77	893.01
材料	黄沙	t	72.518	32.00	2320.58	55.00	3988.49	1667.91
材料	碎石	t	131.840	30.00	3955.20	42.00	5537.28	1582.08
材料	水	m³	108.540	0.50	54.27	0.32	34.73	-19.54
材料	板枋材 三等、枕木	m³	0.149	1100.00	163.90	1300.00	193.70	29.80
材料	原木 二、三等	m³	0.038	800.00	30.40	1200.00	45.60	15.20
材料	其他材料费	元	453.200	1.00	453.20		453.20	
材料	【材料小计】				15312.31		19480.77	4168.46
机械	【机械小计】				1302.05		1738.03	435.98
机械用材	第一类费用	元	332.110	1.00	332.11	1.35	448.35	116.24
机械用材	人工	工日	26.480	17.57	465.25	22.04	583.62	118.37
机械用材	柴油	kg	162.110	2.00	324.22	2.50	405.28	81.06
机械用材	电	kW·h	300.781	0.60	180.47	1.00	300.78	120.31
(二)	其他直接费	元/%	1.500	18627.89	279.42	18627.89	279.42	
(三)	现场经费	元/%	6.500	18627.89	1210.81	18627.89	1210.81	
(四)	工料机差价调整	元			5116.70			
二	间接费	元/%	8.000	20118.12	1609.45	20118.12	1609.45	
三	计划利润	元/%	7.000	21727.57	1520.93	21727.57	1520.93	
四	税金	元/%	3.220	28365.21	913.36	28365.21	913.36	
五	合计				29278.57		29278.57	

单价分析表

项目编号:1.2.4　　　项目名称:沥青夹油毛毡厚 0.5 二毡三油

项目单价:2885.50 元　　　　　　　　　　　　　　　　　单位:100m²

序号	项目名称	单位	数量	动态单价	动态价合计	预算单价	预算价合计	价差合价
一	直接工程费				2436.65		2436.65	
(一)	直接费				2135.35		2265.82	130.47
	【人、工】	工日	29.300	17.57	514.80	22.04	645.77	130.97
材料	木柴	kg	8.300	0.40	3.32	0.32	2.66	−0.66
	其他材料费	元	1616.770	1.00	1616.77		1616.77	
	【材料小计】				1620.09		1619.43	−0.66
机械	【机械小计】				0.46		0.62	0.16
机械用材	第一类费用	元	0.464	1.00	0.46	1.35	0.62	0.16
(二)	其他直接费	元/%	1.500	2135.35	32.03	2135.35	32.03	
(三)	现场经费	元/%	6.500	2135.35	138.80	2135.35	138.80	
(四)	工料机差价调整	元			130.47			
二	间接费	元/%	8.000	2306.18	184.49	2306.18	184.49	
三	计划利润	元/%	7.000	2490.67	174.35	2490.67	174.35	
四	税金	元/%	3.220	2795.49	90.01	2795.49	90.01	
五	合计				2885.50		2885.50	

分组工程量清单

工程名称:吴中区镇湖马山村灭螺工程

项目编号	项目名称	单位	工程量	投标价(元) 单价	投标价(元) 合价
	第一部分 建筑工程				
	一、机械施工土方工程				
1.1.1	挖除防浪堤	100m³	263.2400	341.69	89946
1.1.2	人工挖除滩地	100m³	19.2000	600.00	11520
1.1.3	基坑开挖	m³	600.4000	10.00	6004
1.1.4	基坑回填	m³	240.0000	6.00	1440
1.1.5	墙后覆土	m³	910.0000	6.00	5460
1.1.6	围堰土方	100m³	8.3000	418.69	3475
1.1.7	围堰压实	100m³	8.3000	338.74	2812
1.1.8	排水费用	万m³	2.1000	1500.00	3150
	分组工程合计				123807
	二、砌石工程				
1.2.1	C15 盖顶	100m³	0.1596	43393.15	6926
1.2.2	C10 浆灌砌块石直线型挡土墙	100m³	3.1920	28168.72	89915
1.2.3	C15 岸乙墙及挡土墙底板直线型	100m³	1.0450	29278.57	30596
1.2.4	沥青夹油毛毡厚0.5 二毡三油	100m²	3.6200	2885.50	10446
	分组工程合计				137883
	三、其他费用				
1.3.1	挖碎石	m³	1023.0000	16.00	16368
1.3.2	机械进退场费	元	1.0000	3000.00	3000
1.3.3	芦苇杂草清除	项	1.0000	1000.00	1000
1.3.4	测量检测费	项	1.0000	1000.00	1000
1.3.5	设计费	项	1.0000	4500.00	4500
	分组工程合计				25868
	合计				287558

工程人、材、机汇总表

工程名称：吴中区镇湖马山村灭螺工程

编号	名称	单位	用量	动态价	合计(元)
	一、工程人工				
0001	人工	工日	1379.627	17.57	24240.05
0001	人工(机械用)	工日	495.365	17.57	8703.56
0099	人工合计	工日	1874.992		32943.61
	二、工程材料				
1003	425#水泥	t	75.002	280.00	21000.56
1005	黄沙	t	217.478	32.00	6959.30
1006	碎石	t	250.751	30.00	7522.53
1008	块石	t	546.758	28.00	15309.22
2002	原木(二、三等)	m³	0.037	800.00	29.60
2004	板枋材 三等、枕木	m³	0.426	1100.00	468.60
3023	元钉	kg	1.467	5.96	8.74
3028	马钉、卡钉、道钉	kg	0.388	4.50	1.75
3029	铁件、经过加工的板、型钢	kg	51.698	7.30	377.40
3039	组合钢模板	kg	49.745	4.50	223.85
3046	零星卡具	kg	19.476	4.50	87.64
3047	钢模支撑	kg	45.427	4.20	190.79
3051	扣件	只	19.954	6.00	119.72
5004	沥青	kg	1521.520	2.40	3651.65
5006	沥青油毡 300~400g,每卷20m²	m²	1316.700	2.00	2633.40
6013	柴油	kg	10472.667	2.00	20945.33
6018	烟煤	kg	413.820	0.41	169.67
6019	木柴	kg	34.694	0.40	13.88
9001	水	m³	193.572	0.50	96.79
9002	电	kW·h	374.525	0.60	224.72
9808	其他材料费	元/%	656.636	1.00	656.64
d001	基坑开挖	m³	600.400	10.00	6004.00
d002	基坑回填	m³	240.000	6.00	1440.00
d003	墙后覆土	m³	910.000	6.00	5460.00

续表

编号	名称	单位	用量	动态价	合计(元)
d004	挖碎石	m³	1023.000	16.00	16368.00
d005	机械进退场费	元	1.000	3000.00	3000.00
d006	芦苇杂草清除	项	1.000	1000.00	1000.00
d007	测量检测费	项	1.000	1000.00	1000.00
d008	设计费	项	1.000	4500.00	4500.00
D999	合计				119463.78
	三、工程机械				
J106	单斗挖掘机 机动 0.5 立方米	台班	197.827	229.48	45397.34
J114	装载机 1.4~1.5m³	台班	0.767	208.14	159.64
J118	推土机 40~55kW	台班	0.436	170.07	74.15
J120	推土机 74kW	台班	0.600	259.92	155.95
J125	拖拉机 40~55kW	台班	6.486	156.20	1013.11
J127	拖拉机 74kW	台班	1.417	240.62	340.96
J129	铲运机 拖式 2.5~2.75m³	台班	6.486	34.84	225.97
J134	羊脚碾 5~7t	台班	1.417	7.30	10.34
J140	蛙式夯实机 2.8kW	台班	1.145	50.12	57.39
J148	刨毛机	台班	0.600	201.64	120.98
J307	混凝土搅拌机综合 0.4m³	台班	2.687	116.51	313.06
J311	电磁式给料机 能力 25t/h	台班	2.500	4.15	10.38
J313	振捣器 插入式 2.2kW	台班	5.192	15.49	80.42
J419	机动翻斗车(载重量 1.0t)	台班	68.662	39.87	2737.55
J424	双胶轮架子车	台班	1.545	2.36	3.65
J425	双胶轮架子车 容积 0.1m³	台班	1.212	1.60	1.94
J428	胶带输送机(移动式 500mm×15m)	台班	2.500	38.07	95.18
J856	木工圆盘锯 MJ106	台班	0.111	64.46	7.16
J857	木工单面刨床 600mm	台班	0.056	41.02	2.30
JX99	合计				50807.47

编制单位:江苏国泰国际集体新技术有限公司

主要材料预算价格表

工程名称：吴中区镇湖马山村灭螺工程

编号	材料名称	单位	预算价	动态价
0001	人工	工日	22.04	17.57
1002	325#水泥	t	310.00	260.00
1003	425#水泥	t	310.00	280.00
1004	525#水泥	t	360.00	320.00
1005	黄沙	t	55.00	32.00
1006	碎石	t	42.00	30.00
1008	块石	t	55.00	28.00
2001	原木 一等桩木	m^3	1000.00	800.00
2002	原木 二、三等	m^3	1200.00	800.00
2003	板枋材 一、二等	m^3	1700.00	1000.00
2004	板枋材 三等、枕木	m^3	1300.00	1100.00
3001	钢筋	kg	2.75	2.70
9002	电	kW·h	1.00	0.60
6013	柴油	kg	2.50	2.00
9012	土工布	m^2	7.00	6.00
6012	汽油	kg	2.40	2.60
9003	风	m^3	0.05	0.05
6018	煤	kg	0.20	0.41
9001	水	m^3	0.32	0.50
6019	木柴	kg	0.32	0.40

23. 镇湖申请灭螺工程验收报告

吴中区人民政府：

为了保障人民群众的身体健康，彻底消灭钉螺，根据吴政办（２００１）１８号文件，关于镇湖镇沿太湖有螺湖滩灭螺工作现场办公会议纪要精神，我镇政府对马山避风港１号至２号有螺区去年１２月开始至今年５月底为止，进行了灭螺施工，总工程量为挖土２９２６７立方，基垦围垫，墙后复土１１５０立方，砌小挡墙长为７７５米。（总工程款为４３.６５４３万元）。到目前为止，已全部竣工。为此，特请领导前来我镇对灭螺工程进行验收。

特此报告

吴中区镇湖镇人民政府
二〇〇二年五月三十一日

抄送：卫生局

24. 江苏省重点灭螺工程项目申请表

项目编号：_____

项目名称：　芦滩环境改造灭螺
工程地点：　镇湖镇石帆村芦滩
申报单位：　吴中区卫地防办公室
负 责 人：　陆增林
银行帐号：_____
联系电话：　0512-65613572
邮政编码：　215128

江苏省血吸虫病、地方病领导小组办公室

申请理由	韮湖石帆村芦滩自97年查到钉螺以来，经几年来药物喷洒，仅起到降低密度作用，近二、三年来，药物灭螺由于芦湖水产养殖寿虐，唐窑虫，现已无法采用药物灭螺方法来灭钉螺。为此，根据芦湖芦滩实际情况采用改变钉螺孳生环境的方法来达到灭螺目的，具体方法：在芦湖大堤外3-4米处芦滩上筑一水泥挡墙，将挡墙外芦滩泥挖到至挡墙与大堤间，使外围芦滩常年水淹，挡墙内与大堤间形成一护堤，且不再被水所淹。

申请单位（章）

2002年 8 月 3 日

螺情现状	有螺环境名称： 石帆土堤下至石帆闸		
	环境类型： 芦滩		距居民区距离： m。
	末次查螺时间：2002年 4 月 日		
	调查结果：查螺框数：260 框，有螺框数：110 框，捕活螺数：230 只，		
	解剖螺数：230 只，阳性螺数：0 只，有螺面积：2.45 万米²		
	阳性螺面积：0 万米²，活螺密度：2.09 只/框，阳性螺密度：0 只/框。		

灭螺规划	灭螺方法： 土坝灭螺（卷滩土坝）						
	工程范围：长 700 m，宽 35 m，面积 24500 m²；土方 40000 m³，石方 3000 m³。						
	开工日期：2002年11月 日　结束日期：2003年5月 日						
经费预算	1. 筑砌挡墙：16万元 2. 挖土石方：4.3万×8元/方＝34.4万 3. 生石灰：0.4万元						
经费筹集	合计（万元）	其中					
		集体	群众	其它	乡镇	县	市	要求省补助
	50.8				14.8	10	20	6.0
市血地办意见	同意上报。　　2002年6月3日						
省血地办意见	年　月　日						

项目编号：_____

江苏省重点灭螺工程项目申请表

项目名称：太湖滩有螺环境改造灭螺

工程地点：镇湖街道马山村避风港西入口至牛眼睛

申报单位：苏州高新区 虎丘区社会事业局

负责人：陈一明

银行帐号：0512-65281731　　0512-68091211

联系电话：0512-68091211

邮政编码：215011

江苏省血吸虫病、地方病领导小组办公室

|申请理由|我区镇湖街道太湖芦苇、沙丘湖堆有螺环境3号,即马山村避风港西入口至半眼塘。分成两个部分:北部长175m,宽60m,有螺面积为10500m²,此部分汛期太湖水已淹没。南部(以人工堤坝为界)长295m,宽60m,有螺面积17700m²。上述环境采取多举齐施灭螺方法,具体方法及理由:
一、石砌岸改造环境。对有螺环境南侧长295m沿水线构造挡水墙,高度1.5~2m,建成后,靠太湖侧泥土挖至枯水位以下,使之全部淹没于太湖水面下,造成钉螺不能生存的环境。石砌岸构造时间在冬季为适宜,此时是太湖枯水期。
二、生石灰撒铺法加土埋灭螺。该方法经过现场4号和8号有螺环境的改造应用,效果良好,近期灭螺效果达95%以上。对待上述有螺环境28200m²上撒生石灰粉2.5斤/m²,再覆盖螺土高度1m。要求土埋前清理环境,人工割除全部芦苇等草。
三、药物灭螺,工程结束后,对该环境土表用氯硝柳胺药粉2g/m²喷洒一次,水量每平方米喷水量不少于2斤,以土壤表面1cm层潮湿为宜,以得灭尽螺工程的效果。|
|---|---|

申请单位(章)

2004年 12月 2日

螺情现状	有螺环境名称:		
	环境类型: 芦滩	距居民区距离:	m,
	末次查螺时间: 2002年 4月 日		
	调查结果:查螺框数: 123 框,	有螺框数: 92 框,	捕活螺数: 460 只,
	解剖螺数: 0 只,	阳性螺数: 0 只,	有螺面积: 2 万米²
	阳性螺面积: 0 万米²,	活螺密度: 5 只/框,	阳性螺密度: 0 只/框,

工程验收评估组人员名单

姓 名	单 位	职 务
(签名)	社会事业局	付局长
(签名)	发改局	付局长
(签名)	爱卫办	付主任
(签名)	高新区卫生局	局长
(签名)	高新区规划局	处长
(签名)	高新区建设局水利办	主任
(签名)	血防研究所	主任
(签名)	苏州市水利局	处长
(签名)	苏州市水利设计院	
(签名)	苏州血防办	副所长
(签名)	苏州市疾控中心	主任医师
(签名)		副所长
(签名)	苏州市血防办	副主任
(签名)	苏州卫生院校改造	主任
李乃浩	苏州新区卫生房改造	科长
(签名)	苏州新区卫生局	
(签名)	苏州市血防办	主任科员

灭螺规划	灭螺方法：综合治理灭螺
	工程范围：长 470 m，宽 60 m，面积 28200 m²；
	土方 28200 m³，石方 590 m³。
	开工日期：2004年12月 日　结束日期：2005年5月 日

经费预算	1. 挖运土方 2.82万方 × 6元/方 = 16.92万元 2. 石驳岸筑砌及石方：295m × 1000元/米 = 29.5万元 3. 生石灰 28200m² × 1元/m² = 2.82万元 4. 药物灭螺 28200m² × 8g/m² ÷ 1000 × 42 = 0.948万元 5. 其他人工费等 28200m² × 1元 = 2.82万元 合计 53万元

经费筹集	合计(万元)	其中					
		集体	群众	其它	乡镇	县	市	要求省补助
	53.0				5	25	13	10

市血地办意见	同意上报。 　　　　　　　　　　2004年12月3日
省血地办意见	年　月　日

附件一：

项目编号：200535

江苏省重点灭螺工程项目申请书

（2005 年度）

项目名称： 太湖芦滩6年有螺环境土埋灭螺

工程地点： 镇湖街道石帆村太湖滩朱涧山北角至金鸡山北角

申报单位： 苏州高新区、虎丘区社会事业局

负责人： 徐江枫

申报日期： 2005 年 6 月

银行帐号：

联系电话： 0512-68251731   0512-68091211

邮政编码： 215011

江苏省人民政府血吸虫病、地方病防治领导小组办公室

申请理由	镇湖街道石帆村太湖滩6号有螺环境（索湖山北角或金鸡山北角），经过几年的药物灭螺，钉螺密度有所下降，但由于无土草的环境有抑螺的复杂性较大，药物上滩后在湖水多季维之间的冲刷而流失多，仅靠药物灭螺的方法，不可能彻底消灭太湖苇滩钉螺，我们于2004年在太湖滩4号有螺环境实施20万左右撒药结合土埋灭螺工程，近期灭螺效果达到100%。根据苏州市血地财办制定2001年苏州办（？）"镇湖语言石湖有螺滩地防治综合治理方案"和苏州市人民政府苏府办[2005]24号文件发文苏州市发防控制工作规划中长期规划（2005-2015年）的近期安排，到2008年全市有螺面积降至3000万m²以内。我血防办计划到2007年使太湖北有螺环境结合太湖大道建设争取工程土埋等方法基本达到钉螺的消灭，为此，决定对6号有螺环境采取总体实施采用撒药结合土埋灭螺，采用药物灭螺范围无草灭草。该工程将计划在2005年11月～2006年3月太湖枯水期实施并完成。 申请单位（章） 2005年6月21日
螺情现状	有螺环境名称：太湖滩6号有螺环境（石帆村来泅山南角到金鸡山北角） 环境类型：湖滩　　　　距居民区距离：200 m 末次查螺时间：2005年4月1日 调查结果：查螺框数：125框，有螺框数：26框，捕活螺数：112只， 解剖螺数：112只，阳性螺数：0只，有螺面积：3.52万米²， 阳性螺面积：0万米²，活螺密度：0.896只/框，阳性螺密度：0只/框。

灭螺规划	灭螺方法：土埋灭螺（春风钳工程 加氯么左氯氨基碳） 1.清理环境；2.充氧化钙钱立均匀撒生石灰2kg/m²；3.将水渠两侧1/2土壤谭50cm，堆到内侧1/2处压实；4.用5%氯硝柳胺喷洒2次连压（喷洒6g/m²） 工程范围：长 690 m，宽 50-70 m，面积 3.552 万m² 土方 10350 m³，石方 m³ 开工日期：2005 年 12 月 1 日，结束日期：2006 年 4 月 30 日
经费预算	1. 人工清理环境 35520 m² × 0.5元/m² = 17760.00元 2. 土方费：挖土 690m × 3m × 0.5m = 10350 m³ 　　　　　10350 m³ × 8元/m³ = 82800.00元 3. 生石灰费用 35520 m² × 2kg ÷ 1000 kg/吨 × 550元/吨 = 39072.00元 4. 撒石灰人工 35520 m² ÷ 400 m²/工 × 40元/工 = 3552.00元 5. 灭螺药物（氯硝柳胺）690 m × 30m × 0.006g/m² × 42元/kg × 2 × 3 = 3128.4元 6. 灭螺人工费 690m × 30m ÷ 200m²/工 × 40元/工 × 2 × 3 = 24840.00元 7. 其他费用（生石灰、氯硝柳胺运输费、工棚器材费用等）15000元 合计 17760 + 82800 + 39072 + 3552 + 3128.4 + 24840 + 15000 = 214322.4元

经费筹集	合计（万元）	其中						
		集体	群众	其它	乡镇	县	市	要求省补助
	21.44				0.44	15	3	3

市血地办意见	同意　　2005年6月2日
省技术组意见	规划合理 建议立项　　2005年8月25日
省血地办意见	同意　　2005年10月13日

25. 苏州新区镇湖石帆苕苇滩5号血防工程

施工设计图

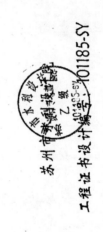

工程证书设计编号：101185-SY

二〇〇五年二月

设计说明

1. 工程缘由

众所周知，钉螺是血吸虫的寄生体。血吸虫对人体的危害是寄生在人体内，吸食人体营养，危害人体健康，甚至导致死亡。20世纪60年代，在各级政府和广大人民群众的努力下，太湖地区的钉螺已基本灭绝，终于消除了长期压在群众心头的阴影。由于近年来，太湖水质的恶化，钉螺又死灰复燃。当地人民群众的健康又面临威胁。当地水产养殖作为村经济的支柱产业，大部分家庭都与水产相关的工作，长时间地接触受钉螺污染的水源，感染上血吸虫的机会大大存在。当地的养殖业以虾、蟹为主，大部分运往外地销售。疫区栖息也会扩大。另外，钉螺吸附在浮游植物上，随水流漂移。

针对这种情况，苏州新区镇湖街道办事处拟建镇湖乔帆户事湃5号血防工程。以达到消灭钉螺的目的。工程主要包括一条长252米的挡墙及挡墙内侧滩地的覆土，同时挖浅滩墙外侧的外堤及滩地至▽2.5米，通过这些措施，一方面硬化封闭、使钉螺丧失生存环境。并且使水陆交替变为长期浸没在水下，恶化钉螺的生存环境。

我院受苏州新区镇湖卫生院委托，对本工程进行施工设计。

2. 工程地质

49f根据江苏苏州地质工程勘察院2005年2月4日编制的《苏州新区镇湖乔帆户事湃5号血防工程工程地质勘察报告》，本工程地段勘探范围内15米以浅岩、土体可分为5个工程地质层，6个工程地质亚层，自上而下分为：①素填土：灰黄色、松软，以黏性土为主夹杂碎石组成，多有芦苇根茎，局部地段为粉砂；②含碎石黏土：灰黄至灰黄色，可塑至硬塑，含铁锰质结核，粒径3～5mm，夹杂碎片，呈棱角状，为山前坡洪积层；③亚砂土夹亚黏土：灰色夹粉砂，局部间夹薄层状粉性土，稍密至中密，饱和，主要矿物成分以长石、石英为主，云母碎片次之，分选性好，级配差；④亚黏土夹枯土：灰色，中密，饱和，中等风化，裂隙发育，裂面多有铁质氧化物，矿物成分主要为石英，长石次之；⑤石英砂岩：浅灰色，中等粒结构，块状构造，工程性也塑偏低，地基允许承载力220kPa。该土层为本工程拟建挡墙墙理想的天然地基浅基础持力层。

3. 挡墙型式

挡墙采用重力式浆砌块石结构，挡墙底板采用C15砼，挡墙压顶采用C20砼。挡墙墙身采用M10浆砌块石。勾平缝。每顶压顶高程为▽4.0m，压顶采用C20砼，挡墙墙身采用M10浆砌块石。顶高▽5.0m，与挡墙连接处以1:10斜坡过渡。

4. 墙后需回填土，回填时需分层压实，控制回填速度及回填土对挡墙造成影响。挡墙内侧滩地需进行覆土，夹填锰质氧化庞灰。

挡墙外侧水堤及滩地需挖深，挖深高程控制在▽2.5m。

5. 挡墙每15m设一道2cm厚四油三毡缝缝。

苏州市水利设计院		工程名称	苏州新区镇湖片帆户事湃5号血防工程
工程设计证书编号	101185-sy	分项工程	
设 计		审 核		图 名	设计说明
室主任		院 长		阶 段	施设	日 期	2005.02	图纸编号	01
校 核							

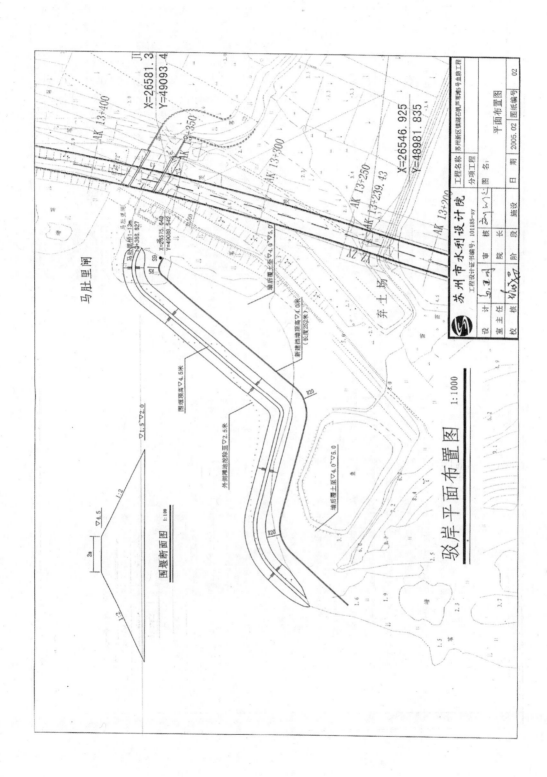

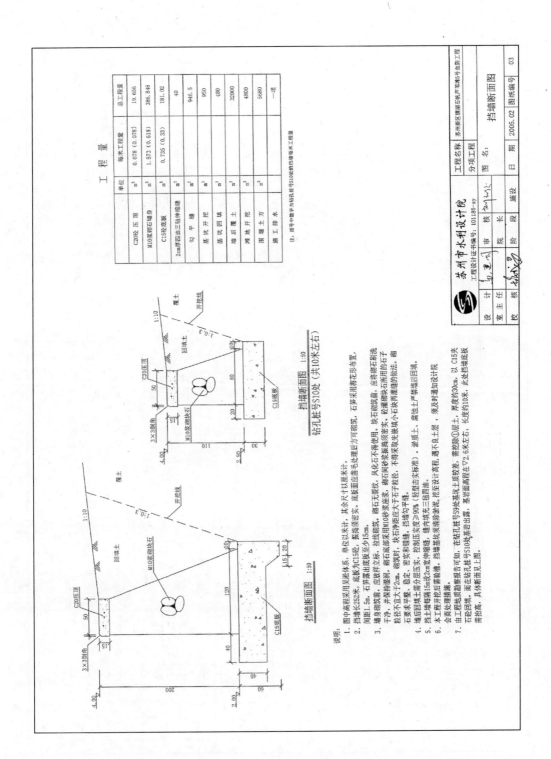

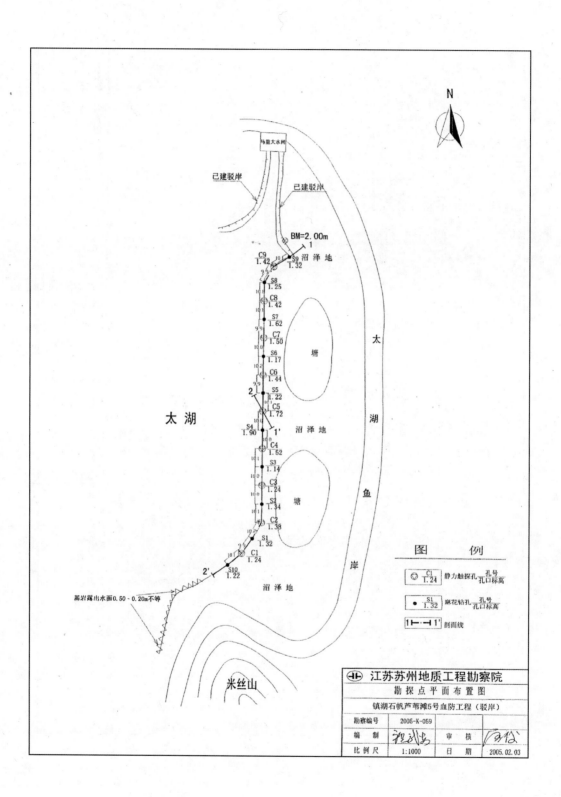

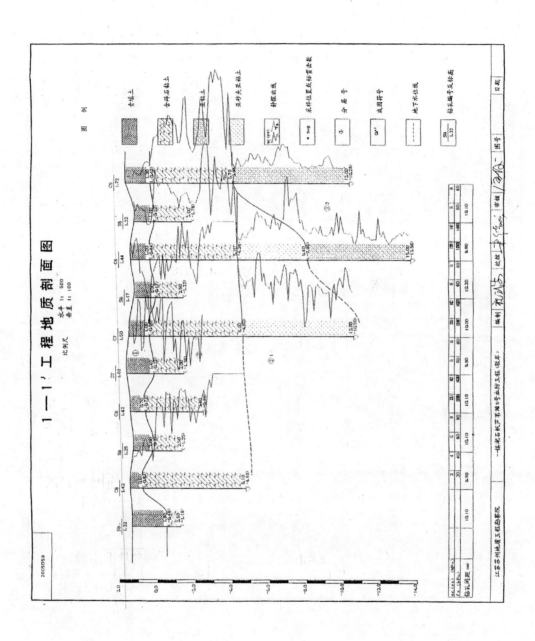

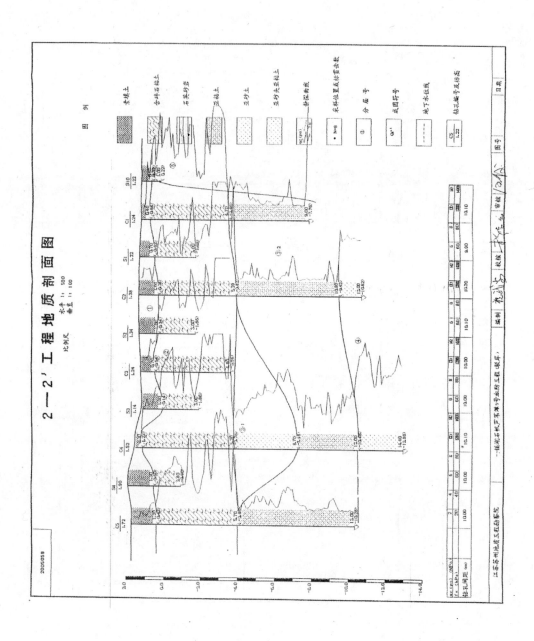

26. 江苏省重点灭螺工程完工验收申请表

项目编号：_____
项目名称：马山村避风港1号至2号灭螺工程
申报单位：吴中区镇湖镇人民政府
负责人：张雪芹
施工单位：镇湖机水站
负责人：尤荣水
开工时间：2001.12.25
完工时间：2002.2.25

江苏省血吸虫病、地方病领导小组办公室

工程地点	吴中区 县 镇湖 乡(镇) 马山 村　　　村民小组
项目名称	马山村避风港1号至2号灭螺工程
灭螺方法	石驳岸硬化

工程完成情况	工程范围　长 1800 m，宽 25 m，面积 21000 m²； 土方 30417 m³，石方 465 m³。 投入人工　　　　　个。 使用药物　种类 石灰　数量 5000 kg； 　　　　　种类　　　　数量　　　　kg； 增加耕地 60 亩，增加养殖水面：　　　亩。 建造灌渠：　　m，硬化长度：　　m，硬化面积：　　m²。 其它改善项目：

工程实际支出费用	材料费：43.1543 万元；药品费：0.2 万元；用工费：　　万元； 设计费：0.3 万元；管理费：　　万元；其他：　　万元。

费用分摊情况	合计(万元)	其中					
		省	市	县	乡镇	集体	群众	其它
	43.6543		35	8.6543				

灭螺效果调查	调查方法：机环结合 调查结果：未查到活钉螺 查螺框数：180 框，有螺框数：0 框，捕活螺数：0 只。 解剖螺数：0 只，阳性螺数：0 只，有螺面积：0 万米²。 阳性螺面积：0 万米²，活螺密度：0 只/框，阳性螺密度：0 只/框。 调查单位：新区卫生防疫站　调查时间：2003 年 04 月 16 日

县（市、区）血地防办公室验收意见	验收通过，矮堰外侧泥土需补挖至 ▽2.2m 负责人（签名）： 2003 年 3 月 26 日
市血地防办公室验收意见	工程基本合格，尚需抗旱水田。 负责人（签名）： 2003 年 月 日
省血地防办公室验收意见	 负责人（签名）： 年 月 日
备 注	

Postscript
后记

　　镇湖镇在1997年发现了较大面积的钉螺,随之在各级政府、血防领导小组各成员部门、省市区属相关部门和镇湖人民群众的共同努力下,经过十几年的积极防治,血防工作的成绩与国家血吸虫病防控目标逐步接近,钉螺面积接近于零。为了把多年积累的宝贵经验记录下来,在苏州市卫生局、苏州市疾病预防控制中心以及苏州高新区、虎丘区和镇湖街道的策划下,于2011年9月成立了镇湖血防史编委会,着手搜集和编写镇湖血防史。在苏州市,乡镇一级编写血防史并不多,编委会以搜集、学习、尝试、边写边改进的态度进行工作,力求客观、真实地将防治过程编写出来,以不辜负曾先后为镇湖血防工作做出贡献的各方人士。

　　在编写过程中,鉴于镇湖原来流行程度较轻、工作任务相对较少、积累资料不多的特点,对历史材料的搜集,主要依据档案材料,曾先后到吴中区疾控中心档案室、吴中区档案馆、苏州市档案馆搜集有关材料。由于历史原因,资料散失的较多,现存的较少。吴中区疾控中心领导、血防科和档案室有关同志,对搜集材料给予大力协助和支持,提供了宝贵的资料。编写中采访了原吴县血防办、血防站、血防科的领导,采取电话、上门、座谈等形式,有的一两次,有的则先后多次。还采访了兄弟县市新中国成立初期即参加血防工作的老同志,了解当时的工作特点,以印证搜集整理到的材料的客观性。对1997年以来的工作,采纳镇湖现有的防治资料,较多资料由陈进根、朱卫明同志提供或协助搜集;对1997年以来曾参与或管理过血防工作的有关领导、部门,大多采访或联络过,包括联络访问了原解放军侦察兵集训队队长等。还采访了编写《镇湖镇志》的两位长者,他们不但毫无保留,有问必答,最后还诚恳地告诫我们,编写时史料越详尽越好。

　　在编写过程中,重点采访了三位历史过程的见证者。第一位为1970年首次发现钉螺者;第二位为1997年带领学生查螺,与学生一起发现钉螺的老师;第三位为1972年对镇湖进行基本消灭血吸虫病考核的带队者。他们见证和经历了镇湖血防史上不平凡的过程和一个个重要节点。

　　在大事记编写中,得到时任吴县市卫生局副局长、现任相城区人大常委会副主任徐昕莉,时任吴县市、吴中区血地防办公室主任沈云新,时任吴县市防疫站血防科科长、现任相城区疾控中心工会主席奚建平,高新区疾控中心副主任李乃洪,以及苏州市疾控中心副主任医师刘永元,血地防科科长、副主任医师胡一河的大力帮助。对镇湖有螺环境,如山丘有螺环境海拔高程的测定、有螺地图的标绘等,得到张家港市疾控中心血寄地防科科长王学东的帮助。苏州市血防站原站长徐季德对大事记做了精心修改和补充。陈进根、李乃洪、郭峰等同志提供了部分图片资料,朱振球提供大部分图片资料。非数码照片的翻拍大部分由张韵红完成。江苏省血防研究所主任医师黄轶昕提供了部分内容,并审阅了书稿,提出了宝贵的修改意见。

中国疾控中心寄生虫病预防控制所所长、国家卫生和计划生育委员会疾病预防控制专家委员会副主任、研究员周晓农审阅了书稿,感受很深,认为镇湖的血防监测对消灭这一地区的血吸虫病,积累了新时期的防治经验,有必要留下著作,并欣然为本书作序。

鉴于镇湖的行政区划先后属于吴县、吴中区和苏州高新区、虎丘区,由于时间跨度、工作调整等种种因素,先后有若干位同志担任血吸虫病防治相关工作。再加上资料整理、保管等原因,对有螺环境、有螺面积的统计上,统计数据交接上,以及一些概念的认知上,存在一定的差异。本次整理有关螺情数据,建立在已有螺卡的基础上,按照历史累计有螺面积计算概念,在强调连贯可比性的前提下,逐个环境、逐年比较,重点环境再次现场踏勘,整理形成了现有的历年累计有螺面积数据。目前的数据体现了镇湖钉螺分布的真实和客观情况。

本书由朱振球负责搜集、整理、编写,沈洁、倪川明、胡一河、苏建林审定并总协调。编委会全体同志为本史的编写做出了不懈的努力。

本书从筹备、成立编委会开始到编纂完成,历时一年又六个月,时间相对紧张。由于编者能力水平有限,材料搜集尚不够充分,未写到的地方和存在错误的地方肯定不少,真诚地希望得到各方领导和关心者的指正。

镇湖血防史编纂委员会
2015 年 2 月 15 日